荆楚古今名家

妇科名方 医案选

主　审◎李家庚　王彦春　李成年

主　编◎杨云松

副主编◎卢　戚　吴　松　刘娇萍　黄浏姣

编　委◎熊　斌　曾　兰　周金国　韩文兵

　　　　祝子俊　王　敏　罗　红　刘　俊

　　　　李树源

华中科技大学出版社
http://press.hust.edu.cn
中国·武汉

内容简介

本书共分为上下两篇,分别是荆楚古今名家妇科名方与荆楚古今名家妇科验案。其中上篇包括经典加减方、临床治验方、简方与单方;下篇包括月经病医案、带下病医案、妊娠病医案、产后病医案与妇人杂病案。

本书方案结合,全面系统地展示了荆楚古今名家治疗妇科疾病的理论、经验及治疗思路,既可供各级医师临证时查阅参考,又能使科研人员开拓思路,还可供中医学者研究检索,是一部有生命力的医、教、研共用的参考书。

图书在版编目(CIP)数据

荆楚古今名家妇科名方医案选/杨云松主编. —武汉:华中科技大学出版社,2023.5
ISBN 978-7-5680-9498-6

Ⅰ.①荆⋯　Ⅱ.①杨⋯　Ⅲ.①妇科病-验方-汇编-湖北　②妇科病-医案-汇编-湖北
Ⅳ.①R289.53　②R271.1

中国国家版本馆 CIP 数据核字(2023)第 091875 号

荆楚古今名家妇科名方医案选　　　　　　　　　　　　　　杨云松　主编
Jingchu Gujin Mingjia Fuke Mingfang Yi-anxuan

策划编辑:黄晓宇　周　琳　　　　　　　　责任编辑:黄晓宇
封面设计:廖亚萍　　　　　　　　　　　　责任校对:朱　霞
责任监印:周治超
出版发行:华中科技大学出版社(中国·武汉)　　电话:(027)81321913
　　　　　武汉市东湖新技术开发区华工科技园　　邮编:430223
录　　排:华中科技大学惠友文印中心
印　　刷:武汉科源印刷设计有限公司
开　　本:710mm×1000mm　1/16
印　　张:20.5
字　　数:295 千字
版　　次:2023 年 5 月第 1 版第 1 次印刷
定　　价:88.00 元

前言

　　荆楚地域广义上包括现今湖北省全域及其周边,狭义上指湖北省,它是中华民族灿烂文化的发祥地之一,是楚国的发源地,楚文化的核心影响区。湖北省的矿产、水力、气候、生物等资源都非常丰富。地区植被具有南北过渡特征,既有大量北方种类的植物,也有多种南方种类的植物,同时又处在中国东西植物区系的过渡地区。据不完全统计,湖北省内中药植物资源达 4457 种,党参、黄连、天麻、贝母等名贵中药材产量极大,还有野生的猴头菇、花菇和核桃等滋补品。在优越物质环境和丰厚文化底蕴的滋养下,荆楚地域上涌现了很多风华绝代的人物,也诞生了许多著名医药学家,以他们为代表的这些人推动了荆楚地域医药学的发展。

　　荆楚地域医药学源远流长。湖南长沙马王堆出土的帛书《五十二病方》是迄今为止发现的最早的医方专著,书中反映了荆楚医药的特色,其中保留了许多原始医疗方法。比如治烧伤"以人泥(身体污垢)涂之,以犬毛若羊毛封之",治疥癣"刑赤蜴(杀赤色蜥蜴),以血涂之",治疗外伤出血"燔(烧)白鸡毛及人发……以刃伤,(燔)羊矢,敷之"。这些虽然是原始的治疗方法,但医疗经验正是这样逐渐积累起来的。在医学史上一直流传着神农尝百草的故事,而神农究竟出生在哪里,历来说法颇多,《史记·五帝本纪》中唐代张守节的注解提到,神农出生在湖北随州市随县附近的厉山。据考证厉山就在随州市随县北百里,古代称为厉国,传为炎帝神农后裔之领地,今湖北随州市附近确有厉山镇。原始社会生产力极为低下,人们靠采集野果和狩猎捕鱼饱腹,长期靠天吃饭,居无定所,生活十分不便,于是一些人开始寻找可以种植的植物,神农就是这一时期的代表。在寻找过程中,他们通过口尝身受发现了植物的毒性,如有些植物会引起呕吐腹泻,甚至昏迷死亡,有些植物使人出汗、腹胀等。至今中医古籍中还保留着以毒性命名的植物名称,如鸡毒(乌头)、鱼毒(芫花)、狼毒等。经过长期的实践,人们逐渐认识到这些有毒植物是可以被利用的,如服用有腹泻效果的植物可以消除腹部胀满,治疗便秘;吃了有发汗效果的植物可以减轻关节疼痛等。当人们利用植物来治疗疾病时,药物就产生了。《尚书·禹贡》在谈到各地物产时提到,从荆山到衡山之南为荆州,进贡物品有羽毛、牛尾、象牙、皮革和三种金属(金、银、铜),以及杶(椿树)、干(柘树)、栝(桧树)、柏(柏树)四种木材,还有磨石、箭头、朱砂、竹子等。根据考古出土文物证实,洪湖乌林矶遗址发掘出的研磨工具带有朱砂痕迹,说明新石器时代的先民就已发现并学会了使用朱砂。荆楚地域的远古先民们对植物药性及药用方式的探知与实践,才促成医药的诞生。

关于荆楚地域药材的记载,散见于先秦古籍之中,如《诗经》《尚书》《山海经》等,《诗经》中汇集南方江汉流域民歌的《国风·周南》与《国风·召南》就涉及多种,如葛、卷耳、蘩、苹等。又如楚人对兰科植物药用价值懂得加以利用,兰花科植物在《楚辞》中可见 30 处之多,其中佩兰、泽兰具有药用价值,楚人不仅从野外采摘,而且还会专门种植,或佩戴,或用以辅助制作蒸肴,或沐浴。《九歌·东皇太一》曰"蕙肴蒸兮兰藉",《九歌·云中君》曰"浴兰汤兮沐芳"。

战国两汉时期,楚文化的繁荣促进了荆楚地域医药的发展,形成了较为成熟的理论,并积累了丰富的实践经验。这一时期是我国传统医学理论体系的建构阶段,产生了《黄帝内经》这部划时代的医学巨著。中华人民共和国成立以来,考古发掘了大量这一时期的医书、医简,其中包括湖北江陵张家山汉墓出土的医简《脉书》与《引书》。《脉书》与长沙马王堆汉墓帛书《脉法》及《阴阳脉死候》中部分治疗学及诊断学内容有所重叠,治疗学内容主要包括"砭有四害";诊断学内容则包括了切脉方法,不同脉象所代表的疾病信息,还列举了从肉、骨、气、血、筋五个方面由表及里诊断疾病"五死"的方法,充分说明了在当时切诊和望诊已达到相当高的水平。竹简《引书》有文无图,形式与长沙马王堆汉墓《导引图》正好相反,因此正可与《导引图》互相印证。《引书》探讨了四季养生之道,强调四季中日常饮食起居习惯对人的影响,及引起人生病的原因,书中指出:人之所以得病者,必于暑湿风寒雨露,腠理启阖,食饮不和,起居不能与寒暑相应,故得病焉。这说明当时人们对于疾病的发生已有相当系统的认识,并提出了防病甚于治病的理念。这一时期人们在药物方面也积累了很多经验,据考证,杜衡与薜荔均为荆楚地域药材,屈原在《楚辞》中不止一次提到它们,如"采芳洲兮杜若""杂杜衡与芳芷""采薜荔兮水中,搴芙蓉兮木末""若有人兮山之阿,被薜荔兮带女萝"等。据统计,《楚辞》中记载卉木达数十种,虽未明确指出它们的药用价值,但我们可以从侧面了解荆楚地域本草药物的一些情况。《神农本草经》是我国现存最早的中药学著作,传于东汉时期结集成书,书中收载荆楚地域药材多种,例如百合、茅、地肤子、酸浆、石龙子等。《名医别录》云地肤子"一名地麦,生荆州",云酸浆"生荆楚及人家田园中"。1975 年在湖北江陵凤凰山发掘出一座汉墓,出土了一批珍贵文物和一具保存完好的男尸。据报告,出土时棺内贮有棺液约 10 万毫升,呈绛红色,有刺激性气味,液底有 20~30 cm 厚的绛红色堆积物,经验查主要是大豆与朱砂。据尸体解剖观察,这具古尸在殡殓前很可能以朱砂涂身和灌注过。这表明当时的防腐技术已达到相当高的水平,也从侧面反映了当时的医药学成就。

汉、唐、宋、明、清期间,荆楚医学逐步发展,代表性的著名医药学家有张仲景、王叔和、庞安时、万全、李时珍、刘若金、杨际泰等。被后世尊称为医圣的张仲景,东汉末南阳人氏,撰写了《伤寒杂病论》,对中医学发展贡献极大,据考证,他的许多重要医事活动均发生在襄阳一带,他的著作很有可能也是在此地完成的。南郡所辖的襄阳是当时荆州的州治,为荆州八郡的政治、经济、文化的中心,据文献记载,张仲景生活的年代,大量流民避乱荆襄,使得襄阳集中了各方面人才,也汇聚了各种思想文化及大量典籍。

晋代太医令王叔和,名熙,约生于汉晋之间,本是山东高平人氏,但主要生活在荆楚地域。《伤寒杂病论》完成后,由于战乱原因,多有散失,经他整理编次后,才得以流传至今。据文献记载,王叔和曾在襄阳留居多年,并进行了许多重要医事活动。王叔和首次整理编次了《伤寒杂病论》,为后世医家研究学习此书做出了巨大贡献。此外,他还对脉学颇有研究,确定了寸口诊脉法,归纳了 24

种脉象,改变了当时脉象名实不符的乱象。就妇科方面而言,《金匮要略》中妇人病三篇被认为奠定了诊治妇科病证的基础,而王叔和所撰《脉经·卷九》中对妇人病的论述,在继承了《金匮要略》的基础上,还增加了很多自己的细致观察与独到认识。他详细描述并分析了妇人妊娠脉象;进一步明确了妊娠逐月分经养胎之法,使它渐趋完整,并得以继承与发展,成为中医养胎安胎的重要内容之一;提出了"激经""居经""避年"等名词概念。

宋代,蕲水(今湖北浠水县)出现过一位名震江淮的医家庞安时。据传,一代文豪苏轼被贬官至黄州(今属湖北)时,一遇有疾,总是求助于邻县的庞安时,苏轼对其医术评价很高:"博极群书,而善穷物理""颇博物,通古今,此所以过人也"。庞安时出生于世医之家,不但精通前人之说,还时出新意,见解独到。庞安时撰写的《伤寒总病论》中收录了一些治疗妊娠妇人杂病的方子,包括妊娠妇人胎动不安、妊娠胎死腹中、妇人产后诸种疾病的经验方。

明代医家万全,号密斋,湖北罗田人。万全原籍江西豫章(今江西南昌),成化年间,万全的父亲行医至罗田,在此定居下来,并娶妻生子。万全的祖父、父亲均以儿科而名闻乡里,万全自幼研习儒家著作,曾游学于罗田名儒张玉泉、胡柳溪门下,考取了秀才的功名。但此后仕途不顺,加上父亲辞世,家境中落,万全被迫放弃儒学及科举,决心行医。除儿科外,万全也擅治妇科,强调治疗妇科疾病以培补气血、调理脾胃为主,著有《万氏女科》3 卷。在妇科理论方面,他提出调经从痰论治;种子有法,倡导优生,注重胎养;系统总结养生四法。在临床实践方面,他在月经病、带下病、种子求嗣、妊娠病、产难及产后病、妇人养生等方面都积累了丰富的经验。

李时珍出生于明代,蕲州(今湖北蕲春)人,嘉靖十年,14 岁的李时珍考中秀才,但此后的 10 年中,乡试屡次落第,无奈只得摒弃科举入仕的梦想。李时珍彻底转向医学领域后,大量阅读,勤于笔录,其编撰的《本草纲目》被誉为"中国古代百科全书"。李时珍在妇科领域也有极大贡献。学术方面,他明确了妇科疾病的分类方法;遵《灵枢》《素问》古训,继承前人关于月经的理论论述,首次提出"月经"一词,最早采用中医整体观念来解释妇女月经的周期性规律,首次提出"逆行""暗经""盛胎"等概念;探讨妇女生理特点;阐述妇人病的辨证论治方法;系统整理并论述妇人病奇经辨治理论;探讨妊娠期用药安全问题。临床方面,他收集文献,整理治疗妇科疾病的效用方剂,并结合临床实践归纳妇科病用药经验;在妇人病临证辨治中,提倡辨析病理、因病药之,推重脾胃、肾命学说,注重调理气血;擅长运用攻下法,灵活运用外治法,注重攻补兼施;提倡方剂应配伍严谨,药物应炮制得法;重视妇科病治疗中的饮食疗法;从奇经辨治妇人病等。

清代,荆楚中医在古籍整理与著述方面贡献卓越。江夏名医胥秉哲著《诊法精微》,熊廷燕著《全生篇》;汉阳唐裔潢著《保幼新书》《痘疹慈航》,叶志诜著《神农本草经赞》;夏口张尚朴著《医学觉梦》,方昌瀛著《寄寰生笔记》,以及后来李兰生著《温病粹言》等,这些都是他们毕生学术钻研的心得和临床经验的总结,由于历经战乱,原著尽失,只有书目可查。民国时期,荆楚地域名医辈出,中医沿袭传统的从师授业模式,学术观点和治疗方法均各遵所师,虽不存门户之争,但自成流派。在学术思想和临床实践上具有影响的流派有经方派、时方派、温热派、寒凉派、攻邪派、滋阴派、补土派、综合派等。他们继承了各流派学术精髓,并在治疗上各显特色,经方派代表人物有清代的杨世泰,民国时期的王和安、陆梦班、刘贡三、蒋玉伯等,他们用药精炼,法宗《伤寒杂病论》《金匮要略》;时方派代表人物有清代的杨燮、杨恭甫,民国时期的冉雪峰、范筱村、谢汇东、毛鹤峰、胡书城、宋之祯、熊济川、杨树千、徐相恒、艾达珊、魏玉泉、李慕融等,其立方轻灵,随症加减,主次兼顾,疗效颇佳;温热派代表人物在清末民初有杨闻川、汪尚池、许慕韩,民国后有陆真翘、陆继韩、戴中和、邹平阶、骆晴晖、叶小秋、黄坚白、洪和生、杨彤荪等,他们多崇清代叶天士、吴鞠通、王孟英诸家之学,长于治疗春温、伤暑、湿温、冬温及麻疹等温热病;寒凉派代表人物有民国时期的谢子年、吴烜平,他们据河间学派病机多火的理论,常用寒凉方药;攻邪派代表人物有当代的黄纯古等,系据张子和"邪去则正安"理论,以攻下为法,方药多用大黄,攻积泻火,解毒去瘀;滋阴派代表人物有汪左泉、黄寿人等,按朱丹溪"阳常有余,阴常不足"理论,多用滋阴益肾的方法,药多清润;补土派代表人物有李好生等,皆据李东垣"百病皆由脾胃衰而生也"的学术思想,多以调理脾胃为治疗法则;综合派代表人物有张梦侬、熊雨农、蒋洁尘、许晴喧等,他们善取各家之长,师古而不泥古,随病应变,综合运用方药。由于此时期妇科方向的原始文献不易找寻,故难以展示此时期荆楚医家在妇科方面所做出的贡献。

中华人民共和国成立后,荆楚地域中医药学术理论的继承、传授以国家统一编写的中医院校教材为基准,各学术流派广泛交流切磋,取长补短,把荆楚医学推向了新的发展阶段。政府对中医医籍整理工作也十分关注,一时著述纷呈,百花齐放。就妇科方面来讲,继承传授类著术(教材、讲义)有蒋玉伯的《妇科学讲义》;整理和研究类著述(包括译著、专著)有黄绳武的《傅青主女科评注》,徐升阳的《妇科析症举例》《月经前后诸症》;临床验案类著述有梁赐明的《蒋玉伯医案及临证方选》,张梦侬的《临证会要》,万济舫的《万济舫临证辑要》,桂晓云的《中医临床案例》,原武汉市卫生局主编的《黄寿人医镜》《老中医药经验学术选编》;工具书有黄绳武的《中国医学百科全书·中医妇科学》。在当代荆楚医学妇科领域,荆州刘云鹏开创的荆楚刘氏妇科在全国享有盛名;妇科名家黄绳武培养了毛美蓉、周柏魁、黎烈荣等一批优秀妇科人才,开创了荆楚黄派妇科,对傅青主妇科学术经验做出了很好继承和发展;此外,还有徐升阳、梅乾茵、姜惠中(第二届全国名中医)等妇科名家。由此可见,荆楚地域医药学发展历史悠久,具有丰富的内涵与鲜明的特色。

为积极响应党中央关于促进中医药传承创新发展的号召和要求,应当加强对中医药学术流派的研究,以及地方名医学术经验的整理发掘工作。中医药文献与名家学术流派经验思想是现代中医药科学研究、教育以及临床发展的重要基础,系统梳理中医药历史源流,整理中医药学术思想精华,总结历代名医名家临证经验、学术思想和治学方法,尤其是对具有地域特色的医学体系、学术发展流派和临证经验进行整理,对于继承发展中医药具有重要意义。发掘和继承中医各家学术流派及名医学术思想和临证经验,已经成为中医学理论和临床传承创新发展的关键。湖北省(荆楚)地域辽阔,历史悠久,文化积淀深厚,药物资源丰富,名医辈出,中医药学发展具有其特色和规律。因此,对荆楚地域的古今名医学说进行文献整理研究,总结和提炼出他们在学术研究与临床实践上的特色经验和理论认识,从而进一步理清荆楚医学的发展脉络、规律以及特色,对于传承发展荆楚中医药事业、丰富传统中医药内容体系都具有重要价值。在妇科领域,荆楚地域的医家们在学术理论方面和临床经验总结方面都做出了巨大贡献。学术思想是临证经验的理论指导基础,临证经验又是学术思想的临床实践体现,而医案就是二者结合的产物,因此,整理名医名家的验方和医案具有重要的现实意义和价值。

在本书编写过程中,我们本着尽可能全面地收集相关资料的原则开展工作,但由于很多年代久远的一手资料已难以找到,有些原始资料还需要进一步挖掘,我们大多选择对二手资料进行梳理总结研究。对于当代医家,为尽可能展现其学术理论特色与临证思维方式,我们根据医家本人撰写的论文及著作,参考其门人弟子撰写的论文及著作,整理医家临证医案并进行提炼总结。

虽然我们力求尽量客观地呈现每一位医家的经验特色和学术思想,但在实际研究和编写中难免会加入一些主观的理解和判断,此外,由于能力和水平的限制以及资料查阅的局限,可能有所疏漏与不足之处,敬请诸位同行理解,并不吝赐教。衷心希望本书能对从事妇科临床、教学、科研的中医同道们有所助益。

本书由湖北中医药大学 2019 年度中医药传承与创新计划资助项目《荆楚名医万全妇科病论治经验的文献挖掘研究》资助出版。

本书编写组　于昙华林

2023 年 4 月 23 日

编者的话

　　本书中方剂组成尽量与原方保持一致,但需关注国家重点保护野生药材及涉及伦理相关药材的应用,此类药物在临床应用中应灵活处理,不可照搬照抄原方。

　　附录整理时本着尊重原方原文的原则,对部分古籍条文进行了完整引用,虽然对较难理解的内容进行了注释,但与实际临证应用的区别仍较大,建议仅作为参考。

　　因历朝历代度量衡不统一,且部分换算成今制尚存在争议,古人煎煮药物习惯也与现代不同,为尊重和还原方案原貌,部分药物剂量未换算为现今标准计量单位。在临证过程中建议结合当地情况和平时用药经验,因时、因地、因人制宜或按原方比例酌情调整。

目 录

荆楚古今名家妇科名方医案选

上篇 荆楚古今名家妇科名方

◎ 经典加减方

苓术菟丝丸加味方

【组成】 茯苓、菟丝子、白术、杜仲、莲子、炙甘草、党参、海螵蛸、鹿角霜、补骨脂、巴戟天。

【功用】 温肾培元,固本涩精。

【用法】 日一剂,浓煎,分三次服。

【适应病证】 带下病,肾阳虚证。临床症见带下清稀如水,日久不愈,腰酸腿软,下利清冷。

【文献出处】 黄绳武妇科经验集,梅乾茵,人民卫生出版社,2004 年 4 月出版。

桂枝茯苓丸加味方

【组成】 桂枝、桃仁、刘寄奴各 10 g,茯苓、丹参、穿山甲各 15 g,丹皮、赤芍、延胡索各 12 g。

【化裁】 若兼少腹胀痛,乳房胀痛,胸闷胁胀者,酌加香附、乌药、佛手、川楝子、郁金、橘核、荔枝核、枳壳、五灵脂等;若兼少腹掣痛或冷痛,全身畏冷,舌有瘀点者,酌加生蒲黄、细辛、鸡血藤、当归、川芎、艾叶、吴茱萸、山楂等;若兼少腹刺痛,灼热,白带多,色黄者,原方去桂枝,酌加红藤、银花藤、虎杖、败酱草、土茯苓、冬瓜仁等;若患附件包块者,酌加穿山甲、鳖甲、煅牡蛎、三棱、莪术、浙贝、血竭、穿破石;若兼头昏,精神疲倦,舌淡者,酌加黄芪、党参、当归;若形体肥胖,胸闷泛恶者,酌加半夏、苍术、石菖蒲、橘红。

【功用】 清热化痰,活血散结。

【用法】 日一剂,分两次空腹服。

【适应病证】 输卵管阻塞,输卵管积水,附件包块,盆腔脓肿,急性子宫内膜炎,不孕。肝郁脾虚,痰瘀互结。

【文献出处】 内服外敷法治疗输卵管阻塞 51 例,黄莉萍,新中医,1986 年第 5 期。

当归四逆汤加减方

【组成】 当归、白芍、川牛膝、制香附各 12 g,桂枝、川楝子、延胡索各 10 g,细辛、炙甘草各 6 g,大枣 3 枚。

【功用】 温经散寒,养血通脉。

【用法】 日一剂,文火缓煎,分三次温服。

【适应病证】 闭经,血虚寒凝。临床症见小腹冷痛不适,喜暖喜按,面色萎黄,消瘦,食欲不振,白带量多质稀,舌苔白,脉细。

【文献出处】 当归四逆汤治疗妇科病举隅,王晓萍、周刚顺,湖北中医杂志,1999 年第 3 期。

逍遥散加减方

【组成】 当归 12 g,赤、白芍各 12 g,柴胡 6 g,茯苓 15 g,生地 12 g,丹皮 9 g,红藤 15 g,蒲公英 15 g,败酱草 15 g,川楝子 12 g,香附 12 g,延胡索 9 g,路路通 12 g,薏苡仁 20 g。

【功用】 疏肝解郁,清热利湿。

【用法】 日一剂,文火缓煎,分三次温服。

【适应病证】 慢性盆腔炎,继发不孕,湿毒内侵,损伤任带。临床症见白带多色黄而臭,少腹胀痛。

【文献出处】 逍遥散在妇科病中的应用,湖北医学院学报,郭家珍,1983 年第 4 期。

清经散加味方

【组成】 地骨皮、盐黄柏各 15 g，丹皮、白芍各 9 g，生地 30 g，青蒿 6 g，茯苓 3 g，白头翁 30 g，炒地榆 20 g，炒蒲黄 12 g。

【功用】 清热凉血，解毒止痢。

【用法】 日一剂，文火缓煎，分三次温服。临床上，一般嘱咐患者从行经前 3～5 天开始服药。

【适应病证】 慢性菌痢急性发作，经行下痢，湿热蕴结，热伏冲任。临床症见月经量少、色紫红、质黏稠，阴道有灼热感，口渴思冷饮，下痢日 3～4 次，脓少血多，里急后重，舌苔黄，舌尖红，脉细数。

【文献出处】 清经散治疗热伏冲任妇科疾病 18 例，武兆晓，上海中医药杂志，1990 年第 4 期。

失笑四物汤加减方

【组成】 炒五灵脂 10 g，当归 9～12 g，川芎 6～9 g，赤芍 12 g，生地 12 g，丹参 10 g，川断 12 g，桃仁 10 g，生蒲黄、炒蒲黄共 6～9 g。

【化裁】 小腹胀痛，经血黏稠者选加香附、泽兰、延胡索、郁金理气活血；经量多而体虚者选加黄芪、党参或太子参、阿胶、熟地益气补血；恶寒肢冷者，去生地、赤芍；人流术后、中期妊娠引产术后、产后出血者，选加益母草、泽兰叶、贯众等促进子宫收缩，排出宫内残留物；术后产后合并感染者选加丹皮、茜草、炒大黄、红藤、败酱草之类清热解毒，凉血祛瘀；子宫内膜异位，经行痛剧者选加血竭、花蕊石、三七粉化瘀止血；出血多者可用寓通于止之法，花蕊石、川牛膝并用，平时可佐以温肾之品；患子宫肌瘤者可选用三棱、莪术、刘寄奴化瘀消癥，平时选加夏枯草、生牡蛎、浙贝、昆布等软坚散结。

【功用】 活血祛瘀,行气导滞。

【用法】 日一剂,水煎,温服。

【适应病证】 宫腔手术损伤后出血,气滞血瘀证;不正常的子宫和阴道出血,如月经过多、经期延长、崩漏不止等。临床主症见阴道突然大出血,量多如注;或阴道出血量少,淋漓不净;或阴道间断出血,时出时止,时多时少;或月经周期缩短,经期延长,经量增多。兼有血色紫暗,夹血块或血渣,腹痛作坠,舌紫暗,或舌边尖有瘀斑,脉弦或涩。偏气滞者,少腹胀痛,连及胸乳,经行不畅,经期或前或后,量时多时少。

【文献出处】 辨证论治宫腔手术损伤后出血 44 例,周柏魁,广西中医药,1993 年第 2 期;加减失笑四物汤治疗妇科出血证 59 例,周柏魁,湖北中医杂志,1990 年第 4 期。

二丹失笑散加味方

【组成】 丹参 12 g,丹皮 12 g,五灵脂 10 g,当归 9 g,赤芍 12 g,生地 12 g,茜草 12 g,地榆 12 g,红藤 12 g,制大黄 3～6 g,生蒲黄、炒蒲黄共 6 g。

【化裁】 偏阴虚者,酌加阿胶、地骨皮、玄参滋阴凉血,女贞子、墨旱莲养阴凉血止血;偏气虚者,加太子参、黄芪。

【功用】 清热凉血化瘀。

【用法】 日一剂,水煎,温服。

【适应病证】 宫腔手术损伤后出血,血热瘀滞证。临床主症见阴道突然大出血,量多如注;或阴道出血量少,淋漓不净;或阴道间断出血,时出时止,时多时少;或月经周期缩短,经期延长,经量增多。常伴有宫腔手术后发热,或低热不退,腹痛,血色紫暗或深红、质稠、气臭,或口干,烦躁,尿赤,便秘,舌红,苔黄,脉弦数或滑数。

【文献出处】 辨证论治宫腔手术损伤后出血 44 例,周柏魁,广西中医药,1993 年第 2 期。

四物汤加味方

【组成】 当归 10 g,川芎 9 g,赤芍 10 g,熟地 15 g,香附 10 g,丹参 12 g,益母草 12 g,菟丝子 12 g,川断 12 g。

【功用】 养血活血调经。

【用法】 日一剂,水煎,温服。行经期服用。

【适应病证】 宫腔手术损伤后出血,肾虚瘀阻证。临床症见经色暗红,有血块或血渣,小腹坠胀,腰酸膝软,舌质黯淡有瘀斑,脉沉涩。

【文献出处】 辨证论治宫腔手术损伤后出血 44 例,周柏魁,广西中医药,1993 年第 2 期。

左归饮加味方

【组成】 熟地 15 g,山茱萸 12 g,山药 12 g,枸杞 12 g,当归 10 g,菟丝子 12 g,龟甲胶 15 g,女贞子 12 g,墨旱莲 20 g。

【化裁】 偏肾阳虚者,或经前(黄体期),酌加杜仲、肉苁蓉、鹿角胶(霜)。

【功用】 补肾固冲调经。

【用法】 日一剂,水煎,温服。经血止后服用。

【适应病证】 宫腔手术损伤后出血,肾虚瘀阻证。

【文献出处】 辨证论治宫腔手术损伤后出血 44 例,周柏魁,广西中医药,1993 年第 2 期。

血府逐瘀汤加减方

【组成】 当归 12 g,川芎 10 g,赤芍 12 g,桃仁 10 g,红花 6 g,香附 12 g,黄芪 30 g,苏木 10 g,益母草 12 g,柴胡 6 g,炒川楝子 12 g,菟丝子 12 g。

【功用】　益气活血,消癥散结。

【用法】　日一剂,文火缓煎,分三次温服。

【活应病证】　宫外孕(未破溃期),气虚血滞,癥结凝聚。临床症见少腹痛,精神不振,舌质黯淡,边有齿痕,苔白,脉沉细涩。

【文献出处】　血府逐瘀汤加减治疗宫外孕,辜亚芳,河北中医,1984 年第3 期。

归脾汤合右归饮加减方

【组成】　炙黄芪 24 g,党参、生地、熟地、龟甲胶、枸杞各 15 g,当归身、炒白术、白芍、茜根、黄柏炭、鹿角胶各 12 g,炙甘草、补骨脂各 10 g,仙鹤草 20 g。

【功用】　大补气血,健脾益肾止血。

【用法】　日一剂,文火缓煎,分三次温服。

【适应病证】　月经过多,脾肾两虚,气血俱损。临床症见牙龈不断渗血,颜色淡红,全身散发瘀斑,以下腹部、腰骶部及大腿两侧为甚,头昏心慌,神疲,四肢酸软无力,脚掌疼痛,站立加重,口中常感有血腥气味,眼球胀甚,食欲不振,失眠多梦,脉细而短,舌淡红苔薄。

【文献出处】　衄血证治的体会,程协南,湖北中医杂志,1982 年第 2 期。

温经汤加减方

【组成】　吴茱萸、桂枝、牛膝、川芎、橘络、穿山甲各 6 g,法半夏、当归、赤芍、桃仁、茯苓各 9 g,阿胶 10 g。

【功用】　温经化痰,降逆通络。

【用法】　日一剂,文火缓煎,分三次温服。

【适应病证】　逆经,寒湿痰瘀,阻滞胞络,血盈上逆。临床症见月经从未来潮,睡觉常感少腹有掌大处不温,鼻血时伴乳房作胀,面色晦暗,舌苔薄滑质淡,舌下左侧青筋增粗,脉沉细涩。妇科检查示子宫如乒乓球大,发育不良。

【文献出处】 逆经治验二例,陈敬楚,湖北中医杂志,1982 年第 2 期。

芪附四君子汤加减方

【组成】 制附片 15 g,太子参、黄芪、紫丹参、乌梅、生地各 30 g,白术、茯苓、炙甘草、当归、防风、陈皮、川芎各 10 g。

【化裁】 寒象明显或有表证者,选加生姜、苏叶、麻黄、桂枝;气滞明显者选加香橼皮;阳虚明显者选加淫羊藿、补骨脂;阴虚明显者选加熟地、白芍、首乌;纳少便稀者选加山楂、神曲、谷芽、麦芽;不寐者加酸枣仁;浮肿尿少者加益母草、泽泻。

【功用】 扶阳益气,滋阴活血。

【用法】 日一剂,文火缓煎,分三次温服。

【适应病证】 经行身痛,经行不寐,阳气不足,寒湿瘀结。伴见头昏、肢体乏力,自汗不渴,纳食减少,精神疲惫,脉沉,舌苔少,舌质淡红。

【文献出处】 芪附四君汤治疗经前期紧张综合征 50 例,黎济民,湖北中医杂志,1989 年第 2 期。

一贯煎加减方

【组成】 生地 15 g,北沙参 15 g,麦冬 12 g,枸杞 15 g,炒川楝子 10 g,沙苑子 12 g,白芍 15 g,茯苓 15 g,生龙齿(先煎)30 g,钩藤(后下)15 g,石菖蒲 10 g,炙远志 10 g。

【方解】 方用生地、白芍、北沙参、枸杞、麦冬养阴柔肝,炒川楝子以疏肝,沙苑子以助补肾强阴之力,生龙齿镇肝潜阳,钩藤息风,大量养阴品中,配茯苓以调理脾胃。

【功用】 滋补肝肾,镇肝息风。

【用法】 日一剂,文火缓煎,分三次温服。

【适应病证】 经行痫证,证属肝肾阴虚,肝风内动。临床症见月经过多一年有余,伴头晕耳鸣,腰骨酸楚,目胀如脱,五心烦热,近三月每逢经行五日突然晕倒,不知人事,四肢抽搐,口吐涎沫,小便失禁,鼾声如雷,旋即苏醒,醒来如似大病之后,面色㿠白,汗出如雨,甚感精神疲乏。脉弦滑,舌红少苔。

【文献出处】 经行痫证1例治验,黄莉萍,中医杂志,1987年第11期。

温胆汤加味方

【组成】 竹茹10 g,黄芩10 g,姜半夏12 g,白术10 g,茯苓12 g,炙甘草4.5 g,枳实10 g,橘红10 g,鸡内金10 g,砂仁4.5 g。

【方解】 温胆汤首载于《备急千金要方》,方中并无温胆之药,反有凉胃之品,其以温胆名汤者,以胆欲不寒不燥,常温为候耳。此乃二陈汤加枳实、竹茹二味凉药而成,功在清净胆气,涤痰化浊,调气降火,以达到清泄胆热、和胃祛痰之目的。但温胆汤治痰有余,健脾不足,故加白术健脾,补脾之虚;黄芩清肝胆之热,治其口苦;砂仁、鸡内金醒脾调胃,快气宽中,消腹胀。其中鸡内金为鸡之脾胃也,黄老认为其消化之力特强,又为血肉有情之品,有健补脾胃之功,而无伐脾气之弊,消瘕积、健脾胃,治其胀满,往往选用鸡内金疗效甚佳。

【功用】 清泄胆热,涤痰化浊,调气降火。

【用法】 日一剂,文火缓煎,分三次温服。

【适应病证】 经行发热,胆腑郁热,脾虚生痰。临床症见每月经期前后发热,体温持续在38℃左右,身上有燥热感,夜间尤甚,全身骨节酸痛,口苦,盗汗,经量正常,色淡红。时伴腹痛关节痛,眼睑浮肿,平时白带稍多,多汗,时心烦欲睡。舌质红,苔黄微腻,脉细。

【文献出处】 黄绳武妇科经验集,梅乾茵,人民卫生出版社,2004年4月出版。

寿胎丸加味方

【组成】 川断 12 g,桑寄生 12 g,菟丝子 12 g,阿胶 12 g,黄芪 15 g,白术 10 g,黄芩 10 g,炙甘草 6 g,墨旱莲 24 g。

【方解】 方中菟丝子、川断、桑寄生补肾强筋骨,使肾旺能载胎养胎;阿胶滋阴补肾,养精血固冲任,使肾中精血旺盛,则能荫胎;白术、炙甘草、黄芪健脾益气,资其化源,脾血足则能养胎,气盛则能载胎;黄芩清热安胎;墨旱莲养阴清热又可止血。

【功用】 补肾益气,止血安胎。

【用法】 日一剂,文火缓煎,分三次温服。

【适应病证】 滑胎,脾肾两虚,冲任受损。临床症见妊娠期腰痛及小腹阵发性隐痛,头晕,气短,手足发软,畏冷。白带呈红色,口干苦喜饮,纳差,干呕,小便短黄,大便稠,舌质正常,苔薄黄欠润,脉微滑,关软尺弱。

【文献出处】 黄绳武妇科经验集,梅乾茵,人民卫生出版社,2004 年 4 月出版。

四君子汤加减方

【组成】 太子参 12 g,党参 12 g,黄芩 10 g,白术 10 g,炙甘草 6 g,白芍 12 g,川断 12 g,生地炭 30 g,仙鹤草 30 g,侧柏炭 12 g,阿胶 10 g。

【方解】 方中党参、白术、炙甘草益气健脾;川断、阿胶滋肾止血;生地炭、仙鹤草、侧柏炭清热止血;黄芩清热安胎,白芍柔肝敛阴。党参甘温,健脾益气,善补中宫之土,虽为补脾益气之主药,毕竟太温,于出血不利,故加太子参益气养阴,又配黄芩清热,使其有补益之功,而无太温之弊。方中用四君子汤而不用茯苓,因茯苓淡渗,若患者已有阴道出血,恐其有弊。

【功用】 益气固冲,止血安胎。

【用法】 日一剂,文火缓煎,分三次温服。

【适应病证】 滑胎,脾肾虚弱,冲任不固。临床症见大便溏泻,腰部隐痛,舌质略红,苔薄白,脉缓。

【文献出处】 黄绳武妇科经验集,梅乾茵,人民卫生出版社,2004 年 4 月出版。

参芪四物汤加味方

【组成】 黄芪 15 g,太子参 15 g,当归 9 g,赤芍 12 g,柏子仁 12 g,生甘草 6 g,蒲公英 15 g,败酱草 15 g,熟地 15 g,川芎 6 g。

【方解】 方中太子参、黄芪益气,四物汤养血活血,蒲公英、败酱草、生甘草清热解毒,柏子仁养心安神通便。

【功用】 益气养血,清热解毒。

【用法】 日一剂,文火缓煎,分三次温服。

【适应病证】 产后发热,气血虚弱,热毒结聚。临床症见心慌,头昏,腹痛,阴道仍有血性及脓性分泌物,纳差,苔白,脉细。

【文献出处】 黄绳武妇科经验集,梅乾茵,人民卫生出版社,2004 年 4 月出版。

五味消毒饮加减方

【组成】 金银花 24 g,连翘 12 g,蒲公英 30 g,紫花地丁 12 g,赤芍 12 g,白芷 9 g,败酱草 15 g,生地 15 g,荆芥 6 g,薏苡仁 24 g,冬瓜仁 15 g。

【功用】 清热解毒利湿。

【用法】 日一剂,文火缓煎,分三次温服。

【适应病证】 产后发热,湿热毒邪壅滞。临床症见发热,恶寒,外阴分泌黄色脓性黏液,大便干,小便黄,舌质稍红,苔根部色黄,脉细数。

【文献出处】 黄绳武妇科经验集,梅乾茵,人民卫生出版社,2004 年 4 月出版。

毓麟珠加减方

【组成】 党参 12 g,白术 15 g,当归 10 g,熟地 20 g,枸杞 15 g,菟丝子 15 g,鹿角霜 15 g,龟甲 20 g,淫羊藿 10 g,川椒 4.5 g,香附 10 g,白芍 12 g。

【方解】 方中用熟地、枸杞、菟丝子补肾养精,熟地大补精血,枸杞甘平,体柔多汁,平补精血,菟丝子辛平,润养之中兼具通调之性,阴中有阳,守而能走,既补肾阳又益肾精,枸杞、菟丝子二药同用具有温润添精之功;用鹿角霜、龟甲补养任督二脉,鹿角霜温通督脉之气,补督脉即补一身之阳,龟甲咸平,得阴气最足,峻补阴血,善补任脉,补任脉即补一身之阴,龟鹿相配,一阴一阳均为血肉有情之品;淫羊藿温肾助阳;加少许川椒温督脉,督脉起于胞中,少少与之,助生少火;在补肾精同时亦需注意养肝血,故与四物汤去川芎易以香附,香附为辛窜之药,入肝经走下焦直达胞宫,有暖胞之功,历来被列为妇科要药,考虑到虚损之证虽宜培补,但最易壅滞,补阵中加一味香附宣畅气机,以散其壅、通其滞,促其生化,使补而能生;又加党参、白术健脾益气,补后天以养先天。综观全方,重在补养精血,温肾益气,俟阳回阴升,有如春风化雨,万物资生,即所谓"天地氤氲,万物化醇",故毓麟可期。

【功用】 温肾添精,助孕生子。

【用法】 日一剂,文火缓煎,分三次温服。

【适应病证】 不孕,子宫发育不良。临床症见婚后多年未孕,以往月经周期、量、色均正常,唯夏季月经常推后;量少,色红,有小血块,无腹痛,每经前一天头面浮肿,见红后浮肿消退;素头昏,纳差,较常人怕冷,带下正常,二便尚可,舌质淡,苔薄白,脉沉细两尺弱。

【文献出处】 黄绳武妇科经验集,梅乾茵,人民卫生出版社,2004 年 4 月出版。

养精种玉汤加味方

【组成】 熟地 20 g,当归 15 g,龟甲 30 g,山药 15 g,枸杞 15 g,山茱萸 15 g,丹皮 10 g,白芍 12 g,沙参 10 g。

【方解】 养精种玉汤乃四物汤去川芎加山茱萸而成,患者月经稀发、身瘦不孕由精血不足所致,故重用熟地滋养肾精,配当归、白芍养肝血,再用山茱萸直养肝肾精血;瘦人多火,精血不足,相火即易偏旺,熟地甘平,当归辛苦温,白芍酸平,山茱萸酸温,合而观之,该方平而偏温,养肾中氤氲之气,有温润添精之意。又加龟甲、枸杞养任脉;综观上药有壅而动火之嫌,故加丹皮一味泻火亦制其壅;肾乃肺之子,肾不足则子盗母气,故用山药、沙参养肺阴,滋水之上源。

【功用】 养血调经,滋肾泻火。

【用法】 日一剂,文火缓煎,分三次温服。

【适应病证】 不孕,子宫发育不良,精血不足,血海不充。临床症见面色无华,形体消瘦,月经后期,经量极少,或见子宫后倾,稍小于正常,每经行伴腰酸,头昏痛,平时心烦喜怒,口干喜饮,动则汗多,心慌,舌淡红,苔少,脉细两尺尤弱。

【文献出处】 黄绳武妇科经验集,梅乾茵,人民卫生出版社,2004 年 4 月出版。

甘麦大枣汤加味方

【组成】 小麦 30 g,大枣 4 枚,炙甘草 6 g,百合 24 g,生地 20 g,柏子仁 10 g,五味子 6 g,麦冬 15 g,石决明 30 g,丹参 15 g,琥珀 4.5 g,夜交藤 30 g,丹皮 10 g。

【方解】 历代医学家对此方极为赞赏,叶天士曰:"本方药似平淡,可愈疑难大症",唐容川曰"甘麦大枣汤三药平和,养胃生津化血,津水血液下达于脏,则脏不躁,而悲伤太息诸症自去"。肝苦急,急食甘以缓之,损其肝者,调其中,其中小麦,《本草经疏》谓其养心气,"心肝为子母之脏,子能令母实,故主养肝气"。方用生地壮肾水,用甘麦大枣汤与五味子相配酸甘化阴,以养肝阴。黄老认为炙甘草、大枣缓急调中,小麦养心除烦,皆为气分药,并非养脏阴补精血之佳品,然可调紊乱之气机,和动乱之阴阳,阴阳和神气安则诸症自除;配以百合养心宁神,柏子仁养心安神,琥珀、夜交藤镇心安神定魂;琥珀、丹参又可活血治其胸闷;丹皮清血分伏火;石决明平肝潜阳。全方合而用之则阴足气调,热清血活,气机条达,经脉通畅,病症可除。

【功用】 补肝肾阴虚,泄心肝之火。

【用法】 日一剂,文火缓煎,分三次温服。

【适应病证】 脏躁,阴虚火旺,肝肾不足,热扰心神。临床症见情绪郁闷焦虑,沉默不语,悲伤欲哭,甚至不愿外出见人;颜面潮红,心慌,坐卧不安,失眠,有时接连几个晚上无法入睡;伴头昏耳鸣胸闷,上身麻木,肢软无力,烦躁汗出,汗后畏冷,口麻无味,纳谷不香,时作呃逆,口干不欲饮,大便干,小便黄,舌质淡,苔薄,脉细。

【文献出处】 黄绳武妇科经验集,梅乾茵,人民卫生出版社,2004 年 4 月出版。

半夏厚朴汤加味方

【组方】 苏梗 9 g,竹茹 10 g,橘红 9 g,山药 15 g,白芍 15 g,黄芩 10 g,厚朴 9 g,茯苓 12 g,芦根 30 g,姜半夏 10 g。

【方解】 方中姜半夏降逆化痰,味辛气平体滑性燥,辛能开结,平能降逆,能开能降又能以燥胜湿,涤痰除垢;配厚朴散结,苦温下气,气味厚而主降,其温专于散,其苦专于泄。病之起由,气郁是因,痰聚是果,化痰非姜半夏不足为治,调气机非厚朴力不能及。再加茯苓宣至高之滞,而下其湿;苏梗辛温,气香最善开上焦郁结,以上乃半夏厚朴汤之原方。因肝郁化火故用白芍柔肝,黄芩清肝热,竹茹清胆止呕;肝病及脾,则用山药健脾,橘红理气宽中消痰,芦根清胃热。

【功用】 下气化痰。

【用法】 日一剂,文火缓煎,分三次温服。

【适应病证】 梅核气,气郁痰阻证。临床症见自觉咽中不适如有物梗阻,吞之不下,吐之不出,伴呃逆、恶心、胸脘作胀,吞咽时食道有不顺利感,呃气则舒;月经先期,量多,色红,白带量多,时黄时白,无异常气味;平素性躁,口干口苦,头昏耳鸣,心慌,多梦,腰酸,舌质偏红,苔薄,脉细。

【文献出处】 黄绳武妇科经验集,梅乾茵,人民卫生出版社,2004 年 4 月出版。

生脉饮加味方

【组成】 太子参 15 g,柏子仁 12 g,麦冬 15 g,五味子 4.5 g,黄连 3 g,丹参 15 g,白芍 12 g,冬瓜仁 15 g,莲子心 6 g,竹茹 12 g。

【功用】 益气养阴,清热活血。

【用法】 日一剂,文火缓煎,分三次温服。

【适应病证】 盆腔炎,闭经,少腹痛,气阴两虚,湿热瘀结。临床症见两侧少腹经常疼痛,晨起心慌,胸闷,额头、鼻尖、手心汗出,大便不通,呕吐,心烦易怒,白带量多,色黄有气味,时下腹痛,矢气则舒,食量偏大,苔薄黄,脉细无力。

【文献出处】 黄绳武妇科经验集,梅乾茵,人民卫生出版社,2004 年 4 月出版。

胶艾四物汤加减方

【组成】 熟地 15 g,白芍 12 g,阿胶 15 g,白术 10 g,山药 15 g,党参 15 g,炙甘草 6 g,艾叶炭 6 g,荆芥炭 4.5 g,仙鹤草 15 g,墨旱莲 24 g。

【功用】 益气养血,凉血止血。

【用法】 日一剂,文火缓煎,分三次温服。

【适应病证】 崩漏,气血两虚证。临床症见阴道出血淋漓不尽,色淡红;伴心慌气短,口干喜饮,大便干,手心热,纳差,呕吐,胃痛,舌质淡,苔白,脉细。

【文献出处】 黄绳武妇科经验集,梅乾茵,人民卫生出版社,2004 年 4 月出版。

三子养阴汤加减方

【组成】 女贞子 12 g,枸杞 12 g,菊花 12 g,酸枣仁 12 g,沙苑子 12 g,川黄连 8 g,生地 25 g,白芍 12 g,柏子仁 12 g。

【方解】 女贞子、枸杞、沙苑子三子合生地、白芍滋肾养肝,川黄连、菊花清心肝之热,酸枣仁、柏子仁养心安神,本方心、肝、肾同治,标本兼顾。

【功用】 滋养肝肾,佐清内热。

【用法】 日一剂,文火缓煎,分三次温服。

【适应病证】 虚热失眠,阴血不足,虚热内扰,神明不安。临床症见失眠健忘,彻夜难寐,伴烦热,心慌,头晕,腰酸,舌尖红,脉细数。

【文献出处】 黄寿人医案五则,黄寿人经验继承整理小组,湖北中医杂志,1980 年第 5 期。

当归芍药散加味方

【组成】 全当归 6 g,川芎 4 g,杭白芍 30 g,白术 10 g,连皮茯苓 15 g,福泽泻 12 g,钩藤梗 12 g,杭白菊 10 g,东白薇 15 g,石菖蒲 6 g,陈胆南星 10 g,琥珀末(另吞)3 g。

【功用】 养血平肝,扶脾渗湿,豁痰开闭。

【用法】 日一剂,文火缓煎,分三次温服。

【适应病证】 子痫。临床症见周身洪肿,口干溲短,四肢微搐,神识似清似昧,喉中痰鸣如曳锯,舌红苔白腻,脉弦细而滑。

【文献出处】 卉而隐妇科医案四则,余惠民,浙江中医学院学报,1989 年第 2 期。

涤痰汤加减方

【组成】 石菖蒲、法半夏、浙贝各 10 g,枳实、牛膝、橘络各 6 g,茯苓 15 g,益母草 30 g,延胡索 12 g。

【功用】 祛痰通络,健脾化湿。

【用法】 日一剂,文火缓煎,分三次温服。

【适应病证】 月经后期,脾虚痰阻。临床症见月经后期,甚则两月一至,量少色红,挟白色稠浊如鱼脑状物,有腥臭味,经来少腹胀满疼痛,白带量多,伴头昏如裹,胸闷脘胀,纳差,精神疲乏,舌淡苔白,脉滑。

【文献出处】 试论痰病学说在妇科的临床运用,江淑安,新中医,1988 年第 6 期。

苍附导痰丸加减方

【组成】 苍术、香附、浙贝、陈皮、枳壳、吴茱萸、桂枝各 10 g,茯苓 15 g,牛膝、红花、炙甘草各 6 g。

【功用】 化痰通络,健脾燥湿。

【用法】 日一剂,文火缓煎,分三次温服。

【适应病证】 闭经,痰湿内盛,寒湿相侵,胞脉凝阻。临床症见平日月经不调,或曾贪凉饮冷导致月水不来,嗣后每逢经来时少腹胀痛而不行经,形体肥胖,咳嗽,胸闷,少腹急胀,白带量多,色白稠浊,舌苔白滑,脉弦滑。

【文献出处】 试论痰病学说在妇科的临床运用,江淑安,新中医,1988 年第 6 期。

二陈汤加减方

【组成】 茯苓 15 g,陈皮、党参、法半夏、生姜各 10 g,砂仁 6 g。

【功用】 化痰降逆,健脾燥湿。

【用法】 日一剂,文火缓煎,分三次温服。

【适应病证】 妊娠恶阻,痰饮挟冲脉之气上逆。临床症见初孕恶心呕吐,痰涎甚多,自觉口中似有不断之泉而痰涎难以吐尽,伴脘闷不思食,口淡乏味,精神疲乏,舌胖质淡,苔白,脉滑。

【文献出处】 试论痰病学说在妇科的临床运用,江淑安,新中医,1988 年第 6 期。

竹沥汤加减方

【组成】 鲜竹沥一盅,麦冬、黄芩、浙贝各 10 g,胆南星 6 g,瓜蒌皮、茯苓各 15 g。

【功用】 清热涤痰。

【用法】 日一剂,文火缓煎,分三次温服。

【适应病证】 妊娠心烦,痰热内阻。临床症见素来沉默寡言,性情孤僻,怀孕后终日烦闷不安,时焦躁,自觉胸闷如物阻塞;或心惊胆怯,如人将捕,有时梦中惊醒,白昼烦闷不安,伴头晕,口干不欲饮,舌苔黄腻,脉滑数。

【文献出处】 试论痰病学说在妇科的临床运用,江淑安,新中医,1988 年第 6 期。

柴胡疏肝散加减方

【组成】 牡蛎 30 g,玄参、海藻、昆布、蒲公英、金银花、赤芍、丹参、皂角刺各 15 g,浙贝、柴胡、连翘各 10 g,枳壳 6 g,穿山甲 12 g。

【功用】 软坚化痰,行气疏肝,活血解毒。

【用法】 日一剂,文火缓煎,分三次温服。

【适应病证】 乳癖,痰瘀互结。临床症见两侧乳房有数个肿块,大者如李,小者如豆,质地坚硬,表面光滑,推之可移,伴乳房胀痛,每于经期或情志不舒时胀痛明显加剧,肿块亦增大,乳房肤色如常;精神忧郁,胸闷不舒,食欲不振,舌质暗,苔白厚,脉弦。

【文献出处】 试论痰病学说在妇科的临床运用,江淑安,新中医,1988 年第 6 期。

宣郁通经汤加减方

【组成】 白芍 15 g,当归 12 g,丹皮 15 g,白芥子 6 g,郁金 6 g,黄芩 3 g,香附 3 g,枳壳 7 g,益母草 15 g。

【方解】 方中黄芩清解肝经气分之浮热,丹皮清泄肝经血分之郁火,白芥子辛散宣通,协同香附、益母草、枳壳、郁金以开郁调经止痛,当归、白芍以养肝血。综观全方,开郁降火,舒气和血,则经得快畅。

【功用】 疏肝解郁,活血调经。

【用法】 日一剂,文火缓煎,分三次温服。

【适应病证】 膜样痛经,肝郁气滞,气血瘀阻。临床症见每次行经期间少腹持续剧痛,瘀块排出后疼痛缓解,经行不畅,经色暗红,腰臀酸楚,经前乳胀,胸闷不舒,舌苔薄黄,脉弦细数。

【文献出处】 疏肝法在妇科临床上的应用,黎志远,中医药学报,1989 年第 5 期。

丹栀逍遥散加减方

【组成】 柴胡、白芍、白术各 10 g,丹皮 12 g,川楝子、栀子、制香附、郁金各 15 g,生地、黄柏各 12 g,败酱草、土茯苓、红藤各 20 g,三棱、莪术、乌药各 10 g。

【方解】 选用柴胡、郁金疏解枢机;制香附、川楝子、乌药泄肝理气,散结止痛;白芍、生地滋阴养血、白术扶中健脾,以养血之化源;土茯苓、红藤、败酱草、黄柏重在清热解毒;丹皮、栀子以清伏火;配三棱、莪术以活血消瘀。

【功用】 疏肝化瘀散结,佐以清化湿热。

【用法】 日一剂,文火缓煎,分三次温服。

【适应病证】 慢性盆腔炎,癥瘕,肝郁气结,瘀阻胞脉,湿热壅滞。临床症见两侧少腹时而胀痛,临经加剧,不能坚持日常工作,月经后期,量少夹血块,平时带下殊多,色黄质稠,有腥臭味,神情困乏,便干溲赤,舌质红,苔薄黄,脉弦数。

【文献出处】 疏肝法在妇科临床上的应用,黎志远,中医药学报,1989 年第 5 期。

完带汤加减方

【组成】 柴胡 3 g,香附 6 g,白芍 15 g,白术、山药各 30 g,薏苡仁 24 g,萆薢 12 g,土茯苓、败酱草各 20 g。

【方解】 方中重用白术、山药二味之甘,共起协同,以健脾土而扶其冲和之气;取柴胡、香附舒肝达郁,开提肝木之气;佐白芍之酸以养血柔肝,使其柔而不滞、敛中有散;配土茯苓、败酱草、萆薢旨在清下焦湿热;又必让湿有去路,故用薏苡仁以洗渗分清水气。观其全方,配伍严谨、面面俱到、补中有散、升中有消。

【功用】 疏肝健脾,清热利湿。

【用法】 日一剂,文火缓煎,分三次温服。

【适应病证】 宫颈糜烂,宫颈炎,肝郁脾虚,湿热下注。临床症见白带如水,偶见色黄而腥臭,多则如水流至大腿,小腹坠胀,腰骨酸软,形貌瘦弱,精神疲倦,纳差,性情忧郁,甚则卧床不起,脉沉弦无力,舌白苔薄。

【文献出处】 疏肝法在妇科临床上的应用,黎志远,中医药学报,1989 年第 5 期。

六味地黄丸加减方

【组成】 熟地、山药、山茱萸、丹参、石决明、钩藤、白芍、天麻、桑叶、炒谷芽、炒麦芽各 10 g,茯神、夏枯草各 15 g,当归 8 g。

【方解】 方用六味地黄丸加减,其中以六味地黄丸去丹皮、泽泻,纯以滋补肾阴;白芍、当归、丹参养血活血柔肝;天麻、钩藤平肝止眩;夏枯草、桑叶、石决明平肝潜阳、清肝明目;炒谷芽、炒麦芽健脾和胃。全方共奏补益肝肾、养血调经、平肝明目之功。

【功用】 补益肝肾,养血调经,平肝明目。

【用法】 日一剂,文火缓煎,分三次温服。

【适应病证】 月经过少、月经失调,肝肾亏虚,阴血不足。临床症见月经过少,点滴而下,二日即净,伴头晕眼花,视物不清,全身乏力,纳差,二便正常,舌黯淡,苔薄白,脉弦细。

【文献出处】 李培生教授治疗妇科病验案 3 则,陶春晖,新中医,2010 年第 4 期。

乌陈汤加味方

【组成】 乌药、白芍各 12 g,陈皮、当归、香附、益母草各 10 g,川芎、炙甘草各 6 g。

【化裁】 如属热者可加生地、黄芩、麦冬,气虚者可加党参、黄芪,脾虚者可加白术、淮山药;血虚者可加阿胶、熟地,肾阴虚者加龟甲;肾阳虚者加川断、杜仲、枸杞,血瘀者加益母草、川牛膝、山楂,便秘者加熟大黄、川朴、枳壳之类。

【方解】 乌陈汤原方见于宋代《太医院增补医方捷径·卷七·妇人类》:"乌陈汤治产后诸疾,寻常亦可服。乌药、陈皮、川芎、甘草、当归、香附、芍药,水一盏煎,午前服。"方中乌药、陈皮为君,乌药辛温可入脾、肾二经,具有顺气止痛、散寒温肾之功,陈皮辛苦温,可入脾经,具有理气健脾之力,川芎、当归、白芍和血为臣;佐以香附助主药以行气;用炙甘草调和诸药而为使,再加益母草活血调经。诸药合用,使气畅血和,冲任自调,则月经诸疾可愈。

【功用】 舒肝理气,活血止痛。

【用法】 日一剂,文火缓煎,分三次温服。

【适应病证】 痛经,气郁证。临床症见月经量少色紫,两胁胀痛,腹痛腰痛,痛时面色苍白,出冷汗,四肢厥逆,舌淡苔薄白,脉沉细涩。

【文献出处】 刘寿春运用乌陈汤治疗妇科病经验介绍,傅成健,湖北中医杂志,1982 年第 5 期。

二妙散加味方

【组成】 黄柏、苍术、海螵蛸、茜草、茯苓、车前子、滑石、柴胡、泽兰。

【功用】 清热利湿,活血化瘀。

【用法】 日一剂,文火缓煎,分三次温服。

【适应病证】 闭经,湿热阻滞证。临床症见停经,下腹膨胀,白带多,如水样透明,有时带粉红色,脉弦滑,舌根有微黄苔。

【文献出处】 刘武荣妇科临证经验浅谈,王荫三,湖北中医杂志,1995 年第 4 期。

桃红四物汤加味方

【组成】 当归 15 g,川芎 9 g,赤、白芍各 15 g,地黄炭 9 g,桃仁 9 g,红花

9 g,牛膝 9 g,蒲黄 9 g,五灵脂 15 g,刘寄奴 12 g,土鳖虫 15 g,穿山甲 9 g,全蝎 9 g,龟甲 15 g,乌药 9 g。

【方解】 桃红四物汤活血化瘀,养血调冲,失笑散、牛膝、刘寄奴化瘀止痛,瘀久阻络,非虫类搜剔则难通,故用全蝎、土鳖虫、穿山甲以通络;气行则血行,加乌药行气并治乳胀腰痛;出血日久而阴伤,虚火上扰,用龟甲滋阴潜降,以治心烦失眠,古书载龟甲可治漏下,破癥瘕,去瘀血,是在滋阴潜阳之中,犹有化瘀止漏之功。

【功用】 活血祛瘀,理冲止血。

【用法】 日一剂,文火缓煎,分三次温服。

【适应病证】 崩漏,瘀血内阻,血不循经。临床症见月经增多,色暗,小腹时有扯痛,痛时出血量多,伴心烦失眠,胸部、乳房、腰背胀痛,舌暗红苔黄,脉虚弦。

【文献出处】 刘云鹏用活血化瘀法治妇科疑难病的经验,冯宗文,山西中医,1994 年第 4 期。

消瘰丸加味方

【组成】 玄参 15 g,牡蛎 30 g,贝母 12 g,皂角刺 30 g,穿山甲 9 g,薏苡仁 30 g,牛膝 12 g,木瓜 30 g,木通 9 g,昆布 15 g,海藻 15 g。

【方解】 用消瘰丸、昆布、海藻、薏苡仁除湿化痰,软坚消癥;以穿山甲、牛膝、皂角刺、木通活血化瘀;木瓜配薏苡仁、牛膝并治下肢酸痛。

【功用】 消痰化瘀,软坚散结。

【用法】 日一剂,文火缓煎,分三次温服。

【适应病证】 癥瘕,痰瘀互结。临床症见腹股沟处有指头大小结节,不痛,但周期性酸困不适,连及大腿,时腹痛,舌黯淡,苔薄,脉弦滑。

【文献出处】 刘云鹏用活血化瘀法治妇科疑难病的经验,冯宗文,山西中医,1994 年第 4 期。

小柴胡汤加味方

【组成】 柴胡12 g,半夏9 g,黄芩9 g,党参15 g,炙甘草6 g,生姜9 g,大枣9 g,枳实9 g,赤、白芍各15 g,川楝子15 g,延胡索12 g,杏仁9 g,虎杖30 g。

【功用】 和解少阳,理气活血。

【用法】 日一剂,文火缓煎,分三次温服。

【适应病证】 子宫内膜异位症,经前异常发热,瘀血内阻,营卫失和。临床症见经前寒热复作,右胁、小腹疼痛,纳差,恶心,咳嗽,面色黧黑生斑,舌暗红有瘀斑,苔黄,脉弦虚。

【文献出处】 刘云鹏用活血化瘀法治妇科疑难病的经验,冯宗文,山西中医,1994年第4期。

少腹逐瘀汤加味方

【组成】 小茴香6 g,干姜6 g,延胡索12 g,五灵脂12 g,蒲黄9 g,没药15 g,当归9 g,川芎9 g,肉桂6 g,赤芍15 g,黄芪24 g,党参15 g,巴戟天15 g,鹿角霜12 g。

【功用】 温阳益气,活血化瘀。

【用法】 日一剂,文火缓煎,分三次温服。

【适应病证】 痛经。临床症见月经如期来潮,量少,小腹未痛,但觉腹部冷。舌暗苔薄色灰,脉沉弦。

【文献出处】 刘云鹏用活血化瘀法治妇科疑难病的经验,冯宗文,山西中医,1994年第4期。

清心凉膈散加味方

【组成】 栀子、连翘、黄芩、桔梗、生地、竹叶、薄荷各 9 g,生石膏 30 g,赤芍 12 g,生甘草 3 g。

【功用】 清热安营。

【用法】 日一剂,文火缓煎,分三次温服。

【适应病证】 经期感染,热入血室,温邪气热灼津,肺胃火燔,迫血妄行。临床症见发热,不恶寒,伴咳嗽气急,胸闷心悸,胸膈如焚,口渴喜冷饮,阴道少量出血,小腹压痛,舌深红,苔黄厚中干,脉洪数。

【文献出处】 刘云鹏用温病方法治疗妇科疾病的经验,冯宗文,新中医,1994 年第 4 期。

犀角地黄汤加味方

【组成】 犀角(现用水牛角代)30 g,生地 12 g,丹皮 9 g,赤芍、丹参各 15 g。

【方解】 犀角地黄汤清热凉血,加丹参与赤芍相伍,兼以活血散瘀。

【功用】 清热凉血,止血活血。

【用法】 日一剂,文火缓煎,分三次温服。

【适应病证】 宫腔积血、崩漏,温热毒邪侵入血分,瘀热内结,迫血妄行。临床症见经血量多,腹痛拒按,且口渴便结,舌绛,苔黄干,脉弦数。

【文献出处】 刘云鹏用温病方法治疗妇科疾病的经验,冯宗文,新中医,1994 年第 4 期。

清燥救肺汤加味方

【组成】 沙参、玄参、石斛各 15 g,太子参、生石膏各 30 g,生甘草、麦冬、阿胶、杏仁、枇杷叶、桑叶、胡麻仁、黄芩各 9 g。

【功用】 清燥益气,润肺养胃。

【用法】 日一剂,文火缓煎,分三次温服。

【适应病证】 妊娠恶阻,冲气上逆,肺胃燥热,气津两伤。临床症见口干喜冷饮,食入即吐,咳嗽少痰,齿龈时有少量出血,神倦乏力,大便干结,小便短黄,舌红,苔薄黄干,脉细滑数。

【文献出处】 刘云鹏用温病方法治疗妇科疾病的经验,冯宗文,新中医,1994 年第 4 期。

黄芩滑石汤加减方

【组成】 黄芩、猪苓、茯苓皮、苍术、黄柏、牛膝各 9 g,滑石 30 g,白蔻仁、通草各 6 g,贯众炭 15 g。

【功用】 清热,利湿,止血。

【用法】 日一剂,文火缓煎,分三次温服。

【适应病证】 恶露不绝,冲任损伤,复感时邪,湿热入血。临床症见阴道出血较多,小腹微痛,腰酸,口渴,舌红,苔黄腻,脉弦软滑。

【文献出处】 刘云鹏用温病方法治疗妇科疾病的经验,冯宗文,新中医,1994 年第 4 期。

柏子仁丸加减方

【组成】 党参、焦冬楂各 15 g,白术、柏子仁、川牛膝、泽兰叶、卷柏、制香附各 10 g,川续断、当归、茯苓各 12 g,山药 20 g。

【方解】 方中柏子仁丸养心通经;党参、白术、山药、茯苓健脾补气;当归、川断养血活血;制香附、焦冬楂行气导滞,使补而不腻,补中有行,则气血自生。

【功用】 养心健脾,生血通经。

【用法】 日一剂,文火缓煎,分三次温服。

【适应病证】 闭经,心脾两虚证。临床症见精神欠佳,食少,多梦,舌黯淡,苔薄白,脉细缓。

【文献出处】 柏子仁丸治疗闭经琐谈,张娟,湖北中医杂志,1999年第2期。

下瘀血汤加味方

【组成】 大黄(酒制)15 g,桃仁、当归、土鳖虫各10 g,桂枝8 g。

【方解】 方中大黄、土鳖虫逐瘀破结,使瘀血下行;桃仁活血化瘀;梅老认为产后多血虚,瘀血不去,新血不生,用当归补血养血,化瘀生新;桂枝辛甘而温,能温通经脉而行瘀滞,瘀去则血自归经;白酒既可温散,又取其引药入血分,以上药仅五味,配伍精当,共奏气畅血行之效,经脉通则痛自止。

【功用】 破血逐瘀,温经散寒止痛。

【用法】 日一剂,文火缓煎,分三次温服。

【适应病证】 产后瘀血内阻胞宫。临床症见面容憔悴,小腹疼痛拒按,胸胁胀闷,恶露少下而不畅,口干,少寐,大便四日未解,舌苔白,舌质青紫,脉沉细涩。

【文献出处】 梅大钊运用经方治疗妇科病经验介绍,梅和平、梅雯明,陕西中医,2009年第9期。

竹叶汤加味方

【组成】 竹叶、防风、党参、制附片、当归各10 g,葛根12 g,桔梗、桂枝、炙甘草、生姜各6 g,大枣8 g。

【方解】 方中以竹叶为君,配防风、葛根、桔梗、桂枝清解外邪,使肺气得宣,热自散;党参、制附片之温,培补元气,返其欲脱之阳,则中阳能运;产后多虚多瘀,用当归活血补血,化瘀生新;生姜、大枣、炙甘草调和营卫,顺阴阳之气,如此表里同治,标本俱安,终以益气固本、清理余邪而收功。

【功用】 益气温阳,化瘀解表。

【用法】 日一剂,文火缓煎,分三次温服。

【适应病证】 产后发热,产后中风,瘀血阻滞,真阳上浮。临床症见高热,头痛头昏,畏寒自汗,心悸乏力,面赤气促,恶露不尽,其色紫暗,舌苔灰白,脉细弦数。

【文献出处】 梅大钊运用经方治疗妇科病经验介绍,梅和平、梅雯明,陕西中医,2009 年第 9 期。

甘草泻心汤加味方

【组成】 生甘草、炙甘草各 10 g,党参 15 g,黄芩、黄连、半夏各 10 g,干姜、大枣各 6 g,金银花 30 g。

【方解】 方中黄芩、黄连苦寒,泄热解毒;金银花甘寒以清热解毒消肿;干姜、半夏辛温,化湿散结;党参,大枣,生甘草,炙甘草甘温,健脾和胃,如此寒热互用、苦辛并进、补泻兼施,故效而彰。

【功用】 清热解毒,安中化湿。

【用法】 日一剂,文火缓煎,分三次温服。

【适应病证】 狐惑病,湿热内阻,虫毒内扰。临床症见阴道溃疡流黄水,局部疼痛,月经二月未潮,咽喉疼痛,吞咽困难,口腔及咽腭弓有溃疡点,不思食,口苦,少寐,舌苔黄,舌质红,脉弦数。

【文献出处】 梅大钊运用经方治疗妇科病经验介绍,梅和平、梅雯明,陕西中医,2009 年第 9 期。

防风通圣散加减方

【组成】 防风、麻黄、桔梗、半夏、当归、路路通各 10 g,白芍 15 g,大黄、甘草各 6 g,芒硝 5 g,滑石 30 g,白术 18 g。

【功用】 化痰利湿,泄热通络。

【用法】 日一剂,文火缓煎,分三次温服。

【适应病证】 不孕,痰湿瘀热互结,阻于胞宫。临床症见患者形体肥胖,月经后期,量少夹有瘀块,白带黏稠有臭气,腰酸懒动,时有胸闷,口干便结,舌苔厚白,脉滑。

【文献出处】 梅大钊治疗不孕症经验,梅和平,江苏中医,1990 年第 8 期。

温胞饮加减方

【组成】 白术、巴戟天、附片(先煎)各 30 g,党参、菟丝子、紫石英、山药、炒茴香、芡实、鹿角胶(烊化)各 12 g,肉桂 6 g。

【方解】 方中党参、山药、白术健脾益气;巴戟天、紫石英温肾暖宫;菟丝子、鹿角胶(烊化)补肾益精;佐芡实入肾填精;肉桂补命门之火,兼温通经脉;附片(先煎)温肾助阳;炒茴香散寒止痛。

【功用】 温肾散寒,养血暖宫。

【用法】 日一剂,文火缓煎,分三次温服。

【适应病证】 命门火衰,宫寒不孕。临床症见月经后期,量少色淡,少腹隐痛,性欲淡漠,时感腰以下冷如坐冰,非火不温,纳少,舌淡苔润,脉沉迟。

【文献出处】 梅大钊治疗不孕症经验,梅和平,江苏中医,1990 年第 8 期。

四逆汤加味方

【组成】 乌附片 30 g,干姜、荔枝核各 15 g,高丽参、炙甘草各 10 g,柴胡、黄芩各 3 g。

【功用】 温经回阳。

【用法】 日一剂,文火缓煎,分三次温服。

【适应病证】 阴部自汗,阳虚阴盛。临床症见面色㿠白,体胖丰腴,乏力短气,纳呆,便溏时作,身着毛裤,仍觉脐至膝部怯冷,阴部自汗冰凉,若汗甚则沾衣裹肤,甚为苦楚,带下清稀,月经后期,脉沉,舌淡。

【文献出处】 妇科临证札记,潘涠民,四川中医,1987 年第 9 期。

葶苈大枣泻肺汤加味方

【组成】 葶苈 20 g,桑白皮、地骨皮、石斛、白薇、黄芩炭、生地炭各 15 g,贝母、杏仁各 10 g,桔梗 6 g,大枣 5 枚。

【方解】 葶苈大枣泻肺汤加贝母、地骨皮、杏仁泻肺化痰,是治其本;用生地炭、白薇、黄芩炭清热凉血,坚阴止血,是治其标;加桑白皮清肺热,石斛养阳润肺,桔梗清利咽喉。

【功用】 清泻肺热,调补冲任。

【用法】 日一剂,文火缓煎,分三次温服。

【适应病证】 崩漏,伴发咳喘,肺中余热,久蕴酿痰,肺失治节,下损冲任。临床症见素有喘疾,阵阵痰喘,胸闷微汗出,口渴鼻干,午后重甚,纳差形羸,苔黄舌偏红,脉弦。

【文献出处】 妇科审因论治选粹,潘涠民,上海中医药杂志,1989 年第 3 期。

竹叶汤加味方

【组成】 竹叶、葛根、防风、红参须各 10 g,桔梗、桂枝、乌附片、生姜、生甘草各 6 g,大枣 5 枚。

【功用】 扶阳解表。

【用法】 日一剂,文火缓煎,分三次温服。

【适应病证】 产后发热,素体阳虚,产后中风。临床症见头痛,恶寒,发热,面赤汗出,口渴咽燥,短气喘逆,身痛,目眩少寐,手足麻木,脉浮弦数,舌苔薄黄。

【文献出处】 仲景方妇科临证札记,潘涢民,四川中医,1989 年第 10 期。

干姜人参半夏丸加味方

【组成】 高丽参 12 g,干姜、法半夏、广木香各 6 g,糯米 100 g。

【功用】 温胃散寒,降逆止呕。

【用法】 先将糯米淘净,入沸水中,一分钟后过滤,以滤汁煎药,趁热少量频频饮之。

【适应病证】 妊娠恶阻,胃虚寒饮。临床症见纳减,恶心干呕,眩晕,晨起尤甚;呕吐痰涎,质稀水清,食不得进,入水即吐,面色㿠白,怯冷蜷缩,声音低沉,脉滑细,舌质淡,苔白滑。

【文献出处】 仲景方妇科临证札记,潘涢民,四川中医,1989 年第 10 期。

当归补血汤加味方

【组成】 黄芪一两,当归二钱,芍药三钱,桂枝一钱五分,附子三钱,蒲黄三钱炒半黑,炙甘草一钱。

【方解】 当归补血汤,补气以摄血,桂枝、芍药合用暖营建中,桂枝、附子合用化气温下,固护真元,并伍蒲黄以治标,立方大意如斯。

【功用】 补气养血,温阳止崩。

【用法】 日一剂,文火缓煎,分三次温服。

【适应病证】 崩漏,上竭下厥,阴阳离绝,八脉不固,肾阳式微。临床症见一身尽肿,喘逆上气,不得卧,血崩剧时每日多至一、二碗,或半痰盂,脉微弱兼带慢而时有结止象,色夭不泽,唇色惨白,指头冷,皮肤亦感冷沁,甚则晕厥数次。

【文献出处】 冉雪峰崩漏医案赏析,彭应涛、彭慕斌、彭景星,中医文献杂志,2017 年第 6 期。

清热安胎饮加减方

【组成】 山药 10 g,石莲子 10 g,黄芩 10 g,黄连 5 g,阿胶 15 g,女贞子 15 g,墨旱莲 15 g,川断 15 g,白芍 15 g,生牡蛎 15 g,珍珠母 15 g,生地 10 g,菟丝子 10 g。

【功用】 养阴清热,平肝固冲。

【用法】 日一剂,文火缓煎,分三次温服。

【适应病证】 经断复来,阴虚肝旺,冲任不固。临床症见停经后突然阴道出血,量多,色红有块,五心潮热,心悸而烦,小腹坠胀,腰酸不得站立,头昏,记忆力减退,舌质暗红,脉沉细而数。

【文献出处】 用清热安胎饮治愈经断复来,孙贵洲,中医杂志,1983 年第 5 期。

桂枝茯苓丸合四逆散加味方

【组成】 桂枝 9 g,茯苓 18 g,丹皮 10 g,桃仁 10 g,白芍 12 g,柴胡 9 g,枳实 10 g,川芎 9 g,当归 12 g,茺蔚子 15 g,炙甘草 6 g。

【方解】 桂枝通阳行滞,白芍和阴散结,二药相辅为用,解滞散结,调和阴阳,以摧癥病根蒂;茯苓配桂枝以分水血之混淆;当归养血活血;丹皮通心肾之气而活血;茺蔚子活血调经,清肝明目;桃仁破癥痼之坚以下瘀;川芎行血中之气,合四逆散疏肝散气,气血并调,所谓气行则血行,血行而瘀消。

【功用】 理气活血,化痰散结。

【用法】 日一剂,文火缓煎,分三次温服。

【适应病证】 子宫肌瘤,癥瘕,痰瘀互结。临床症见少腹隐痛作胀,早晚尤甚,口干,舌边尖红,苔薄,脉细。

【文献出处】 熊魁梧经方治疑难杂症经验鳞爪,卜平,国医论坛,1988 年第 3 期。

丹栀逍遥丸合二陈汤加味方

【组成】 丹皮 9 g,栀子 6 g,当归 12 g,川芎 9 g,白芍 12 g,柴胡 9 g,茯苓 15 g,法半夏 9 g,橘皮 9 g,黄芩 6 g,枳实 9 g,茺蔚子 9 g,炙甘草 6 g。

【功用】 泻火降逆,平肝止痛。

【用法】 日一剂,文火缓煎,分三次温服。

【适应病证】 经行头痛,肝郁化火。临床症见眼胀头晕,口干,不欲饮水,发热,恶心呕吐,烦躁易怒;月经先期,每于经欲行时头部疼痛加剧,经行过后则稍有缓解;脉弦,舌质红,苔薄黄。

【文献出处】 熊魁梧论医谈方说药,王绪前,湖北中医杂志,2000 年第 8 期。

大黄䗪虫丸加减方

【组成】 当归 10 g,赤芍、白芍各 12 g,丹皮 10 g,生地 15 g,香附 10 g,知母 10 g,泽泻 10 g,川黄连 6 g,金银花 15 g,延胡索 10 g,水蛭 6 g,龟甲(先煎) 15 g,菟丝子 15 g,土鳖虫 10 g,制大黄 10 g,生甘草 5 g。

【功用】 补肾养血,调理冲任。

【用法】 日一剂,文火缓煎,分三次温服。

【适应病证】 痛经,少腹蓄瘀化热。临床症见月经量少、色暗,精神萎靡,抑郁寡言,腰酸,下腹痛,便干溲黄,入夜烦热,面生痤疮,四肢皮肤干涩,脉弦细数。

【文献出处】 徐升阳辨证治疗不孕症复杂案例 4 则,徐琳、曾春晖,世界中

四物汤合右归丸加减方

【组成】　当归 10 g,白芍 15 g,川芎 6 g,熟地 12 g,茺蔚子 10 g,香附 10 g,菟丝子 15 g,仙茅 15 g,附子 10 g,龟甲(先煎)15 g,淫羊藿 15 g,鹿角片(先煎)10 g,紫河车(先煎)15 g,炙甘草 5 g。

【功用】　温肾养血调经。

【用法】　日一剂,文火缓煎,分三次温服。

【适应病证】　卵巢性闭经,子宫发育不良,不孕,先天肾气不足,精血不化。临床症见月经量少、色暗,形寒,腰酸,纳少,脉细,舌淡。

【文献出处】　徐升阳辨证治疗不孕症复杂案例 4 则,徐琳、曾春晖,世界中医药,2011 年第 1 期。

四物汤合左归丸加减方

【组成】　当归 10 g,白芍 15 g,川芎 6 g,熟地 12 g,菟丝子 15 g,仙茅 15 g,香附 10 g,丹参 15 g,龟甲(先煎)15 g,莪术 6 g,鹿角片(先煎)10 g,山茱萸 15 g,茺蔚子 10 g,炙甘草 5 g。

【功用】　补肾养肝,佐理瘀滞。

【用法】　日一剂,文火缓煎,分三次温服。

【适应病证】　不孕,肾虚肝郁挟瘀。临床症见腰酸痛,经前二日乳胀,脉弦细。

【文献出处】　徐升阳辨证治疗不孕症复杂案例 4 则,徐琳、曾春晖,世界中医药,2011 年第 1 期。

半夏厚朴汤合四逆散加味方

【组成】 柴胡、半夏、厚朴、苏叶、茯苓、枳实、芍药、炙甘草、生姜等。

【方解】 方中半夏辛温入肺胃，化痰散结，降逆和胃，为君药。厚朴苦辛性温，下气除满，助半夏散结降逆，为臣药。茯苓甘淡渗湿健脾，以助半夏化痰；生姜辛温散结，和胃止呕，且制半夏之毒；苏叶芳香行气，理肺疏肝，助厚朴行气宽胸、宣通郁结之气，共为佐药。四逆散中柴胡主升，透邪升阳以舒肝解郁，枳实主降，下气破结，两药同用可疏肝理气，升清降浊；芍药主收，益气养血，与柴胡相合能理脾疏肝；炙甘草主和，益气健脾，炙甘草与芍药相伍，可缓急舒挛，和中止痛，健脾柔肝。两方合用共奏疏泄通调，升清降浊之妙，则痰气郁结之症自除。

【功用】 养血调肝，豁痰理气。

【用法】 日一剂，文火缓煎，分三次温服。

【适应病证】 梅核气，肝郁气痰互结。临床症见经前一周感咽部有物阻塞，吞之不下，吐之不出，经前二三日阻塞感加剧，吞咽无障碍，善太息，且经前伴胸胁少腹胀痛，性躁，乳头时痒，经来后诸症自解，舌淡，苔薄白，脉细弦。

【文献出处】 徐升阳古方联合运用治疗经验，刘佳，内蒙古中医药，2015 年第 7 期。

柴胡疏肝散合补肝汤加减方

【组成】 柴胡、当归、川楝子、白芍、生地、木瓜、枸杞、郁金、延胡索、炙甘草等。

【方解】 柴胡疏肝散出自《景岳全书》，补肝汤出自《医宗金鉴》。柴胡疏肝散主治肝气郁结，不得疏泄，气郁导致血滞，可见于疼痛诸症；补肝汤由四物汤加味而成，方中四物之辈滋养阴血，木瓜、炙甘草酸甘化阴，柔肝舒筋，两方合用共奏疏肝化瘀，柔肝舒筋之功。

【功用】 疏肝化瘀,养血柔筋。

【用法】 日一剂,文火缓煎,分三次温服。

【适应病证】 吊阴痛,肝脉滞阻,肝血不足。临床症见每于经前三至五日及经期,阴道下端疼痛难忍,有拉扯、阻塞感,呈阵发性,经后偶亦发作二三次,经前一周感乳胁胀痛,平时无不适,舌淡,苔薄白,脉弦细。

【文献出处】 徐升阳古方联合运用治疗经验,刘佳,内蒙古中医药,2015年第7期。

知柏地黄丸合桂枝汤加味方

【组成】 知母10g,黄柏10g,丹皮10g,生地12g,山茱萸12g,泽泻10g,山药12g,白芍15g,桂枝8g,大枣6枚,炙甘草6g,酸枣仁12g。

【功用】 滋肾泄热,调和营卫。

【用法】 日一剂,文火缓煎,分三次温服。

【适应病证】 绝经前潮热,阴虚内热,营卫不和。临床症见月经二至三月一行,量少,乍寒乍热,阵汗出,日发作四五次,入夜烦热难寐,便干溲黄,脉细数,舌红少苔。

【文献出处】 徐升阳论治绝经期潮热经验,余晓辉,湖北中医杂志,2008年第10期。

知柏地黄汤合玉屏风散加味方

【组成】 黄芪20g,防风10g,白术12g,知母10g,黄柏10g,丹皮10g,泽泻10g,白芍15g,熟地12g,山茱萸15g,山药15g,仙茅15g,淫羊藿15g,炙甘草6g。

【功用】 扶气固卫,滋肾清热。

【用法】 日一剂,文火缓煎,分三次温服。

【适应病证】 绝经后潮热,卫阳不足,肾阴亦虚。临床症见绝经后经常感冒,怕风,易出汗,气短,腰酸,入夜烦热盗汗,舌黯淡,脉细数。

【文献出处】 徐升阳论治绝经期潮热经验,余晓辉,湖北中医杂志,2008 年第 10 期。

桂枝汤合消风散加减方

【组成】 赤、白芍各 15 g,桂枝 8 g,大枣 6 枚,炙甘草 6 g,荆芥 10 g,防风 10 g,丹皮 10 g,生地 15 g,僵蚕 10 g,蝉蜕 8 g,当归 10 g,生黄芪 15 g,丹参 15 g,地肤子 10 g,金银花 15 g。

【功用】 扶气养血,调和营卫,清热消风。

【用法】 日一剂,文火缓煎,分三次温服。

【适应病证】 荨麻疹,产后风疹,产后血虚气弱,营卫不和。临床症见产后周身起疹,入夜融合成片,腋下、大腿内侧、膝部均见散在荨麻疹,瘙痒难忍,疹发时身燥热,微恶风,脉细数,苔薄微黄。

【文献出处】 徐升阳用经方加减治疗产后病 4 例,徐琳,世界中医药,2010 年第 4 期。

桂枝汤合玉屏风散加味方

【组成】 白芍 15 g,桂枝 8 g,大枣 8 g,炙甘草 5 g,生黄芪 20 g,太子参 20 g,白术 12 g,防风 12 g,山茱萸 15 g,煅牡蛎 15 g,酸枣仁 15 g,阿胶(烊化)15 g,生姜 3 片。

【方解】 桂枝汤与玉屏风散合用,使养血和营与扶气固卫并举,其中,桂枝汤中重用白芍以补血和营,玉屏风散中重用黄芪以增强扶气固卫之力。

【功用】 养血和营,扶气固卫。

【用法】 日一剂,文火缓煎,分三次温服。

【适应病证】 产后大汗出,表虚卫阳不固,血虚营阴不足。临床症见产后大汗出,此后每到冬季或平时轻微劳动则汗出,进食、哺乳时大汗淋漓,怕风,夜间汗出亦多,乳汁不足,脉细无力,舌暗。

【文献出处】 徐升阳用经方加减治疗产后病 4 例,徐琳,世界中医药,2010年第 4 期。

附子汤合玉屏风散加味方

【组成】 附子 15 g,茯苓 15 g,太子参 15 g,白芍 15 g,生黄芪 15 g,白术 12 g,防风 10 g,姜黄 12 g,金毛狗脊 15 g,秦艽 12 g,薤白 10 g,姜半夏 10 g,肉豆蔻 10 g,枳壳 10 g,广木香 8 g,炙甘草 5 g。

【功用】 温肾暖脾,扶气固卫,兼祛寒湿。

【用法】 日一剂,文火缓煎,分三次温服。

【适应病证】 产后痹证,脾肾阳虚,寒湿内滞。临床症见产后大出血,平素易感冒,头昏头重,一身冷痛,四肢沉重,肩、肘、背、腰、膝均冷,胸前痞塞,虚汗出,怕风,腹胀便溏,纳食尚可,脉沉细,舌黯淡,苔中根部微黄厚。

【文献出处】 徐升阳用经方加减治疗产后病 4 例,徐琳,世界中医药,2010年第 4 期。

泰山磐石散合寿胎丸加味方

【组成】 黄芪、太子参、桑寄生、菟丝子、阿胶、川断、紫苏梗各 15 g,白术、黄芩各 12 g,木香、砂仁(后下)、炙甘草各 6 g。

【功用】 补气养血,固肾育胎。

【用法】 日一剂,文火缓煎,分三次温服。

【适应病证】 卵巢性闭经,子宫发育不良,闭经,不孕症,气血不足。临床症见月经过期未行,脉细滑数,纳可,二便调。

【文献出处】 徐升阳主任医师治疗不孕症经验,王静、李红梅、徐琳,新中医,2012 年第 9 期。

桃核承气汤合抵当汤加减方

【组成】 当归 10 g,赤、白芍各 12 g,川芎 8 g,生地 12 g,桃仁 10 g,土鳖虫 10 g,水蛭 6 g,桂枝 8 g,穿山甲 10 g,延胡索 15 g,熟大黄 8 g,香附 10 g,莪术 8 g,炙甘草 5 g。

【功用】 逐瘀攻积。

【用法】 日一剂,文火缓煎,分三次温服。经期后服用。

【适应病证】 子宫腺肌症,痛经,少腹蓄瘀。临床症见月经来潮时腹痛,色红,量可,舌暗红,苔薄白,脉细。

【文献出处】 徐升阳主任治疗子宫腺肌症痛经的经验,张畅,光明中医,2014 年第 3 期。

小柴胡汤合失笑散加减方

【组成】 柴胡、黄芩、生姜、半夏、大枣、生甘草、五灵脂、生蒲黄。

【功用】 清解内陷之热,消散血室之结。

【用法】 日一剂,文火缓煎,分三次温服。

【适应病证】 急性泌尿系统感染,经期发热,邪热内陷血室,热与血结,血热上扰。临床症见少腹疼痛,精神失常,哭笑俱作,胸闷呕恶,口苦厌食。

【文献出处】 杨百茀处方用药特点,郑晓瑛,中医杂志,1994 年第 1 期。

桂枝加葛根汤加味方

【组成】 钩藤、葛根、白芍各 15 g,炙甘草、生姜各 6 g,大枣 5 枚,当归、桂枝、天麻、僵蚕各 10 g。

【功用】 调和阴阳,养血祛风。

【用法】 日一剂,文火缓煎,分三次温服。

【适应病证】 子宫脱垂,夜尿多,阴阳失调,血虚生风。临床症见夜间尿频,每晚起夜五次左右,排尿时无胀痛急迫之感,尿色清而量多;伴眩晕耳鸣,自汗盗汗,口干不欲饮,遇冬较常人畏寒,值夏比常人恶热,精神不振,面色㿠白,舌质淡红,苔薄白,脉沉细。

【文献出处】 杨百茀经方新用两则,戴天木,国医论坛,1993 年第 1 期。

二陈汤合四君子汤加味方

【组成】 党参 12 g,白术 9 g,茯苓 12 g,炙甘草 6 g,陈皮 6 g,法半夏 9 g,旋覆花(布包)9 g,代赭石 15 g,吴茱萸 3 g,黄连 3 g,郁金 6 g,香附 9 g,兑服生姜汁一勺。

【方解】 本方以二陈汤化痰,姜汁散饮,四君子汤健脾以防生痰,旋覆花、代赭石降气化痰,吴茱萸、黄连辛开苦降以止呕,郁金、香附理气止痛,诸药合用,治本为主,标本兼顾。痰饮除,胃气降,故呕吐旋止。

【功用】 化痰散饮,和胃降逆。

【用法】 日一剂,文火缓煎,分二次温服。

【适应病证】 慢性胃炎,十二指肠球部溃疡,神经性呕吐,妊娠恶阻;痰饮停胃,胃气上逆。临床症见怀孕后即常有呕吐发生,虽已分娩,呕吐却有增无减,其特点为进食能吞不能嚼,咀嚼则呕或吐,吐出物为食物或痰涎;每餐进食需一小时以上,精神萎靡,形体消瘦,胸脘胀痛,时泛清水,肢软乏力,大便溏薄,舌苔白滑,脉象弦缓。

【文献出处】 杨百茀治疗疑难病案三则,戴天木,湖北中医杂志,1992 年第 4 期。

龙胆泻肝汤加减方

【组成】 龙胆草 9 g,淡黄芩 9 g,北柴胡 6 g,绵茵陈(另包后下)25 g,生栀子 7 g,建泽泻 10 g,丹皮 10 g,苦参 20 g,土茯苓 20 g,木槿花 30 g,地肤子 15 g,芡实 20 g,车前子 15 g,木通 5 g,薏苡仁 20 g,焦苍术 5 g。

【方解】 方中龙胆草泻肝中实火,除下焦湿热;淡黄芩、生栀子、绵茵陈之品苦寒泻火;建泽泻、木通、薏苡仁引湿热从小便而出;配北柴胡主升而疏达肝胆;佐以苦参、地肤子、土茯苓、木槿花之类清热化湿杀虫。诸药合用泻中有补,清中有养,肝火泻,湿热清,则诸症自解。

【功用】 清热平肝,化湿涩带。

【用法】 日一剂,文火缓煎,分三次温服。

【适应病证】 滴虫性阴道炎,肝经湿热郁遏,流注于下焦,冲任受损。临床症见月经先期,带下如注,色黄,味腥臭,黏稠,阴道内外瘙痒难忍,入寐更甚,少腹胀满,口苦乏味,全身无力,脉弦滑,舌质红,苔黄腻。

【文献出处】 余淦杰疏肝法治妇科病举隅,余翔,江西中医药,1995 年第 2 期。

仙方活命饮加味方

【组成】 金银花 30 g,白芷 10 g,防风 10 g,穿山甲 10 g,当归尾 10 g,炙甘草 10 g,赤芍 10 g,青皮 10 g,天花粉 10 g,乳香、没药各 10 g,皂角刺 10 g,浙贝 10 g。

【功用】 解毒活血,散结消痈。

【用法】 用水加酒一杯同煎,分三次热服。

【适应病证】 乳痈,乳腺炎,肝郁气滞血瘀,热毒内蕴。临床症见乳痈四、五日,乳房外部高度红肿热痛,包块内有抽掣性刺痛,乃已经化脓。

八珍汤加减方

【组成】 炙黄芪 25 g,大纹党参 25 g,生、熟地各 15 g,当归身 10 g,白术 10 g,炙甘草 10 g,阿胶(烊化、分冲)30 g,川芎 5 g,白芍 10 g,山茱萸 10 g,龙骨粉、牡蛎粉各 15 g,贯众 10 g。

【方解】 方宗八珍汤去淡渗之茯苓,加炙黄芪、阿胶补气养血之效更佳,佐山茱萸、龙牡、贯众可获固摄止血之功。

【功用】 益气养血,兼以止涩。

【用法】 水煎,可续服三至五剂,以愈为度。

【适应病证】 血崩,气虚血脱,冲任不固。临床症见经来如崩,或淋漓不断,血色淡红,面色㿠白,神疲气弱,舌质淡白,脉象细弱。

【文献出处】 临证会要,张梦侬,人民卫生出版社,2006 年 12 月出版。

胶艾四物汤加减方

【组成】 黄连炭 10 g,黄芩炭 10 g,黄柏炭 10 g,东阿胶 30 g,艾叶炭 10 g,柏叶炭 25 g,当归 10 g,川芎 5 g,生地 15 g,白芍 10 g,茜草 15 g,炙甘草 10 g。

【功用】 清热凉血,益气止血。

【用法】 水煎服,三剂。

【适应病证】 血崩,热伏血分,气虚不摄,迫血妄行。临床症见经来旬余不绝,多呈块状,色紫或淡,卧则稍止,立则如崩,面色萎黄,经血行时,自觉血热如汤,脉浮虚而数,按之弦实,舌质暗红。

【文献出处】 临证会要,张梦侬,人民卫生出版社,2006 年 12 月出版。

柏子仁丸合泽兰汤加减方

【组成】 生地、卷柏各 15 g，当归尾、白芍、丹皮、牛膝、玄参、桃仁、柏子仁、川断各 10 g，泽兰 90 g，白茅根 30 g。

【方解】 取生地、玄参壮水制火，柏子仁、白芍、川断养心脾、益肝肾，助其滋阴、生津、补血之力，丹皮、白茅根可泻血中伏火，重用泽兰，配当归尾、卷柏、牛膝、桃仁诸药活血通经。

【功用】 滋阴养血，活血通经。

【用法】 水煎，分三次温服；或共研细末，炼蜜为丸，日服两次，每次 10 g，以愈为度。

【适应病证】 闭经，阴虚火旺，经枯血闭。临床症见经闭数月，甚则数年不行，形体黑瘦，伴头昏眼花，神倦纳少，或见鼻衄，午后潮热，入夜盗汗。

【文献出处】 临证会要，张梦侬，人民卫生出版社，2006 年 12 月出版。

苍附二陈汤加减方

【组成】 苍术 10 g，制香附 10 g，法半夏 10 g，白茯苓 15 g，陈皮 10 g，炙甘草 10 g，当归 10 g，川芎 10 g，炒枳壳 10 g，泽兰 10 g，茺蔚子 15 g。

【方解】 方中苍术、二陈汤以涤痰化饮、和中止呕，制香附、炒枳壳行气解郁，当归、川芎、泽兰、茺蔚子活血通经。

【功用】 化痰涤饮，开郁行气，活血通经。

【用法】 水煎，分三次温服，可续服十余剂；或共研细末，炼蜜为丸，日服三次，每次 10 g，饭前开水送下。

【适应病证】 闭经，痰饮中阻，气机郁滞，经血闭阻。临床症见经闭不行，形体肥胖，常感头晕身重，胸胁胀满而闷，呕恶痰多，带下量多色白。

【文献出处】 临证会要，张梦侬，人民卫生出版社，2006 年 12 月出版。

桂枝龙骨牡蛎汤合肾著汤加减方

【组成】 黄芪、党参、白术、茯苓、煅龙骨粉、煅牡蛎粉各 15 g,当归、白芍、炙甘草、川断、白芷、补骨脂、干姜、贯众炭各 10 g,桂枝 5 g。

【方解】 方中党参、黄芪、白术、茯苓、炙甘草健脾利湿,川断、补骨脂、干姜、桂枝、当归、白芍温补下元、养血通阳,煅龙骨粉、煅牡蛎粉、白芷、贯众炭固摄止带。

【功用】 扶阳健脾,固涩止带。

【用法】 水煎,分三次温服,十剂为一疗程;亦可并七剂共炒研末,炼蜜为丸,日服三次,每次 10 g,空腹开水送下。

【适应病证】 脾虚湿盛,气弱阳微,带脉失约。临床症见带下色白,质如蛋清,无异常臭秽,日久不愈,伴腰痛坠胀,甚则腰溶溶如坐水中。

【文献出处】 临证会要,张梦侬,人民卫生出版社,2006 年 12 月出版。

寿胎丸合安胎饮加减方

【组成】 黄芪 10 g,黄芩 10 g,川断 10 g,当归身 10 g,白术 10 g,白芍 10 g,炙甘草 10 g,桑寄生 15 g,菟丝子 15 g,阿胶 15 g,玉竹 15 g,杜仲 15 g,川芎 5 g。

【方解】 方中黄芪、白术、玉竹、炙甘草健脾益气载胎,川断、菟丝子、桑寄生、杜仲补肾填精固胎,当归身、阿胶、白芍、黄芩养血止血,清热安胎,佐川芎少许,使补中有行,散瘀血而止痛,共奏益气、养血、安胎之效。

【功用】 益气养血安胎。

【用法】 水煎,分三次服,可续服三至五剂。

【适应病证】 妊娠胎动见红,跌打闪仆,致胎儿受损。临床症见腰骶坠胀,腹中作痛,阴道见红。

【文献出处】 临证会要,张梦侬,人民卫生出版社,2006 年 12 月出版。

十全大补汤加减方

【组成】 黄芪 15 g,党参 15 g,熟地 15 g,菟丝子 15 g,桑寄生 15 g,杜仲 15 g,白术 10 g,茯苓 10 g,炙甘草 10 g,当归 10 g,白芍 10 g,川断 10 g,川芎 4.5 g。

【方解】 方中四君子汤加黄芪补脾益气,四物汤养血滋阴,菟丝子、桑寄生、杜仲、川断补肾固冲,全方具有大补气血,培元固本之功。

【功用】 大补气血,培元固本。

【用法】 水煎,分三次温服。

【适应病证】 滑胎,习惯性流产,气血亏损,冲任不固。临床症见连续流产数次,多在怀孕三个月前后,发生腹痛、腰痛、阴道出血,如及时给以适当治疗和休息,其胎尚可保住,若腹中剧烈阵痛,阴道出血多者,则其胎难保。

【文献出处】 临证会要,张梦侬,人民卫生出版社,2006 年 12 月出版。

清魂散加味方

【组成】 党参 15 g,赭石 15 g,荆芥 10 g,泽兰 10 g,当归 10 g,炙甘草 6 g,川芎 6 g。

【方解】 方中党参、炙甘草益气固脱,泽兰、当归、川芎养血散瘀,荆芥入血散风,赭石可镇虚逆,养阴血,诸药合用使气血冲和,昏晕得苏,神志清醒。

【功用】 益血敛神,佐以散瘀。

【用法】 水煎,分三次温服。

【适应病证】 产后眩晕,阴血耗散,虚阳上越。临床症见新产方定,突发昏晕,渐至目瞑口噤,昏不知人,面赤如朱。

【文献出处】 临证会要,张梦侬,人民卫生出版社,2006 年 12 月出版。

生化汤合失笑散加味方

【组成】　当归 10 g,川芎 5 g,炙甘草 6 g,山楂炭(红糖炒)15 g,桃仁泥 3 g,黑姜 1.5 g,炒蒲黄 10 g,炒五灵脂 10 g。

【方解】　方中川芎、当归、桃仁泥、山楂炭(红糖炒)活血、化瘀、止痛,黑姜温经、散寒、行滞,炙甘草调和诸药,合炒蒲黄、炒五灵脂活血散瘀,通经止痛。服后瘀血消,恶露行,其痛必止。

【功用】　活血,行滞,止痛。

【用法】　水煎,分三次服。

【适应病证】　产后腹痛,恶露瘀阻。临床症见产后脐下有块作痛,痛处坚硬、拒按。

【文献出处】　临证会要,张梦侬,人民卫生出版社,2006 年 12 月出版。

逍遥丸合温经汤加减方

【组成】　柴胡 6 g,郁金 15 g,当归 15 g,枳实 15 g,香附 12 g,荔枝核 20 g,丹皮 15 g,桂枝 10 g,川芎 10 g,吴茱萸 6 g,小茴香 6 g,赤芍 15 g,浙贝 15 g,薏苡仁 20 g,三七粉 3 g,血竭粉 3 g,茯苓 15 g,桃仁 10 g。

【方解】　逍遥丸疏肝解郁,温经汤活血散寒化瘀,加三七粉、血竭粉、浙贝以加强活血化瘀之功,全方共奏疏肝解郁,活血化瘀之功效。

【功用】　疏肝行气,温经活血。

【用法】　日一剂,水煎服,日服两次。

【适应病证】　闭经,不孕,肝郁气滞,血阻胞脉。临床症见月经周期时正常,时有痛经,经期腹痛喜温喜按,肛门坠胀,纳可,二便调,舌质淡紫,边有瘀斑,苔厚白,脉弦涩。

【文献出处】　张迎春治疗宫寒不孕症验案三则,薛婷婷、张迎春,湖北中医

桂枝茯苓丸合温经汤加减方

【组成】 桂枝 10 g,茯苓 15 g,丹皮 15 g,桃仁 10 g,白芍 15 g,吴茱萸 6 g,川芎 10 g,当归 15 g,法半夏 12 g,乌药 10 g,香附 12 g,荔枝核 20 g,丹参 20 g,皂角刺 15 g,红藤 15 g,三七粉(冲服)3 g,土鳖粉(冲服)3 g,蜈蚣 1 条。

【功用】 温肾散寒,活血化瘀。

【用法】 日一剂,水煎服,日服三次。

【适应病证】 继发不孕,慢性盆腔炎,寒凝血瘀,瘀阻胞宫。临床症见月经量偏少,色暗,夹有少许血块,时有痛经,喜温喜按,平素睡眠差,夜尿多,腰酸不适,小腹凉,舌淡紫,边有瘀斑,苔厚白,脉沉细。

【文献出处】 张迎春治疗宫寒不孕症验案三则,薛婷婷、张迎春,湖北中医杂志,2016 年第 7 期。

左归饮合二至丸加减方

【组成】 生地 15 g,山茱萸 12 g,枸杞 12 g,菟丝子 12 g,阿胶 15 g,炒白芍 15 g,川断 12 g,墨旱莲 15 g,女贞子 12 g,莲房炭 10 g。

【功用】 滋阴补肾填精。

【用法】 日一剂,水煎服,日服三次。

【适应病证】 宫腔术后出血。临床症见阴道出血不止,量时多时少,色淡红或鲜红,小腹坠痛,腰痛如折,精神困倦,面色㿠白,舌质红,脉沉涩。

【文献出处】 辨证论治宫腔手术损伤后出血 44 例,周柏魁,广西中医药,1993 年第 2 期。

健固汤加味方

【组成】 党参、茯苓、薏苡仁、白术、山药各 15 g,巴戟天 20 g,白芍、芡实、川断各 10 g,桂枝 6 g。

【功用】 健脾利湿,温肾化水。

【用法】 日一剂,水煎服,日服三次。

【禁忌】 忌食生冷瓜果及肥甘聚湿之品。

【适应病证】 经前泄水,脾肾气馁,不能行水化湿。临床症见每值月经来潮前一二天必阴道流水二至三次,水液清稀,量多,无特殊臭气,月经量多,伴经期浮肿、腰酸、头昏,平时带下不多,纳一般,舌淡,边尖有齿痕印,脉缓。

【文献出处】 经前泄水小识,周柏魁,湖北中医杂志,1983 年第 5 期。

两地汤合一贯煎加减方

【组成】 生地 24 g,麦冬 12 g,五味子 6 g,阿胶 15 g,白芍 15 g,枸杞 15 g,青蒿 10 g,桑叶 10 g,墨旱莲 24 g,莲心 4.5 g,川楝子(盐水炒)6 g。

【功用】 清肝养阴,凉血调经。

【用法】 日一剂,水煎服,日服三次。

【适应病证】 崩漏,情志郁结,志火炽盛,热扰冲任,血海不宁。临床症见月经量多,色红,夹血块,经期延长,淋漓不止,长达十天以上,经前乳胀,少腹牵引,胸胁胀痛;口干,舌尖干热作痛,阴道灼热,性情急躁,烦闷,善叹息,舌质红,中有裂纹,无苔,脉弦细数。

【文献出处】 透过医学心理学看月经病证治,周柏魁,湖北中医杂志,1986 年第 6 期。

越鞠丸合苍附导痰丸加减方

【组成】 川芎 10 g,制香附 10 g,苍术 10 g,神曲 10 g,橘红 10 g,茯苓 15 g,法半夏 10 g,石菖蒲 12 g,郁金 10 g,炒枳壳 10 g,丹参 12 g,远志 6 g。

【功用】 疏肝解郁,化痰祛湿。

【用法】 日一剂,水煎服,日服三次。

【适应病证】 闭经,木郁土壅,肝郁痰滞。临床症见表情淡漠,沉默寡言,神志呆滞,形体稍胖,失眠,纳呆,平时带下量多,色白,舌体胖大,舌苔白腻,脉虚缓涩。

【文献出处】 透过医学心理学看月经病证治,周柏魁,湖北中医杂志,1986年第 6 期。

逍遥散合良附丸加减方

【组成】 柴胡、当归、高良姜、制香附、延胡索、川楝子、茯苓、乌药各 10 g,丹参、益母草各 12 g,芍药(酒制)15 g,川芎 6 g。

【功用】 疏肝解郁,行气止痛。

【用法】 日一剂,水煎服,日服三次。

【适应病证】 痛经。临床症见情志抑郁,焦虑烦闷,经行小腹剧痛,牵引少腹,辗转不安,面色青暗,四肢逆冷,呕逆不食,平时胃脘作胀,肝区疼痛,纳少,带下较多,或黄或白,舌质正常,舌苔黄。

【文献出处】 透过医学心理学看月经病证治,周柏魁,湖北中医杂志,1986年第 6 期。

举元煎加味方

【组成】 黄芪 20 g,党参 15 g,白术 10 g,升麻 6 g,阿胶(另包烊化)10 g,当归 10 g,海螵蛸 10 g,炮姜 6 g,酸枣仁 10 g,淮山药 10 g,炙甘草 6 g。

【方解】 举元煎补气升提摄血,阿胶养血止血,当归补血活血,炮姜温经止血,海螵蛸固冲止血,酸枣仁宁心安神,炙甘草调和诸药。诸药合用,共奏补气摄血,固冲调经之功效。

【功用】 补气摄血,固冲调经。

【用法】 水煎服,日一剂,煎沸后加白酒一匙,温服。

【适应病证】 经期延长,脾气虚证。临床症见经期延长,十至十四天方净,血量稍多,色淡,质稀,伴小腹时有隐痛,体倦,乏力,失眠,舌淡红,苔薄白,脉弱。

【文献出处】 姜惠中治疗月经病的临证医案举隅,邓阿黎、周忠明、姜惠中,湖北中医杂志,2014 年第 1 期。

当归地黄饮加减方

【组成】 当归 25 g,熟地 12 g,山药 12 g,山茱萸 10 g,川断 20 g,菟丝子 20 g,杜仲 20 g,紫石英 20 g,川牛膝 15 g,香附 12 g,红花 10 g,金樱子 15 g,阿胶 12 g,炙甘草 6 g。

【方解】 当归、熟地、山茱萸滋补肾精为君药,使经水化生有源;菟丝子、川断补益肝肾,山药、杜仲固肾气以补命门,阿胶滋阴养血,紫石英补肾助阳,使阴阳调和,共为臣药;香附、红花活血调经,金樱子益肾固精,川牛膝引血下行,共为佐药;炙甘草调和诸药,为使药。诸药相伍以滋补为主,全方补而不滞,阴阳调和。

【功用】 补肾益精,养血调经。

【用法】 水煎服,日服两次。

【适应病证】 月经后期,肾虚证。临床症见月经推迟,行经时间短,量少,色黯淡,伴腰酸膝软,小腹不适,夜尿频多,舌质淡,苔薄白,脉沉迟。

【文献出处】 姜惠中治疗月经病的临证医案举隅,邓阿黎、周忠明、姜惠中,湖北中医杂志,2014年第1期。

肾气丸合五子衍宗丸加减方

【组成】 生地10 g,山药10 g,山茱萸10 g,枸杞10 g,菟丝子10 g,覆盆子10 g,五味子10 g,车前子10 g,黄芪30 g,当归10 g,淫羊藿30 g,仙茅15 g,蛇床子20 g,鸡冠花10 g,绿萼梅10 g,月季花10 g,益母草10 g。

【功用】 补肾益精,兼以清热。

【用法】 水煎服,日服两次。

【适应病证】 月经后期,痤疮,肾虚挟热证。临床症见月经推迟一月至一年方至,经期腰痛、乳胀、量少,五六天方净,面部及背部生痤疮,舌苔薄白,脉缓。

【文献出处】 梅国强教授治疗月经病经验述要,高黎、梅国强,光明中医,2012年第1期。

柴胡四物汤加减方

【组成】 柴胡10 g,黄芩10 g,法半夏10 g,生地10 g,当归10 g,川芎10 g,白芍10 g,艾叶炭10 g,阿胶(另包)10 g,墨旱莲30 g,贯众炭10 g,血余炭10 g,山楂炭10 g,杜仲5 g,川断10 g,石菖蒲10 g,金刚藤30 g。

【功用】 和解少阳,调理冲任。

【用法】 水煎服,日服两次。

【适应病证】 月经先期,冲任不固,少阳经脉不利。临床症见月经提前,或经间期出血,经期腰腹疼痛,头晕,舌苔白略厚,脉缓。

【文献出处】 梅国强教授治疗月经病经验述要,高黎、梅国强,光明中医,2012年第1期。

柴胡桂枝干姜汤加减方

【组成】 柴胡10 g,黄芩10 g,法半夏10 g,桂枝10 g,干姜10 g,泽泻10 g,煅牡蛎15 g,延胡索15 g,吴茱萸6 g,郁金10 g,蔓荆子10 g,姜黄10 g,当归10 g,川芎10 g,全蝎10 g,蜈蚣2条。

【功用】 和解少阳,温阳化饮。

【用法】 水煎服,日服两次。

【适应病证】 经期头痛,少阳感邪,寒饮内停。临床症见经期头昏、头痛、头项强痛、恶寒,月经周期正常,舌苔薄白,脉缓。

【文献出处】 梅国强教授治疗月经病经验述要,高黎、梅国强,光明中医,2012年第1期。

柴胡陷胸汤合温胆汤加减方

【组成】 柴胡10 g,黄芩10 g,法半夏10 g,全瓜蒌10 g,黄连10 g,枳实20 g,石菖蒲10 g,远志10 g,郁金10 g,当归10 g,川芎10 g,土鳖虫10 g,红花10 g,苏木10 g,荆芥10 g。

【功用】 和解枢机,清降胆火,化痰祛瘀。

【用法】 水煎服,日服两次。

【适应病证】 绝经前后诸症,少阳枢机不利,胆火内郁,兼痰瘀内阻。临床症见绝经前后午寒午热,心悸,胸闷气短,心痛、背痛、咽痛,皮肤瘙痒起红疹,形体肥胖,舌质红,有瘀斑,苔白厚,脉弦缓。

【文献出处】 梅国强拓展仲景方治疗妇科病经验,徐竹梅,湖北中医杂志,

柴胡桂枝汤加减方

【组成】 柴胡 10 g,黄芩 10 g,法半夏 10 g,桂枝 10 g,白芍 10 g,干姜 6 g,煅牡蛎 15 g,泽泻 10 g,延胡索 10 g,郁金 10 g,蔓荆子 10 g,全蝎 10 g,蜈蚣 2 条。

【功用】 调和营卫,畅达血脉。

【用法】 水煎服,日服两次。

【适应病证】 经前头痛,营卫不和,经气不利。临床症见经前头痛反复发作,无恶寒发热,恶心呕吐,伴失眠、多梦、纳差,经期正常,经量减少,经色暗红,经行腰腹胀痛,经前乳胀,经后缓解,舌质淡红,舌苔薄白,脉弦。

【文献出处】 梅国强拓展仲景方治疗妇科病经验,徐竹梅,湖北中医杂志,2010 年第 11 期。

六味地黄汤合温胆汤加减方

【组成】 熟地、白术各 15 g,枸杞、山茱萸、天麻、菊花、法半夏、竹茹、怀牛膝、茯苓、山药、泽泻各 10 g,钩藤(后下)24 g。

【方解】 六味地黄汤滋养肝肾,平息肝风;阴虚兼痰湿则胃失和降,用温胆汤加减,以和胃降逆,共达标本同治之效。

【功用】 滋肾养肝,和胃降逆。

【用法】 日一剂,文火缓煎,分三次温服。

【适应病证】 梅尼埃病,眩晕。临床症见眩晕时发时止,失眠多梦,腰酸乏力,耳闻蝉鸣,舌质红,苔薄白,脉沉细。

【文献出处】 吕继端运用六味地黄汤经验,张赤志、朱明方,湖北中医杂志,1992 年第 3 期。

六味地黄汤合甘麦大枣汤加减方

【组成】 熟地、山药、茯神各 15 g,山茱萸 10 g,丹皮、炙甘草各 6 g,合欢皮 20 g,连心麦冬 12 g,浮小麦 30 g,大枣 7 枚,黄连 3 g,煅龙、牡各 24 g(研细先煎)。

【方解】 六味地黄汤滋补肝肾阴液,少佐黄连清泄心火,过则反耗阴液,甘麦大枣汤补虚养心,阴平阳秘,精神乃治。

【功用】 滋养肝肾,兼敛心液。

【用法】 日一剂,文火缓煎,分三次温服。

【适应病证】 神经衰弱,失眠,肝肾阴虚,心液失敛。临床症见失眠多梦,心情烦躁,夜寐盗汗,记忆力减退,头晕眼花,神疲乏力,腰酸腿软,舌质红,苔薄黄,脉细弦。

【文献出处】 吕继端运用六味地黄汤经验,张赤志、朱明方,湖北中医杂志,1992 年第 3 期。

寿胎丸加减方

【组成】 桑寄生、川断、菟丝子、阿胶。

【化裁】 酌加白芍、白术、黄芩、山药、太子参、枸杞、墨旱莲、生地、党参、黄芪、生甘草、炙甘草、砂仁、苏梗、玉竹、杜仲、熟地、竹茹、茯苓、桑椹子、侧柏炭等。

【功用】 补肾填精,预防流产。

【用法】 药丸,温水送服。

【适应病证】 胎动不安,有流产先兆。

【文献出处】 寿胎丸加减保胎对小儿影响的初步研究,刘燕宁、黄虹、周晓爱等,河南中医,1988 年第 2 期。

一贯煎加减方

【组成】 生地 30 g,沙参 12 g,枸杞 12 g,麦冬 12 g,川楝子 12 g,桑寄生 15 g,白芍 15 g,石决明 30 g,丹参 12 g。

【化裁】 血压高、头昏、头痛者,加钩藤 12 g,龟甲 30 g,珍珠母 30 g,生牡蛎 30 g,龙齿 30 g;恶心烦热者,加竹茹 12 g,栀子 10 g;肝旺犯脾者,加白术 15 g,云茯苓皮 10 g,大腹皮 10 g,陈皮 10 g;水肿严重者,加云茯苓 12 g,黑豆 15 g,车前草 12 g;口干者,加天花粉 12 g。

【功用】 滋养肝肾,育阴潜阳。

【用法】 日一剂,水煎,分二至三次服。

【适应病证】 子痫,妊娠中毒,肝肾阴虚证。

【文献出处】 "养阴"为主治疗妊娠中毒症 55 例临床观察,梅振翼、黄利平、周晓艾等,湖北中医杂志,1981 年第 2 期。

毓麟珠加减方

【组成】 党参 12 g,白术 12 g,云茯苓 12 g,炙甘草 6 g,熟地 16 g,白芍 12 g,当归 12 g,杜仲 12 g,川断 12 g,枸杞 12 g,菟丝子 16 g,龟甲胶 12 g,鹿角胶 12 g,川椒 4 g,制香附 12 g,丹参 15 g,紫河车 15 g。

【化裁】 若阳虚体弱,经潮较迟,畏冷,小便清长,大便溏薄,或诊刮无排卵物,基础体温呈单相者,证属肾气不足,于上方加仙茅、淫羊藿、巴戟天、补骨脂,适当佐以桃仁、枳壳、鸡血藤等,以养血活血通络,助阳化阴,阴阳乃平,取其调经种子之义。

【方解】 方用四君子汤健脾益气,四物汤养血调经,更用杜仲、川断、枸杞、菟丝子补肾益气,龟甲胶、鹿角胶、紫河车等血肉之品填补肾精,川椒温煦胞宫,香附、丹参加强行气活血的作用,合而为温润生精、益气养血之剂。肾气充,冲任通盛,则气血调和,经脉通畅。

【制法】 将上药 100 剂(紫河车不入煎)浓煎两次,滤液喷雾烤干为末,另将紫河车放入 60℃恒温箱中,烤干研末,然后将两种药末混合打片,每片 0.5 g。

【功用】 补肾暖宫,益精养血,调经种子

【用法】 每天两次,每次八片,温开水吞服。

【文献出处】 妇女痛经病辨证施治的体会,盛文彦,湖北中医杂志,1979 年第 2 期。

万氏调经种玉汤

【组成】 当归、炒香附、陈皮、川芎、酒炒白芍、炒吴茱萸、醋炒延胡索、熟地、茯苓、粉丹皮。

【化裁】 肾虚者,加菟丝子;肝郁者,加柴胡;痰湿者,加半夏;血瘀者,加益母草。

【功用】 调经种子。

【用法】 经来时开始服用,日一剂,日服三次,饭前服用,经停药停。

【文献出处】 万氏调经种玉汤治疗不孕症,程润泉,四川中医,1986 年第 3 期。

消抗汤加减方

【组成】 熟地 20 g,山茱萸、山药、枸杞、丹皮、泽泻、茯苓、女贞子、墨旱莲各 15 g。

【化裁】 肾阴亏虚者,加生地、麦冬、知母各 15 g,炒龟甲 10 g;肾阳不足者,加淫羊藿、巴戟天、杜仲各 10 g;湿热下注者,加萆薢、车前子、薏苡仁各 20 g,黄柏 10 g;肝郁气滞者,加郁金 15 g,柴胡 10 g,香附 12 g。

【方解】 方中六味地黄汤滋阴补肾;加女贞子、枸杞、墨旱莲增强补肝肾凉血之力。

【功用】 滋阴补肾,清利湿热。

【用法】 日一剂,水煎,分三次服,经期停服,连服三月为一疗程。

【适应病证】 免疫性不孕。

【文献出处】 消抗汤治疗免疫性不孕症 120 例,张迎春、徐淑琴,新中医,2003 年第 10 期。

◎临床治验方

活血调经方

【组成】 干地黄 15 g,当归 12 g,赤、白芍各 10 g,泽兰 10 g,丹参 20 g,延胡索 10 g,三棱 10 g,莪术 10 g,茺蔚子 10 g,丹皮 10 g,香附 10 g,炙甘草 6 g。

【功用】 活血化瘀,补肾调经。

【用法】 日一剂,水煎服,经后服用。

【适应病证】 癥瘕,痛经,子宫内膜异位症,原发不孕,肾虚血瘀证。临床症见经期腹痛,经量少,色黯淡,常感头晕,疲乏,腰膝酸软,面部或有色素沉着,舌淡苔薄,脉沉细。

【文献出处】 此为荆楚妇科名家姜惠中教授治验方。姜惠中医案三则,谢靳,湖北中医杂志,2006 年第 9 期。

化痰解毒止痒方

【组成】 蒲公英 63 g,金银花 16 g,黄柏 12.5 g,白花蛇舌草 31 g,生甘草 6 g,白鲜皮 16 g,地肤子 12.5 g,苦参 12.5 g,苍术 16 g,薏苡仁 31 g,天花粉 16 g,全瓜蒌 31 g,木通 12.5 g。

【方解】 方中蒲公英、金银花、生甘草清热解毒;黄柏、木通清解下焦湿热;白花蛇舌草既可清热解毒,又能活血散结,用于湿热之毒内蕴,日久难愈者颇佳;白鲜皮、地肤子、苦参清热解毒,又取其祛风燥湿止痒之效;再加苍术、薏苡仁祛湿化痰,痰湿有黏稠与清稀之分,祛湿邪可助于化痰,用苍术"消痰水,逐皮间风水结肿""治痰湿留饮",薏苡仁健脾化湿,又有通络排脓解毒之用;全瓜蒌、天花粉化热痰、消痰结、消痈肿疮毒,天花粉亦可清热生津,排脓生肌。

【功用】　清化痰热,利湿消毒止痒。

【用法】　水煎,日一剂,煎沸后加白酒一匙,温服。

【适应病证】　外阴瘙痒,湿毒下注,痰瘀互结。临床症见阴道内生有硬结物,时而瘙痒,抓后流水,色黄黏稠,毒水浸淫之处,则继发感染,发痒、糜烂、流水,结痂,口不甚渴,小便黄,脉滑,苔黄腻。

【文献出处】　对中医论痰治痰的体会,朱曾柏,湖北中医杂志,1977 年第 2 期。

清热活血止血方

【组成】　丹皮 12 g,丹参 12 g,赤芍 12 g,当归 10 g,生地 15 g,牛膝 12 g,益母草 12 g,生蒲黄 6 g,五灵脂 6 g,贯众 12 g,败酱草 20 g,薏苡仁 15 g。

【功用】　清热活血,引热下行。

【用法】　日一剂,水煎服,日服三次。

【适应病证】　宫腔术后出血。临床症见月经不调,经量多,经期延长,色深红,质黏稠,气臭,伴肛门坠胀,小腹疼痛,经后口内干痛,时发寒热,便秘,乏力纳差,平时带下量多,色黄夹血丝,气臭,舌质红,中有裂纹,少苔,脉弦细数。

【文献出处】　辨证论治宫腔手术损伤后出血 44 例,周柏魁,广西中医药,1993 年第 2 期。

益肾清毒汤

【组成】　淫羊藿、黄芪、丹参、菟丝子、白鲜皮各 15 g,生地 40 g,当归、黄柏、白蒺藜、青木香、乌梢蛇各 10 g,紫花地丁 30 g。

【方解】　方中淫羊藿、菟丝子、生地益肾滋阴,当归、黄芪补气养血,丹参、黄柏、白鲜皮、白蒺藜化瘀清热、祛风除湿,紫花地丁、乌梢蛇、青木香解毒止痒消疮。全方配伍有序,用药针对性强,故收良效。

【功用】 益肾养阴,凉血化瘀,利湿解毒。

【用法】 日一剂,水煎服。

【适应病证】 外阴白斑病,阴疮,肾虚精血不足,湿瘀蕴阻下焦。临床症见月经方净,下阴部突起红疹作痒,肿痛,色暗红,或有皮屑反复脱落,奇痒阵作,常伴头晕、心烦、失眠多梦,舌质黯淡,苔薄黄,脉弦细。

【文献出处】 赵昌基老中医治妇科杂症验案举隅,赵晓琴,国医论坛,1992年第 4 期。

固冲止崩汤

【组成】 黄芪、党参、白芍、鹿角霜、益母草、煅牡蛎各 15 g,白术、茯苓、当归、白三七、茜草、黄柏各 10 g,阿胶珠 12 g,墨旱莲 30 g。

【方解】 方中党参、黄芪、茯苓、白术益气健脾以摄血,当归、阿胶珠、白芍、墨旱莲养血滋阴以固冲任,茜草、鹿角霜、益母草、白三七、煅牡蛎固冲塞流,黄柏苦寒坚阴。全方健脾而不温燥,养阴而不碍脾,有固本塞流之功,故取效神速。

【功用】 健脾益肾,坚阴固冲,佐以止血。

【用法】 日一剂,水煎服。

【适应病证】 子宫内膜增生,脾肾两虚,冲任不固。临床症见绝经后突然阴道出血,时多时少,时断时续,血色暗红,偶夹瘀块,伴小腹坠胀,头昏,神疲纳差,口干不欲饮,五心烦热,面色少华,舌淡略黯,苔薄,脉沉细略数,按之无力。

【文献出处】 赵昌基老中医治妇科杂症验案举隅,赵晓琴,国医论坛,1992年第 4 期。

补血固冲方

【组成】 白术 10 g,党参 10 g,黄芪 15 g,当归 10 g,炙甘草 8 g,茯神 10 g,远志 9 g,酸枣仁 10 g,龙眼肉 10 g,大枣 5 枚,椿根皮 10 g,阿胶(烊化)10 g。

【功用】 补血固冲。

【用法】 日一剂,水煎服,日服三次。

【适应病证】 子宫肌瘤,崩漏,气血虚弱,冲任受损,气不摄血,血不归经。临床症见月经逐月增多,经期甚则延至两周,有时量多如崩,有时点滴不净如漏,脉弦细无力,舌黯淡,苔薄白,面色㿠白,精神不振,语言无力。

【文献出处】 章真如老中医妇科医案四则,章汉明,黑龙江中医药,1988 年第 6 期。

败毒排脓抗癌方

【组成】 丹参、黄芪、茜草各 15 g,海螵蛸粉、南沙参、紫花地丁、蒲公英、楮实子、制龟甲、东阿胶(另化分冲)各 30 g,粉甘草、制白蔹、制乳香、制没药、皂角刺各 10 g,白花蛇舌草 60 g。

【方解】 用治癌之白花蛇舌草,佐以消肿败毒之蒲公英、紫花地丁;消肿破坚之皂角刺;补虚软坚之楮实子;去瘀生新之海螵蛸粉、茜草、丹参治血枯血瘕;定痛生肌之制乳香、制没药、制白蔹消肿破结;托里排脓之黄芪、南沙参、粉甘草;滋阴血消癥瘕之东阿胶、制龟甲共为剂。

【功用】 败毒去腐,托里排脓,养血滋阴。

【用法】 除东阿胶外,余药加水 3 升,煎至 1 升,去渣,加蜜 60 g,熬和,阿胶烊化,分二日六次服,以三十剂为一疗程。

【适应病证】 子宫颈癌,漏下脓血,热瘀毒结,气阴两伤。临床症见小腹坠胀,继则漏下粉红色血性水液,秽浊腥臭,非经非带,淋漓绵延,渐转成脓样液体,坠胀更甚。

【文献出处】 临证会要,张梦侬,人民卫生出版社,2006 年 12 月出版。

培 坤 丸

【组成】 沙参 60 g,茯苓 90 g,当归 150 g,熟地 60 g,酸枣仁 90 g,山茱萸 60 g,白术 90 g,巴戟天 150 g,炙甘草 30 g,川芎 30 g,白芍 90 g,五味子 30 g,黄芪 90 g,陈皮 30 g,核桃仁 60 g,麦冬 30 g,杜仲 30 g,远志肉 30 g,艾叶 90 g,砂仁 30 g,龙眼肉 60 g,乳酥油 120 g,蜂蜜(炼过)620 g。

【功用】 温肾健脾,扶阳养阴。

【用法】 除乳酥油另炼,龙眼肉、核桃仁、熟地另捣如泥外,余药共研成极细末,过箩,和入乳酥油,将蜂蜜及龙眼肉等入石臼内捣千杵为丸,如梧桐子大,每服 10 g,日服两次,饭前开水送下。

【适应病证】 不孕,气血两虚,脾肾不足。

【文献出处】 临证会要,张梦侬,人民卫生出版社,2006 年 12 月出版。

乳核散结方

【组成】 旋覆花(布包)10 g,炒橘核 10 g,炒枳实 10 g,天葵子 10 g,夏枯草 60 g,赤芍 10 g,蒲公英 30 g,法半夏 10 g,浙贝 10 g,牡蛎粉 30 g,制香附 10 g,紫花地丁 30 g,青皮 10 g。

【方解】 本方以炒橘核、炒枳实、制香附、青皮疏肝行气,散结化滞;以旋覆花、夏枯草、法半夏、浙贝、牡蛎粉消痰化饮,软坚散结;以赤芍、天葵子、紫花地丁、蒲公英清热解毒,消瘀散肿。诸药合用,共奏疏肝行气,化痰涤饮,软坚散结之效。

【功用】 疏肝行气,化痰涤饮,软坚散结。

【用法】 水煎一小时半,分三次温服,以二十剂为一疗程,日一剂。如乳核未消散或消散不尽,隔二十日再服二十剂。

【适应病证】 乳腺纤维瘤,乳房痰核,肝气郁结,痰湿凝滞。临床症见四十岁左右妇女,一侧或两侧乳房内,发现单个或多个核状硬结,形状不一,或圆或长,大小不等,大如胡桃,小如白果,但皆坚硬光滑。由于发展缓慢,多不作痛,一般发现较迟。

【文献出处】 临证会要,张梦侬,人民卫生出版社,2006 年 12 月出版。

平肝降浊息风方

【组成】 陈皮 10 g,法半夏 10 g,茯苓 15 g,炙甘草 6 g,蔓荆子 10 g,刺蒺藜 10 g,天麻 10 g,僵蚕 6 g,钩藤 12 g,珍珠母 30 g,石决明 15 g。

【功用】 平肝息风,化痰降浊。

【用法】 日一剂,文火缓煎,分三次温服。

【适应病证】 血管性头痛,自主神经功能紊乱,偏头痛,肝阳化风,挟痰上扰清窍。临床症见一侧头痛,或两侧交替痛,痛势如劈,烦躁不安,夜不得寐,伴恶心欲呕,口干口苦,大便干结,舌苔白,脉弦细。

【文献出处】 杨百茀治疗疑难病案三则,戴天木,湖北中医杂志,1992 年第 4 期。

阴阳双补通经方

【组成】 川芎 8 g,当归、香附各 10 g,熟地 12 g,白芍、丹参、菟丝子、仙茅、龟甲、鹿角胶、肉苁蓉、山茱萸各 15 g,炙甘草 5 g。

【功用】 阴阳双补。

【用法】 日一剂,文火缓煎,分三次温服。

【适应病证】 卵巢性闭经,子宫发育不良,不孕症。临床症见气血不足,脉细,舌黯淡。

【文献出处】 徐升阳主任医师治疗不孕症经验,王静、李红梅、徐琳,新中医,

2012 年第 9 期。

养阴凉血调肝方

【组成】 生地 15 g,赤芍、白芍、玄参、郁金、丹参、钩藤各 12 g,丹皮、菊花、黄芩、泽兰各 10 g,蝉蜕 6 g,当归 8 g。

【功用】 调肝滋阴,清热凉血。

【用法】 日一剂,文火缓煎,分三次温服。

【适应病证】 经前期综合征,经行浮肿。临床症见经前下肢微现浮肿,不起疹,身不痒,血压正常,左侧头稍痛,入夜烦热,失眠,舌红,少苔,脉弦细。

【文献出处】 徐升阳教授辨证治疗经前期综合征 1 例,王鸥鹏、李红梅、徐琳,新中医,2013 年第 5 期。

补肾荣胞调经方

【组成】 当归 10 g,白芍 12 g,丹皮 10 g,生地 15 g,菟丝子 15 g,龟甲(先煎)15 g,仙茅 15 g,山茱萸 15 g,香附 10 g,丹参 15 g,淫羊藿 15 g,天冬 12 g,麦冬 12 g,生甘草 5 g。

【功用】 补肾养血,荣胞调经。

【用法】 日一剂,文火缓煎,分三次温服。

【适应病证】 痛经,肾虚精亏。

【文献出处】 徐升阳辨证治疗不孕症复杂案例 4 则,徐琳、曾春晖,世界中医药,2011 年第 1 期。

补肾消癥调经方

【组成】 当归 10 g,白芍 12 g,川芎 8 g,生地 15 g,香附 10 g,丹参 15 g,仙茅

15 g,山茱萸 15 g,巴戟天 15 g,龟甲(先煎)15 g,菟丝子 15 g,穿山甲(先煎)10 g,水蛭 6 g,土鳖虫 10 g,制大黄 10 g,生甘草 5 g。

【功用】 补肾调经,逐瘀消癥。

【用法】 日一剂,文火缓煎,分三次温服。

【适应病证】 痛经,肾虚精亏血瘀。临床症见经量中等,伴有血块,腹痛,脉细弦。

【文献出处】 徐升阳辨证治疗不孕症复杂案例 4 则,徐琳、曾春晖,世界中医药,2011 年第 1 期。

清肝化痰散结方

【组成】 丹皮 9 g,栀子 9 g,柴胡 9 g,白芍 12 g,当归 12 g,浙贝 12 g,夏枯草 15 g,海藻 15 g,昆布 15 g,玄参 15 g,牡蛎 15 g,生石膏 15 g,枳实 10 g。

【功用】 清肝泻火,化痰散结。

【用法】 日一剂,文火缓煎,分三次温服。

【适应病证】 甲状腺炎,肝郁气滞,痰火郁结。临床症见甲状腺明显肿大,触之则疼痛,四肢乏力,烦躁易怒,汗出,头昏心慌,易饥,精神疲乏,声音嘶哑,纳食一般,无吞咽困难,眼珠不突出,舌质淡,脉缓。

【文献出处】 熊魁梧治疗甲状腺疾病的经验,王绪前,湖北中医杂志,1985 年第 3 期。

化瘀排毒止痛方

【组成】 大黄、厚朴、何首乌各 10 g,枳实、赤芍、当归、黄柏、三棱、莪术、九香虫、夏枯草各 10 g,白芷、丹参、川芎各 12 g,黄芪、太子参各 20 g。

【化裁】 经期在上方基础上去三棱、莪术、九香虫,加延胡索、炒蒲黄、制香附各 10 g。

【功用】 活血化瘀,理气通腑,祛瘀排毒。

【用法】 日一剂,文火缓煎,分三次温服。

【适应病证】 子宫内膜异位症,痛经,湿热瘀结。临床症见每当经潮来临时,下腹及肛门等处呈渐进性疼痛,经血色暗红,血块较多,大便秘结难下,其症状一般持续七至十天,患者面容呈痛苦状,疼痛拒按。

【文献出处】 谢靳运用下法治疗妇科病经验,文晓红、项红英,湖北中医杂志,2012 年第 2 期。

补肾化痰助孕方

【组成】 黄芪 18 g,党参、苍术、白术、路路通、淫羊藿各 10 g,巴戟天、白芥子、炒山药各 15 g,制香附 9 g,石菖蒲、陈胆南星各 6 g,炒山楂 20 g,茯苓 30 g,鹿角霜(先煎)12 g。

【功用】 温肾健脾,化痰利湿。

【用法】 日一剂,文火缓煎,分三次温服。

【适应病证】 不孕,肾阳不足,痰阻胞宫。临床症见形体肥胖,胸胁满闷,神疲倦怠,呕恶痰多,腰酸,头晕,心悸气短,白带黏稠,月经后期,血少,舌胖大边有齿痕,脉细滑。

【文献出处】 治疗女性不孕症的经验,王宗铁,湖北中医杂志,1986 年第 5 期。

化痰软坚散结方

【组成】 生龙骨 20 g,生牡蛎 20 g,黄芪 20 g,党参 10 g,白术 10 g,山药 20 g,山茱萸 15 g,当归 15 g,肉桂 10 g,王不留行 10 g,炮山甲 10 g,莪术 10 g,乳香 10 g,没药 10 g,鸡内金 10 g,香附 10 g。

【功用】 化痰瘀,软坚结,扶正固元。

【用法】 日一剂,文火缓煎,分三次温服。

【适应病证】 多发性子宫肌瘤,癥瘕,冲任虚损,气滞血瘀痰结。临床症见头晕心悸,小腹坠痛畏凉,带下绵绵,每次月经量多,淋漓不断半月余,小便少,大便溏,脉沉弦而紧,舌淡苔白。

【文献出处】 龙骨牡蛎在妇科病中的运用,王宗铁,广西中医药,1986 年第 4 期。

祛脂化痰助孕方

【组方】 白芥子 30 g,焦山楂 20 g,茯苓 30 g,半夏 10 g,旋覆花 15 g,苍术 10 g,青皮 6 g,陈皮 6 g,当归 12 g,王不留行 10 g,路路通 10 g,柴胡 6 g,郁金 6 g,鸡内金 10 g,香附 10 g。

【方解】 白芥子不仅善行皮里膜外之痰,而且善祛胞宫停积之痰,加之本品辛温利气,对通散凝聚之痰功专力宏,为方中主药,再与焦山楂、鸡内金相伍,更善祛脂化痰;旋覆花、青皮、陈皮化痰利气,与当归、王不留行为伍,化散痰瘀效甚;半夏、茯苓健脾和胃化痰;苍术治上、中、下之痰湿,与香附配伍,一升一降,故化痰解郁之效验更佳;不孕女子,情志多郁,故用郁金、柴胡舒肝以化痰,路路通活血通径,肝气舒启,气机升降正常,有助于精微运化而不滋生痰湿。

【功用】 祛脂化痰,舒肝行气。

【用法】 日一剂,文火缓煎,分三次温服。

【适应病证】 不孕,痰脂阻塞胞宫,阳气不伸。临床症见患者体形肥胖,腹部隆起如有身孕,白带多,常感胁肋、脘腹胀满不适,短气,精神困顿,瞌睡多,舌质淡,舌苔白腻,脉弦滑。

【文献出处】 妇科病从痰治七法说的,王宗铁,中医药学报,1986 年第 2 期。

活血化痰消癥方

【组成】 桂枝 10 g,制香附 10 g,枳实 6 g,莪术 10 g,蜈蚣 2 条,焦山楂 18 g,白芷 10 g,白芥子 30 g,海藻 15 g,穿山甲 10 g,浙贝 15 g,黄芪 25 g,生龙骨、生牡蛎各 18 g,党参 15 g,炙甘草 6 g。

【方解】 方中制香附、枳实通阳舒肝,行气以化痰;莪术、蜈蚣、焦山楂分化痰涎与瘀血;取桂枝通阳之效和白芷辛香之味气,既化痰,又活血;白芥子、海藻、浙贝径直化散痰结,再与蜈蚣、穿山甲为伍,分化、穿透痰瘀之功更宏;生龙牡具开通之力,善消坚结癥积;黄芪、党参兼顾肾元,于攻剂之中辅佐扶正药,使药力既通达病所,直捣巢穴,又久服无弊,不损正气;炙甘草调和诸药。

【功用】 消积化痰,活血行气。

【用法】 日一剂,文火缓煎,分三次温服。

【适应病证】 子宫肌瘤,癥瘕。临床症见停经年余,忽又阴道出血,带下连绵,腹大如有孕胎,小腹隐痛下坠,按之有结块,胸脘满闷,时而痰涎壅盛,体胖气短,恣食肥甘厚味,舌淡苔白腻,脉沉滑。

【文献出处】 妇科病从痰治七法说约,王宗铁,中医药学报,1986 年第 2 期。

温中化痰顺气方

【组成】 法半夏 10 g,小枳实 6 g,陈皮 10 g,桂枝 10 g,茯苓 20 g,高良姜 10 g,党参 10 g,白术 10 g,生姜五片。

【方解】 方中法半夏、枳实、陈皮行气以化痰,桂枝、高良姜温暖中宫,再与白术、党参、茯苓相伍,则升运脾阳,涤饮化痰之功更宏。上药组合成方,其功用除行气化痰之外,妙在调整脏腑之升降:陈皮、枳实、桂枝、高良姜、生姜辛香而升,法半夏、党参、白术、茯苓健脾和胃而降,脏腑升降有节,阴吹之症当可消除。

【功用】　行气化痰,温中健脾。

【用法】　日一剂,文火缓煎,分三次温服。

【适应病证】　阴吹,痰饮阻滞中焦,浊气逼走前阴。临床症见前阴时有气体排出,喧喧有声,如转矢气,伴心下痞满,夜寐不安,不饥不食,恶水,大便溏而不爽,苔白腻,两脉濡细。

【文献出处】　妇科病从痰治七法说约,王宗铁,中医药学报,1986年第2期。

益气除湿止泻方

【组成】　姜半夏9 g,黄连、干姜、桂枝各5 g,太子参、茯苓、杜仲、川断、玫瑰花、芡实各15 g,薏苡仁、白芷、佛手、延胡索各10 g。

【功用】　益气调中,除湿止泻。

【用法】　日一剂,文火缓煎,分三次温服。

【适应病证】　经行泄泻,湿热中阻。临床症见每值经期大便稀溏,每日二至三行,经前期为甚,伴消谷善饥,口干,眠差,畏寒,腰痛,舌淡红,边有齿印,苔稍腻。

【文献出处】　王雪梅运用半夏泻心汤治疗妇科病的经验,熊小军、王雪梅,湖北中医杂志,2008年第6期。

益气养阴固冲方

【组成】　黄芪、党参、山药、白芍、女贞子、阿胶、莲房炭各15 g,生地炭、海螵蛸各30 g,墨旱莲24 g,枸杞12 g,炙甘草6 g。

【功用】　益气养阴,固冲止血

【用法】　日一剂,文火缓煎,分三次温服。

【适应病证】　月经过多,气阴两虚,冲任不固。临床症见月经量多,周期短,色鲜红有块,伴小腹痛,头昏纳差,口干喜饮,大便干结,舌质红,边有齿痕,苔薄黄,脉细。

【文献来源】 浅谈月经病疑难证辨证施治,王雪梅,湖北中医杂志,1991年第6期。

活血化痰散结方

【组成】 柴胡30g,三棱20g,莪术20g,白术20g,黄芪10g,红花20g,香附30g,黄药子20g,砂仁10g,白蔻仁10g,海藻30g,昆布20g,生姜3片,大枣3枚,炒吴茱萸10g。

【功用】 理气活血,化痰软坚。

【用法】 日一剂,文火缓煎,分三次温服。

【适应病证】 卵巢囊肿,癥瘕,气滞血瘀,寒痰凝滞。临床症见少腹疼痛,月经先期,经期延长,带下色黄,胸闷不适,心慌,乏力,头痛,欲呕,舌紫暗,苔白厚腻,脉弦滑。

【文献出处】 王梧川老中医治疗疑难杂症经验,王大宪、尹蔚红,中国中医急症,2002年第1期。

养血化瘀止崩方

【组成】 当归20g,川芎10g,杜仲10g,川断10g,香附10g,红花6g,阿胶20g,陈皮10g,北黄芪20g,桃仁10g,墨旱莲20g,仙鹤草20g,炒三仙30g,炒白术10g,炒酸枣仁20g,夜交藤20g。

【功用】 养血化瘀,益气止崩。

【用法】 日一剂,文火缓煎,分三次温服。

【适应病证】 崩漏,气血两虚。临床症见月经量多,带血块,面黄体瘦,倦怠乏力,食少,大便二、三日一行,脉细弱。

【文献出处】 王梧川血证验案举隅,王晓萍,湖北中医杂志,1988 年第
6 期。

益气温阳化瘀方

【组成】 黄芪 30 g,枳壳 10 g,川断 20 g,杜仲 20 g,三棱 10 g,莪术 10 g,
鸡血藤 30 g,三七 10 g,当归 10 g,川芎 10 g,川牛膝 6 g,桂枝 10 g,乌药 10 g,
炙甘草 6 g。

【功用】 益气温阳,活血化瘀。

【用法】 日一剂,文火缓煎,分三次温服。

【适应病证】 子宫腺肌症合并腺肌瘤,痛经,癥瘕,气虚血瘀证。临床症见
月经周期正常,月经量大,色黯淡,肛门坠胀不适,伴腿软,恶心,面色无华,神疲
乏力,偶便溏,舌淡胖,边尖有瘀点,苔白,脉细涩。

【文献出处】 王加维教授治疗子宫腺肌症的经验,王鸥鹏,云南中医中药
杂志,2012 年第 2 期。

宣郁清热止痛方

【组成】 赤芍 9 g,柴胡 8 g,生甘草梢 3 g,丹皮 9 g,生地 15 g,炒栀子 9 g,
生牡蛎 30 g,蒲公英 18 g,郁金 9 g,忍冬藤 30 g,黄柏 9 g。

【功用】 舒肝解郁,清热止痛。

【用法】 日一剂,文火缓煎,分三次温服。

【适应病证】 痛经,肝经郁热,迫血外行。临床症见经行腹痛,量多,色深
红,胸乳胀痛,腹亦痛剧,烦躁易怒,溲黄口渴,舌苔黄,脉弦数。

【文献出处】 妇女痛经病辨证施治的体会,盛文彦,湖北中医杂志,1979 年
第 2 期。

养血填精止崩方

【组成】 当归四钱,杭芍四钱,茯苓五钱,杜仲三钱,鹿角霜三钱,桑螵蛸三钱,蒲黄炒半黑三钱,广木香一钱,升麻一钱五分,炙甘草一钱。

【方解】 鹿霜、杜仲均治子宫虚冷,血弱精寒,肾阳不足之证。当归芳香醒豁,亦是良好的调经佳品,三者为方中主干。桑螵蛸填精益肾,虽性味咸平,功能补肾助阳,固精缩尿。芍药甘草汤乃养血和阴之剂,张锡纯谓芍药"味苦与甘草相合,有甘苦化阴之妙,故能滋阴分"。今取其以济之,似更轻灵。木香香先入脾,总欲引血归脾。茯苓甘淡利水而不伤阴。《本经》载白芍"利小便,益气",是茯苓、白芍以通利之功,而显补药之用,并助其通阳利水。蒲黄止血消瘀血,炒半黑者,止血而不留瘀,并辅少量升麻提升陷下之清气。全方不枝不蔓,恰到好处。

【功用】 重味填补,升固八脉。

【用法】 日一剂,文火缓煎,分三次温服。

【适应病证】 崩漏,八脉不固,精竭髓枯,下元败坏,阴病及阳,气不统血。临床症见崩漏频频,暴下如注,色黑成块,肌肉瘦削,皮肤反浮肿,足腿面部肿尤显著,色夭不泽,唇口惨白,喘气矢气,四肢清冷,脊背腰骶酸楚,脉沉迟细弱。

【文献出处】 冉雪峰崩漏医案赏析,彭应涛、彭慕斌、彭景星,中医文献杂志,2017 年第 6 期。

通阳祛瘀助孕方

【组成】 茯苓、王不留行各 20 g,焦白术、旋覆花(另包)各 12 g,薏苡仁、白芥子各 30 g,荔枝核、路路通各 15 g,小茴香 6 g,姜半夏、乌药、川芎、红花各 10 g。

【功用】 健脾通阳,化痰祛瘀。

【用法】 日一剂,文火缓煎,分三次温服。

【适应病证】 双侧输卵管梗阻,不孕,脾虚失运,湿聚痰凝,气机受阻,痰瘀胶结胞宫。临床症见月经前后不定,经行色紫,量少,兼有小血块,经前及经期两乳胀痛,胁肋不适,腰腹胀痛,头痛时作,急躁易怒或抑郁不乐,性欲淡薄,白带稠多,时作臭味,颜面褐斑累累,躯脂壅盛丰腴,舌边有瘀点,脉沉滑细。

【文献出处】 痰瘀同治法治疗妇科疑难杂症,潘涢民,新中医,1988 年第 4 期。

养血助孕汤

【组成】 当归 15 g,黄芪 30 g,柏子仁、炙甘草、鹿角霜各 10 g,王不留行、熟地、白芍各 12 g,五味子、白薇、白术各 6 g。

【功用】 养血益气填精,补肾固冲任。

【用法】 日一剂,文火缓煎,分三次温服。

【适应病证】 不孕,气血不足,肾精亏虚,冲任虚损。临床症见低热,头晕心悸,失眠盗汗,腰酸耳鸣,月经量少色淡红,舌淡,脉虚数无力。

【文献出处】 梅大钊治疗不孕症经验,梅和平,江苏中医,1990 年第 8 期。

益气养血助孕方

【组成】 黄芪 30 g,熟地 20 g,当归、山茱萸、焦白术、淫羊藿各 12 g,白芍、黄精、鹿角霜各 15 g,红参(炖服)、炙甘草各 10 g,柴胡、紫河车、柏子仁各 5 g。

【方解】 黄芪、红参、炙甘草、焦白术健脾益气,当归、白芍以养肝血,山茱萸滋肾养肝,紫河车、熟地、鹿角霜、柏子仁养血填精,柴胡升举阳气。诸药合参,阴阳兼顾,冲任充盈,自得经调而孕。

【功用】 健脾益气,养血固肾。

【用法】 日一剂,文火缓煎,分三次温服。

【适应病证】 幼稚型子宫,气血虚弱,冲任空虚,精失所养。临床症见月经后期,量少色淡,不到半日即净,身体羸瘦,头晕心悸,腰酸神疲,小腹隐痛,性生活后则前症加剧,舌淡,脉沉细。

【文献出处】 梅大钊治疗不孕症经验,梅和平,江苏中医,1990 年第 8 期。

理气活血消癥方

【组成】 柴胡 6 g,白芍、丹参各 15 g,全瓜蒌、茯苓、刘寄奴各 12 g,炙甘草 5 g,枳壳、白术、桃仁、制香附各 10 g,薏苡仁 24 g。

【功用】 疏肝理气,行滞消癥。

【用法】 日一剂,文火缓煎,分三次温服。

【适应病证】 卵巢巧克力囊肿,癥瘕,肝郁气滞,血瘀少腹。临床症见月经量多,色红有块,块下则疼痛暂缓,肛门坠胀,时时欲便,排而不爽,脉弦细,舌质暗,尖边有瘀点。

【文献出处】 毛美蓉治疗盆腔子宫内膜异位症经验,陈锦秀,湖北中医杂志,1995 年第 4 期。

养血通经方

【组成】 当归 10 g,白芍 12 g,川芎 9 g,柏子仁 10 g,枸杞 15 g,川断 12 g,香附 10 g,泽兰 10 g,丹参 15 g,炒酸枣仁 10 g。

【功用】 养血活血。

【用法】 日一剂,文火缓煎,分三次温服。

【适应病证】 闭经,肝肾不足,气滞血瘀。临床症见头昏心悸,彻夜不眠,胸闷多嗼,脉细缓,舌黯淡,苔薄白。

【文献出处】 闭经证治,毛美蓉,中医杂志,1985 年第 8 期。

清热通经方

【组成】 生地、白芍、桃仁、丹参、焦山楂、茺蔚子、海螵蛸、茜草。

【功用】 清热通经。

【用法】 日一剂,文火缓煎,分三次温服。

【适应病证】 经闭,带下过多。临床症见白带甚多,停经,脉数而有力。

【文献出处】 刘武荣妇科临证经验浅谈,王荫三,湖北中医杂志,1995 年第 4 期。

清热通络止颤方

【组成】 银花、连翘、菊花、钩藤、丹参、丹皮、桃仁、茺蔚子、橘络、丝瓜络、桑枝、浙贝、瓜蒌皮、竹茹、山楂。

【功用】 清热通络。

【用法】 日一剂,文火缓煎,分三次温服。

【适应病证】 产后震颤,内有伏热,血络阻滞。临床症见产后发热身疼,大汗淋漓,全身疼痛伴震颤,小腹疼痛拒按,恶露少,咳痰不透,脉数舌红。

【文献出处】 刘武荣妇科临证经验浅谈,王荫三,湖北中医杂志,1995 年第 4 期。

解毒散结方

【组成】 蒲公英 15 g,夏枯草 15 g,赤、白芍各 10 g,炒枳壳 10 g,炒麦芽 15 g,丹参 10 g,连翘 15 g,延胡索 10 g,川楝子 10 g,炒瓜蒌皮 10 g,忍冬藤 15 g,海藻 10 g,白茅根 15 g,车前子 10 g。

【方解】 蒲公英、夏枯草为君药,清热解毒,连翘疏散风热,白茅根、车前子使热毒从小便解,赤芍、白芍、丹参、海藻、忍冬藤、延胡索、川楝子活血软坚,散结止痛,炒枳壳、炒麦芽和胃理脾,培土之源。

【功用】 清热解毒,软坚散结止痛。

【用法】 日一剂,文火缓煎,分三次温服。

【适应病证】 乳腺增生,乳腺导管炎,乳痈,风热内侵,郁而化热。临床症见双侧乳房有包块,质中等,边界清楚,乳头或分泌黄绿色浑浊液体,口十口臭,腹胀,纳差,大便干结,小便黄,舌质红,苔黄腻,脉弦数。

【文献出处】 李培生教授医案 2 则,李静、邱明义,国医论坛,2006 年第3 期。

疏肝软坚汤

【组成】 柴胡、橘核、香附各 9 g,郁金、当归、路路通、夏枯草各 15 g,昆布、海藻各 25 g。

【功用】 疏肝散结,化痰软坚。

【用法】 日一剂,文火缓煎,分三次温服,每在经前半月连服十五剂。

【适应病证】 乳癖,肝木内郁,气血久积。临床症见乳房胀满刺痛,至临经时双侧乳房刺痛难忍,至月经干净后一周方消退。乳房或有肿块,平素时有胀痛,经期尤感胀痛加剧,并心烦易怒头痛,舌苔白腻,脉沉弦而滑。

【文献出处】 疏肝法在妇科临床上的应用,黎志远,中医药学报,1989 年第5 期。

调气和血止痛方

【组成】 当归 15 g,川芎 15 g,白芍 12 g,炙甘草 12 g,延胡索 15 g,香附12 g,乌药 15 g,枸杞 15 g,巴戟天 15 g,牛膝 15 g,小茴香 12 g,肉桂 6 g,炒白术 10 g。

【方解】 当归、川芎、炒白术、香附、延胡索、乌药等养血理气,巴戟天、肉桂、小茴香温肾扶阳,白芍、炙甘草酸甘化阴,枸杞滋养肝肾之阴,阳得阴助则生化无穷。诸药相合使气血调和,胞宫温暖而经期疼痛亦缓。

【功用】 调理气血。

【用法】 日一剂,文火缓煎,分三次温服。

【适应病证】 痛经。临床症见经行腹痛,喜温喜按,伴有腰部胀痛,痛甚时面色苍白,四肢发凉,冷汗出,平素月经周期正常,量中,色暗,夹有血块,面色㿠白,舌淡,苔白,脉细。

【文献出处】 基于数据挖掘探讨黎烈荣教授治疗原发性痛经用药规律,明琳琳,湖北中医药大学硕士毕业论文,2017 年。

滋阴活血调经方

【组成】 紫丹参、生地、女贞子、鸡血藤、生山楂各 30 g,川芎、川牛膝各 10 g,赤芍 15 g,黄精 20 g,红花 3 g。

【功用】 滋阴活血。

【用法】 日一剂,文火缓煎,分三次温服。

【适应病证】 经月两潮,阴虚血瘀。临床症见月经一月来潮两次,经量不多,色暗红,挟有膜状物之小块,约一周净,面目略虚浮,嗜睡,梦扰纷纭,夜感口干,舌苔少,舌质稍红,间有瘀点,脉浮细。

【文献出处】 妇科验案二则,黎济民,四川中医,1986 年第 11 期。

宣郁解毒消痈方

【组成】 葛根三钱,柴胡三钱,乳没药三钱,花粉五钱,丹参三钱,穿山甲一钱半,连翘三钱,桔梗二钱,王不留行五钱,土贝三钱,蒲公英一两,生甘草节二钱。

【功用】 舒肝解郁,清热解毒,通络消肿。

【用法】 日一剂,文火缓煎,分三次温服。

【适应病证】 乳痈,火旺气郁。临床症见乳房肿痛,乳汁不通,时发寒热,热敷后好转,乳房有小硬结节,胀痛非常,脉弦滑,舌质鲜红无苔。

【文献出处】 蒋玉伯医案及临证方选,梁赐明,湖北省大冶县卫生局翻印,1978 年 4 月。

补肝益肾止血方

【组成】 熟地、枸杞、山药、桑寄生、女贞子、墨旱莲、怀牛膝、丹参、当归、地榆炭、大小蓟。

【功用】 滋补肝肾,佐以祛瘀,凉血止血。

【用法】 日一剂,文火缓煎,分三次温服。

【适应病证】 子宫颈癌,肝肾阴虚挟瘀血。临床症见头昏目蒙,腰腿酸楚,阴道不规则出血,身躁,多梦,口干喜饮,舌质紫暗,有瘀斑,苔薄,脉弦细数。

【文献出处】 109 例子宫颈癌中医辨证分型,彭永吴、钱振坤、蒋洁尘等,武汉医学院学报,1981 年第 2 期。

益气凉血止崩方

【组成】 红丽参 6 g,朱茯神 8 g,淮山药 10 g,老芡实 12 g,真阿胶(另烊)10 g,女贞子 10 g,墨旱莲 15 g,地骨皮 10 g,川杜仲 10 g,金橘饼三枚。

【方解】 用红丽参大补元气,生血摄血;"欲安风木,先补癸水",又用二至丸、真阿胶、川杜仲充阴和阳,调摄奇经;复入淮山药、老芡实、朱茯神、金橘饼配红丽参建运中气,以滋气血生化之源;方中地骨皮一味,可去心肝肾虚热,泻以助补。

【功用】 补气养阴,凉血止血。

【用法】 日一剂,文火缓煎,分三次温服。

【适应病证】 崩漏带下。临床症见崩带并发,血去太多周身战栗,渐至头昏腹胀,食减腰痛,五心时热,泻痢不能起床,心慌手战,脉不应指。

【文献出处】 卉而隐妇科医案四则,余惠民,浙江中医学院学报,1989 年第 2 期。

延衰缓老调经方

【组成】 党参 12 g,炙黄芪 15 g,白术 12 g,当归身 10 g,白芍 12 g,枸杞 12 g,炙甘草 4.5 g,茯苓 12 g,川断 12 g,炒酸枣仁 10 g,芡实 12 g,黑豆 30 g。

【功用】 健脾补肾,益气养血。

【用法】 日一剂,文火缓煎,分三次温服。

【适应病证】 绝经前后诸症,脾肾两虚,气血不足。临床症见月经量逐渐减少,淋漓不尽,经色始红,后渐转暗,直至为咖啡色,无明显血块,伴腰部酸痛喜按,头昏,心慌,怕冷,四肢酸软乏力,时汗出,纳少乏味,口干喜冷饮,但不多饮,大便两日一行,有欲解不出之感,睡眠差,两目干涩而胀,双下肢浮肿,舌淡胖,脉沉细。

【文献出处】 黄绳武妇科经验集,梅乾茵,人民卫生出版社,2004 年 4 月出版。

滋肾扶脾调经方

【组成】 生地 20 g,山药 15 g,川楝子 10 g,丹皮 10 g,太子参 15 g,丹参 12 g,益母草 10 g,麦冬 12 g,炙甘草 4.5 g。

【功用】 滋肾泻火,扶脾调经。

【用法】 日一剂,文火缓煎,分三次温服。

【适应病证】 经期延长,脾肾不足。临床症见月经量多,经行腹痛,手脚发凉,中午烦躁,晚上安静,口淡,口干不欲饮,饮食不慎则易拉肚子,伴头昏,乏力,舌质红,苔少,脉细。

【文献出处】 黄绳武妇科经验集,梅乾茵,人民卫生出版社,2004 年 4 月出版。

凉血化瘀止痛方

【组成】 生甘草 6 g,玉竹 12 g,地骨皮 12 g,桃仁 15 g,乳香 10 g,没药 10 g,生、熟地共 30 g,知母 10 g,黄柏 10 g,黄芩 10 g,当归 10 g,麦冬 15 g,丹皮 10 g。

【功用】 清热凉血,化瘀止痛。

【用法】 日一剂,文火缓煎,分三次温服。

【适应病证】 盆腔炎,少腹痛。临床症见平日经常小腹疼痛,时坠时胀,经期加重,伴腰胀,腰部有空痛感,口干口苦,眼睛视物发红,上身发热发燥,喜用冷水洗,但下半身发冷,小便黄,有时有灼热感,大便二日一次、干结,舌淡,苔厚中有裂纹,脉细。

【文献出处】 黄绳武妇科经验集,梅乾茵,人民卫生出版社,2004 年 4 月出版。

坎离互济安神方

【组成】 熟地 20 g,山药 15 g,枸杞 12 g,白芍 5 g,川断 12 g,丹皮 10 g,百合 24 g,龟甲胶 15 g,麦冬 15 g,五味子 4.5 g,莲子心 4.5 g,丹参 12 g。

【方解】 方中重用熟地配枸杞,厚味滋养肾精,黄老认为治此等之症,养得一份精气,便减得一份病象;莲子心既能清心火,又不似黄连苦寒伐心气;五味子味酸,收降浮越之阳以敛心神;麦冬养心阴,配龟甲胶沉潜之品以制亢阳;山药养脾胃之阴;白芍养肝血,柔肝藏魂;百合养肺润燥,又能清心安神定志;配川断治肾虚腰痛;丹参养血活血,清心安神;丹皮凉血活血。观全方之意,厚味养精,介类潜阳,融泻火、养阴、固涩于一方,重在滋不足之真阴,潜有余之浮阳,即

"壮水之主,以制阳光"之意。

【功用】 滋肾养肝,交通心肾。

【用法】 日一剂,文火缓煎,分三次温服。

【适应病证】 梦交,肝肾不足,心火偏旺。临床症见入睡多梦,甚则梦交,少则一周一次,多则一周二至三次,每次梦交后,头昏、腰痛明显,脱发多,小便黄,大便干,舌略红,苔薄欠润,脉细。

【文献出处】 黄绳武妇科经验集,梅乾茵,人民卫生出版社,2004 年 4 月出版。

洁阴止痒方

【内服方组成】 生地 30 g,车前子 15 g,赤芍 10 g,丹皮 10 g,生甘草 6 g,泽泻 10 g,木通 6 g,茵陈 15 g,柴胡 6 g,土茯苓 30 g。

【方解】 茵陈苦平微寒,为清利湿热之要药,《医学衷中参西录》记载茵陈"善清肝胆之热,兼理肝胆之郁",其妙用之处在此,既足以驱邪,又无太过之弊;重用生地养血,赤芍、丹皮泻血分之火,以达到养血清热、消肿止痒之目的;再加车前子、木通、泽泻配合茵陈清利湿热;并重用土茯苓解毒,柴胡疏肝。

【功用】 养血清热,消肿止痒。

【用法】 日一剂,文火缓煎,分三次温服。

【外洗方组成】 黄柏 15 g,蛇床子 15 g,寻骨风 15 g,野菊花 15 g,土茯苓 30 g,明矾 15 g。

【功用】 清热利湿,杀虫止痒。

【用法】 水煎,外洗阴部。

【外搽方组成】 冰片 15 g,蛤粉 30 g,雄黄 6 g,青黛 6 g。

【功用】 燥湿解毒。

【用法】 加香油调搽阴部。

【适应病证】 外阴瘙痒,湿热内困,损伤任带。临床症见外阴瘙痒,两天后肿痛、破溃、渗液,伴头昏耳鸣,腰酸痛,口干喜饮,手足心热,大便正常,小便黄,舌质淡红,苔薄白,脉弦细。

【文献出处】 黄绳武妇科经验集,梅乾茵,人民卫生出版社,2004 年 4 月出版。

补肾养血生发方

【组成】 制首乌 15 g,熟地 20 g,墨旱莲 20 g,女贞子 15 g,桑椹子 15 g,桑叶 10 g,黑豆 30 g,黑芝麻 6 g,茯苓 10 g,龟甲胶 15 g,白蒺藜 10 g。

【方解】 方中以制首乌、熟地为主大补肝肾精血,制首乌禀春气以生,而为风木之化,入通于肝,为阴中之阳药,故专入肝经以为益血祛风之用,又助以桑椹子使其滋养肝肾之力更强;女贞子、墨旱莲乃二至丸,《医方集解》谓其"强阴肾,乌须发,价廉而功大",其中女贞子为补水培精之味,性阴而不燥,为补虚上品,墨旱莲性平色黑,功入肝肾补精,故能益下而荣上,强阴而黑发;用桑叶、白蒺藜,在下滋肾,在上辛而轻散风邪;茯苓淡渗利下,利中有补,补益脾胃助其生化;龟甲胶补任脉,即补一身之阴,朱丹溪论龟甲胶"下甲补阴,主阴血不足",其用胶者取其"精不足者,补之以味"是也;妙在配以黑豆、黑芝麻等味,此乃黄老治脱发经验用药,黑豆学名黑大豆,又有乌豆之称,味甘性平,色黑体润,豆形似肾,故入肾补肾,兼有祛风热、解表之功,黑芝麻养血补精髓,润五脏,通经络,兼有祛头风之功。以上诸药皆入肝肾,在肾养精滋阴,在肝养血祛风,祛风不用开泄以伤阴血,肾强精气上升,故发润而黑。全方选药精当,配伍有制,组方严谨。

【功用】 滋养肝肾,养血祛风。

【用法】 制成丸药常服,每丸 10 g,日服三次,每次一丸,温水送服。

【适应病证】 脂溢性脱发,产后脱发,肝肾不足,精血亏损。临床症见产后月经紊乱,月经后期,有时二至三月一潮,甚则闭经达六个月之久,月经量一般,色红,白带正常,饮食二便尚可,每年春夏脱发甚,冬天好转,毛发枯萎无光泽,自觉头上无油干燥,时而头痒,头皮屑不多,头昏,眼花,夜寐多梦,形体一般,面色少华,舌淡,苔薄,脉细两尺弱。

【文献出处】 黄绳武妇科经验集,梅乾茵,人民卫生出版社,2004 年 4 月出版。

消癥散结止崩方

【组成】 夏枯草 15 g,益母草 20 g,浙贝 15 g,生牡蛎 30 g,鳖甲 20 g,白芍 15 g,山药 15 g,冬瓜仁 15 g,枸杞 15 g,三七 5.5 g。

【方解】 方用夏枯草气寒而味辛,辛则散,气寒清热,兼通血脉凝滞之气,有软坚散结之功;浙贝性寒,功能开郁散结、解毒化瘀;鳖甲咸平,补阴气、潜肝阳、消癥瘕;生牡蛎咸涩性凉,能软坚散结且有收涩固脱之功;重用益母草活血调经;三七既能化瘀血,又善止血妄行,乃理血妙品;用白芍养肝血;山药补脾阴;枸杞补肾养冲任;冬瓜仁化痰利湿。

【功用】 软坚化结,调经止血。

【用法】 日一剂,文火缓煎,分三次温服。

【适应病证】 子宫肌瘤,郁结血崩,崩漏。临床症见月经量过多,经期延长,色暗红,有大血块,经行时腰部隐痛,伴头昏,腿软,纳差,心慌,口干喜饮,烦躁多汗,大便干结,小便黄,舌黯淡,苔薄,脉细。

【文献出处】 黄绳武妇科经验集,梅乾茵,人民卫生出版社,2004 年 4 月出版。

调 肝 汤

【组成】 当归、丹参、玫瑰花、路路通各 15 g,制香附、赤芍、白芍、延胡索各 12 g,八月扎、川芎、川楝子各 10 g。

【化裁】 两侧少腹痛,续以上方加生牡蛎、刘寄奴、鸡血藤。

【方解】 方中重用香附调达肝气;八月扎、延胡索疏肝理气定痛;川楝子通肝理滞;玫瑰花、路路通可使气血流畅,经络疏浚;气滞必致血瘀,故用丹参、赤芍活血行瘀;当归、川芎、白芍养血和血。全方既能疏散,又能清补。

【功用】 疏肝解郁,养血调经。

【用法】 日一剂,水煎服。

【适应病证】 不孕,月经不调,肝郁。临床症见两乳作胀,胸闷不适,少腹及腰骶部胀痛,烦躁易怒,失眠多梦,月经先后不定期,经量甚少,色暗有血块,舌黯淡,苔薄白,脉细弦。

【文献出处】 调肝汤治疗肝郁型不孕症 41 例,黄莉萍,湖北中医杂志,1994 年第 6 期。

补肾填精汤

【组成】 紫河车 20 g,当归、鹿角霜各 15 g,菟丝子、熟地、枸杞各 12 g,仙茅、淫羊藿、山药、月季花、陈皮各 10 g,炙甘草 6 g。

【功用】 温肾健脾,调理冲任。

【用法】 日一剂,文火缓煎,分三次温服。

【适应病证】 席汉综合征,产后血晕,气血两虚,肾气亏损。临床症见腰膝酸软,体倦乏力,性欲低下,阴血不足,肾精干涸,致血海不能满盈,经闭难行。

【文献出处】 中医药治疗席汉氏综合征一得,胡传宝,湖北中医杂志,1986 年第 6 期。

宫颈糜烂外阴洗剂

【组成】 红藤、苦参各 30 g,蒲公英 20 g,鱼腥草、地榆各 15 g,黄柏 10 g。

【化裁】 可酌情加用石榴皮、乌梅各 30 g 以收敛生肌,生地、仙鹤草各 15 g 以清热凉血止血。

【功用】 清热解毒,活血化瘀,去腐生肌。

【用法】 外用。患者自行阴道浸润揩洗。

【适应病证】 宫颈糜烂,阴疮。临床症见白带增多,色淡黄,呈黏液状,有腥味略臭,伴腰酸小腹坠胀,每于月经前、便后及性生活后病情加重。

【文献出处】 阴道浸润法治疗宫颈糜烂 42 例,胡传宝,江苏中医,1990 年第 3 期。

室女痛经治验方

【组成】 枸杞、鸡血藤、炒杜仲、薏苡仁、白茯苓、淮山药各 15 g,补骨脂、菟丝子、女贞子、淫羊藿、桑寄生各 10 g,墨旱莲 12 g(临证时可据病情加减药量)。

【功用】 补肾通任。

【用法】 日一剂,水煎分二至三次服,嘱月经来潮前十天开始服药,至经潮止。

【适应病证】 室女痛经,肾气虚弱,任脉不通,太冲脉虚。临床症见月经初潮以来,每次行经前后少腹剧痛,喜暖喜按,甚则卧床不起,月经量少,色淡,月经周期正常,腰膝酸软,头晕耳鸣,面色无华,脉细,舌淡。

【文献出处】 此为著名中医学家洪子云先生验方。洪子云验方治疗室女痛经,江淑安,湖北中医杂志,1984 年第 1 期。

清热安营汤

【组成】 桑枝 9 g,丝瓜络 9 g,连翘 9 g,莲子心 9 g,丹皮 9 g,竹叶 9 g,通草 6 g,黄连 4.5 g,生地 12 g,天花粉 12 g,郁金 6 g,鲜菖蒲 4.5 g,瓜蒌 18 g,芦根 30 g,佩兰 9 g。

【功用】 凉血通络,清热开窍。

【用法】 日一剂,文火缓煎,分三次温服。

【适应病证】 热入血室。临床症见神昏谵语,适值经期,下肢冰冷,舌质红绛枯燥,脉细数。

【文献出处】 急症三则,桂晓云,湖北中医杂志,1987 年第 2 期。

不孕治验方

【组成】 鸡血藤 30 g,太子参、黄芪、当归各 12 g,川芎 6 g,败酱草、益母草各 20 g,通草、丹参、赤芍各 15 g,桃仁、红花、牛膝各 9 g。

【功用】 活血化瘀,清热解毒。

【用法】 日一剂,文火缓煎,分三次温服。

【适应病证】 输卵管阻塞性不孕,慢性附件炎(合并炎性包块),子宫发育欠佳;气滞血瘀,瘀血阻络,气血不畅。

【文献出处】 活血化瘀法治疗输卵管阻塞不孕症 52 例,费克华,湖北中医杂志,1993 年第 5 期。

逆经治验方

【组方】 川楝子、栀子、生地、赤芍、白芍各 10 g,当归、丹皮各 9 g,牛膝、王不留行各 6 g,大黄(醋制)12 g。

【功用】 疏肝清热,降逆通络。

【用法】 日一剂,文火缓煎,分三次温服。

【适应病证】 继发性逆经,证属肝经郁火,瘀滞胞络,迫血妄行。临床症见月经周期提前,经量中等,色红,经行一二天后开始鼻衄,伴有少腹、乳房胀痛,鼻腔瘙痒,口苦易怒,舌质红,边有瘀点,苔薄黄,脉弦细数。

【文献出处】 逆经治验二例,陈敬楚,湖北中医杂志,1982 年第 2 期。

多囊不孕治验方

【组成】 铁菱角 30 g,菟丝子(生)15 g,生、熟地各 30 g,山茱萸 15 g,益母草 30 g,泽泻、泽兰、路路通、荔枝核、桔梗各 10 g,三七末(冲服)5 g。

【功用】 温肾化痰,活血祛瘀。

【用法】 日一剂,水煎服。

【适应病证】 多囊卵巢综合征,不孕,肾阳亏虚,痰湿瘀阻。临床症见面色萎黄,有痤疮,毛发浓密,后发际线低,形体肥胖,胸闷乏力,腰膝酸软,畏寒肢冷,小便少,大便不成形,舌胖紫暗,边有齿印,苔厚白腻,脉沉而滑。

【文献出处】 此为湖北妇科名医张丽君治验方。张丽君治疗多囊卵巢综合征性不孕症临床经验介绍,马艺萌、张丽君,光明中医,2013 年第 3 期。

内异化瘀止痛方

【组成】 当归 15 g,川芎 6 g,桃仁、莪术、三棱、浙贝、香附、蒲黄、五灵脂各 10 g,生牡蛎 30 g,鳖甲 24 g。

【功用】 活血化瘀,软坚散结。

【用法】 日一剂,文火缓煎,分三次温服。

【适应病证】 子宫内膜异位症,痛经,瘀血内阻,胞脉不通。临床症见经来腹痛,经量愈多腹痛愈甚,痛时伴见肢冷面白、出冷汗、恶心欲吐,月经周期正常,经量中等,色红有块,舌质正红,边有瘀点,舌苔薄白,脉弦。

【文献出处】 此为湖北名医陈锦秀治验方。略论妇科痛证辨治,陈锦秀,湖北中医杂志,1996 年第 4 期。

温胞止痛方

【组成】 熟地 30 g,鹿角胶(烊冲)9 g,白芥子 6 g,肉桂(冲)6 g,炮姜 9 g,麻黄 2 g,五灵脂 9 g,小茴香 9 g,焦白术 9 g,香附 9 g。

【功用】 补肾养血温经,暖宫散寒化湿。

【用法】 日一剂,文火缓煎,分三次温服。

【适应病证】 子宫内膜异位症,痛经,脾肾阳虚,寒湿凝聚。临床症见每逢经期必腹痛,得热则减,经行后渐缓,月经量少,色暗红如黑豆汁,平时白带量多清稀,四肢不温,小便清长,面色无华,舌淡边紫,苔润,脉沉细滑。

【文献出处】 此为湖北省襄阳市名医杨光医师治验方。阳和汤在妇科临床的应用,杨光,中医杂志,1984 年第 10 期。

宫 颈 膏

【组成】 猪苦胆 5～10 个吹干(约一两),石榴皮 2 两,按 2∶1 配比,碾成细粉,用适量花生油或菜油调成糊状,装瓶备用。

【功用】 清热燥湿解毒,杀虫止痒。

【用法】 先用大桉树叶蒸馏液清洗患部,擦干宫颈部分泌物,再用有尾棉球蘸取药液塞入宫颈糜烂处,每日一次,一般轻中度糜烂二至五次即可治愈,重度糜烂十至二十次即可治愈。

【适应病证】 宫颈糜烂,湿热郁积。

【文献出处】 "宫颈膏"治疗宫颈糜烂,湖北省恩施县城关医院科研组,新中医,1976 年第 2 期。

止 痒 霜

【组成】 百部 300 g,蛇床子 300 g,白鲜皮 500 g,野菊花 500 g,土茯苓 500 g,寻骨风 300 g,鲸蜡醇 80 g,白凡士林 200 g,月桂醇硫酸钠 120 g,聚氧乙烯山梨醇酐单硬脂酸酯 10 g,冰片 10 g,甘油适量,制霜剂 1000 g。

【功用】 消炎止痒。

【用法】 局部涂药,每日二至三次。外阴白斑患者及瘙痒严重者,月经后三天,剃除阴毛,每日局部用药两次,用药前先以 0.1‰苯扎氯铵液稀释十倍坐浴,十五至二十天为一疗程。

【适应病证】 主用于外阴瘙痒,亦可用于肛门瘙痒,阴囊湿痒及其他皮肤瘙痒症。

【文献出处】 妇科中药止痒霜的研制,肖从新、劳立芳,中国中药杂志,1993 年第 3 期。

宫颈癌转移治验方一

【内服方组成】 白花舌蛇草 30 g,山慈菇 15 g,白蚤休 15 g,龙葵 30 g,莪术 12 g,黄芪 30 g,党参 15 g,白术 15 g,山药 15 g,云茯苓 15 g,酸枣仁 12 g,广木香 6 g,龙眼肉 15 g,生、熟地各 12 g。

【方解】 用白花蛇舌草、山慈菇、白蚤休、龙葵、莪术解毒散结;黄芪、党参、白术、山药、龙眼肉、生地、熟地等补气益血,全方祛邪兼扶正。

【功用】 解毒散结,补气养血。

【用法】 煎服,日一剂。

【外洗方组成】 蛇床子 30 g,苦参 15 g,地肤子 15 g,半枝莲 30 g,二花藤 30 g,黄柏 12 g,苍术 12 g。

【用法】 煎水洗患处,日一剂。

【适应病证】 宫颈癌广泛转移,邪毒内结,气血两虚。

【文献出处】 宫颈癌广泛转移治验,许菊秀,湖北中医杂志,1983 年第 1 期。

宫颈癌转移治验方二

【组成】 半枝莲 30 g,蒲公英 30 g,紫花地丁 15 g,山慈菇 15 g,天花粉 15 g,桔梗 12 g,杏仁 12 g,陈皮 12 g,全瓜蒌 30 g,薤白 12 g,黄芪 30 g,白术 12 g,云茯苓 15 g,生甘草 10 g。

【功用】 清热解毒,益气宣肺。

【用法】 煎服,日一剂。

【适应病证】 宫颈癌转移。临床症见咳嗽气喘,口干喜饮,大便干燥,面色不华,转移处肿块溃破,分泌物多,舌苔薄黄,脉细数。

【文献出处】 宫颈癌广泛转移治验,许菊秀,湖北中医杂志,1983 年第 1 期。

温宫补血汤

【组成】 党参、白术、茯苓、当归、熟地、首乌、菟丝子、淫羊藿、紫石英、益母草。

【功用】 暖宫补血。

【用法】 经后服用,日一剂,空腹日服两次。

【适应病证】 不孕,真阳不足,下焦虚寒。

【文献出处】 黄寿人学术思想及经验浅探,李兴培,湖北中医杂志,1985 年第 4 期。

肝　肾　膏

【组成】　女贞子 1 斤，墨旱莲 1 斤，桑椹子 2 斤，玉竹 1 斤，熟地 1 斤，冬桑叶 1 斤。

【制法】　上药浓煎三次，取汁去渣，加炒白糖 7 斤，浓缩收膏。

【功用】　补益肝肾。

【用法】　每服 30 g，含化或温水冲服，日服两次。

【适应病证】　妇人肝肾不足、阴虚血少之肝郁胁痛、眩晕和落发等。

【文献出处】　黄寿人学术思想及经验浅探，李兴培，湖北中医杂志，1985 年第 4 期。

保　肝　膏

【组成】　黄芪、党参、白术、大枣、首乌、当归、白芍、川楝子、陈皮、红花。

【功用】　补益气血，调和肝脾。

【用法】　每服 30 g，含化或温水冲服，日服两次。

【适应病证】　气虚血少、肝脾不调之肝郁血虚、经闭诸证。

【文献出处】　黄寿人学术思想及经验浅探，李兴培，湖北中医杂志，1985 年第 4 期。

清血解毒合剂

【组成】　生地、玄参、当归、银花、连翘、黄芩、赤芍、丹皮、茯苓皮、生甘草。

【功用】　清热解毒，凉血活血。

【用法】　水煎，温服，日一剂。

【适应病症】　血虚内热、湿毒血瘀引起的妇女带下证、痔疮出血、风疹痒块及牙龈出血。

【文献出处】 黄寿人学术思想及经验浅探,李兴培,湖北中医杂志,1985年第4期。

寒凉止崩汤

【组成】 黄芩10 g,白芍10 g,生地15 g,丹皮(炒炭)6 g,墨旱莲15 g,白茅根15 g,海螵蛸10 g,血余炭6 g,茜草根(炒炭)6 g。

【化裁】 若兼血热发烧可加青蒿、白薇以清透伏热;若兼腹痛可略加砂仁、制香附以开郁行气;若久病漏下淋漓不止,可加清阿胶10~15 g,以加强育阴止血的作用。

【方解】 方用生地、白芍育阴滋液;黄芩、墨旱莲、丹皮(炒炭)、白茅根清冲任伏热而凉血止血;血余炭、海螵蛸、茜草根(炒炭),止血消瘀和血。

【制法】 上药除白茅根、墨旱莲用鲜者外(干品亦可),黄芩、白芍、海螵蛸宜微炒用,茜草根、血余、丹皮炒炭用。

【功用】 凉血止血。

【用法】 日一剂,日服三次,病重者可日服两剂。

【适应病证】 阳盛阴虚,血热偏重。临床症见月经不调,或经期错行,或经来不断,血大下如崩,或淋漓不止,所下血色较鲜,心烦口干,夜眠不安,舌质红,苔黄。

【文献出处】 此为著名伤寒学家李培生教授经验方,本方是李老自1936年起,在临床治疗妇科崩漏病常用的有效验方。寒凉止崩汤,李培生,中医杂志,1988年第6期。

解郁化癥汤

【组成】 柴胡、香附、郁金、枳壳、芍药、玄参、牡蛎、夏枯草、海藻、昆布、白花蛇舌草、海蛤粉、浙贝、穿山甲、丹参、橘核、橘络。

【功用】 调气血,化痰瘀,软坚散结。

【用法】 水煎,温服,日一剂。

【适应病证】 甲亢、甲状腺瘤、乳腺增生、淋巴结核、子宫肌瘤、肝硬化、脾肿大等病,证属肝郁气滞,痰瘀互结。

【文献出处】 此为著名伤寒学家李培生教授经验方。李培生教授用四逆散法治疗疑难杂症的经验,王俊槐,国医论坛,1993 年第 4 期。

调经完带汤

【组成】 柴胡、枳实、芍药、炙甘草、当归、川芎、地黄、泽兰叶、益母草。

【方解】 方中用四逆散疏肝解郁,四物汤滋阴养血,配泽兰叶、益母草共起调经止带之效。

【功用】 养血疏肝,调经止带。

【用法】 水煎,温服,日一剂。

【适应病证】 月经不调,带下病,子宫肌瘤,卵巢囊肿,妇人崩漏。

【文献出处】 此为著名伤寒学家李培生教授经验方。李培生教授用四逆散法治疗疑难杂症的经验,王俊槐,国医论坛,1993 年第 4 期。

疏肝软坚汤

【组成】 醋柴胡、橘核、炒香附各 9 g,郁金、当归尾、路路通、夏枯草各 15 g,昆布、海藻各 25 g,生山楂 18 g。

【功用】 疏肝解郁,化痰软坚。

【用法】 日一剂,水煎服,经期前半月连服十五剂。

【适应病症】 乳癖,肝木内郁,痰湿凝滞,气血久积成瘀。

【文献出处】 此为荆门市名老中医李尧华经验方。李尧华妇科医案三则,黎志远,江苏中医,1989年第1期。

安奠二天汤

【组成】 白术、熟地、党参、山药、桑寄生、枸杞、山茱萸、川断、白芍、炙甘草、杜仲、扁豆。

【化裁】 小腹下坠者,加升麻、柴胡;坠甚者,先用补中益气汤升阳举陷,再用安奠二天汤补肾安胎;小腹胀痛者,加枳壳;小腹掣痛者重用白芍、炙甘草;胎动下血者,可加(兑)阿胶、棕炭、赤石脂;下血量多者,先用加减黄土汤,再用安奠二天汤;口干便秘、舌红苔黄者,加黄芩。

【方解】 党参、白术、扁豆、山药、炙甘草补后天之脾;熟地、山茱萸、杜仲、枸杞补先天之肾;桑寄生、川断补肾安胎;白芍养血和营,缓急止痛。方中重用白术、熟地峻补脾肾,更是神来之笔。

【功用】 培补脾肾。

【用法】 日一剂,水煎,分二至三次服。

【适应病证】 习惯性流产,脾肾气虚。

【文献出处】 此为荆州市中医医院妇科名家刘云鹏教授经验方。刘云鹏从脾肾论治习惯性流产的经验,宫建英,湖北中医杂志,2009年第9期。

活络通管汤

【组成】 肉桂、熟地、茯苓、丹皮、苏木、当归、炙甘草、通草、天花粉、沉香、王不留行、砂仁、漏芦、穿山甲。

【功用】 温化寒湿,活血化瘀,消肿排脓,通络散结。

【用法】 日一剂,水煎,分二至三次服。

【适应病证】 输卵管阻塞,不孕,寒客胞中,瘀血内阻,寒凝血瘀。

【文献出处】 此为荆州市中医医院妇科名家刘云鹏教授经验方。刘云鹏治疗不孕症经验,王敏、刘云鹏,光明中医,2007 年第 6 期。

通任种子汤

【组成】 桃仁、红花、当归、川芎、赤芍、白芍、制香附、炙甘草、丹参、王不留行、连翘、络石藤、小茴香。

【功用】 清热化瘀,通络种子。

【用法】 日一剂,水煎,分二至三次服。

【适应病证】 输卵管阻塞,不孕,瘀阻胞脉,兼挟热邪。

【文献出处】 此为荆州市中医医院妇科名家刘云鹏教授经验方。刘云鹏治疗不孕症经验,王敏、刘云鹏,光明中医,2007 年第 6 期。

子宫肌瘤方

【经期方组成】 当归、地黄、白芍、川芎、茜草、丹参、阿胶、刘寄奴、益母草、蒲黄炭、紫草根。

【功用】 养血活血,祛瘀止血。

【用法】 经期服用,日一剂,水煎,分二至三次服。

【非经期方组成】 当归、川芎、地黄、白芍、桃仁、红花、昆布、海藻、三棱、莪术、土鳖、丹参、刘寄奴、炙鳖甲。

【功用】 疏肝健脾,化痰祛瘀,消瘤散结。

【用法】 非经期服用,日一剂,水煎,分二至三次服。

【适应病证】 子宫肌瘤,癥瘕,肝郁脾虚,痰瘀互结。

【文献出处】 此为荆州市中医医院妇科名家刘云鹏教授经验方。刘云鹏治疗不孕症经验,王敏、刘云鹏,光明中医,2007 年第 6 期。

补肾助孕方

【排卵期方组成】 柴胡、赤芍、白芍、泽兰、鸡血藤、益母草、怀牛膝、刘寄奴、苏木、蒲黄、菟丝子、覆盆子、枸杞、女贞子。

【功用】 补肾填精,益气活血。

【用法】 排卵期服用,日一剂,水煎,分二至三次服。

【黄体期方组成】 在排卵期方中伍入益肾温阳之品,如仙茅、淫羊藿、补骨脂、鹿角片、葫芦巴、肉桂、附(片)等。

【功用】 补肾填精,益气温阳。

【用法】 排卵期后至经前期服用,日一剂,水煎,分二至三次服。

【适应病证】 月经不调,不孕,肝郁血瘀,肾精不足。

【文献出处】 此为荆州市中医医院妇科名家刘云鹏教授经验方。刘云鹏治疗不孕症经验,王敏、刘云鹏,光明中医,2007 年第 6 期。

促黄体汤

【组成】 巴戟天、肉苁蓉、菟丝子、川断、黄芪、当归、熟地、制首乌、枸杞、山茱萸、太子参、丹参。

【功用】 补肾调冲,滋阴养血。

【用法】 排卵期后至经前期服用,日一剂,水煎,分二至三次服。

【适应病证】 月经不调,不孕。

【文献出处】 此为荆州市中医医院妇科名家刘云鹏教授经验方。刘云鹏用活血化瘀法治妇科疑难病的经验,冯宗文,山西中医,1994 年第 4 期。

启 宫 丸

【组成】 法半夏、陈皮、茯苓、香附、川芎、神曲、苍术。

【化裁】 根据临床治疗可选加浙贝、郁金、石菖蒲、生山楂、鸡内金、绞股蓝等。

【功用】 化痰利湿,活血调经。

【用法】 日一剂,水煎,分二至三次服。

【适应病证】 临床症见闭经,月经后期,量少,体形肥胖,舌胖大,苔灰,脉沉。

【文献出处】 此为荆州市中医医院妇科名家刘云鹏教授经验方。刘云鹏治疗月经病的经验,胡文金、朱争艳,湖北中医杂志,2015 年第 4 期。

顽固性头痛治验方

【组成】 醋柴胡 6 g,当归 12 g,白芷 15 g,白术、合欢皮、茯苓、丹皮、郁金各 10 g,龙骨、牡蛎各 15 g,香附子 9 g。

【功用】 疏肝解郁,养阴清热,调理任督。

【用法】 日一剂,水煎,分二至三次服。

【适应病证】 顽固性头痛,以女性居多,常因情志不遂引发或加剧,肝郁化热伤阴。

【文献出处】 此为湖北中医药大学附属医院吕继端教授经验方。吕继端教授辨治顽固性头痛的经验,王昌俊,陕西中医,1993 年第 3 期。

异 位 胶 囊

【组成】 浙贝、山慈菇、血竭、丹参、鳖甲、薏苡仁、夏枯草各等份。

【化裁】 根据患者病情及月经情况辨证加用汤剂。如脾虚明显者,平时配合服用四君子汤、参苓白术散等健脾益气之剂;气血虚弱者则以八珍汤加减;月经量多或经期延长者,于经期服用失笑散加海螵蛸、茜草炭等。

【制法】 打粉过筛,装进胶囊,每粒含生药量约 1.25 g。

【功用】 化瘀消痰,软坚散结。

【用法】 每次服四粒,每日三次,连续治疗三个月为一疗程,经期不停服,连续服用二至三个疗程。

【适应病证】 子宫内膜异位症,痰瘀互结。临床症见胸脘痞闷,或口腻痰多,经行泄泻或便溏,带下量多,质黏稠,或月经黏腻如痰,或形体肥胖,或囊肿、结节等体征明显,苔腻,脉细濡。

【文献出处】 此为湖北著名妇科专家毛美蓉教授治验方。化瘀消痰、软坚散结法治疗子宫内膜异位症的临床研究,刘金星、毛美蓉、张迎春,中国中西医结合杂志,1994 年第 6 期。

枯仁消癥汤

【组成】 夏枯草 15 g,薏苡仁 24 g,鳖甲 30 g,生牡蛎 30 g,浙贝 10 g,丹参 15 g,当归 12 g,山楂 15 g。

【化裁】 瘀血较重者,可加赤芍、桃仁、川芎;兼气滞者加香附、柴胡;兼气虚者加黄芪、太子参;肾虚者加川断、桑寄生、鹿角霜;小腹胀者叮加全瓜蒌、乌药之属等,经期则据月经情况随症增损。

【方解】 方中夏枯草为化痰软坚散结之要药,《本草经集注》云其“主寒热、瘰疬、鼠瘘、头疮、破癥、散瘿结气”,张山雷称“凡凝痰结气,风寒痹着,皆其专职”(《本草正义》);鳖甲、生牡蛎、浙贝亦为化痰软坚散结之药;薏苡仁能健脾渗湿而杜绝生痰之源,且其药性平和,能养胃气,使诸药攻不伤正;当归、丹参活血化瘀;山楂,前人谓其能消癥瘤、化血块,加之其又能消食开胃,与薏苡仁相配,更加强健脾益胃之效。本方融化瘀消痰、软坚散结之品于一炉,攻补兼施,攻而不峻,久服长服,使有形之癥块于无形之中消散。

【功用】 化癥消痰,软坚散结。

【用法】 日一剂,水煎,分二至三次服。

【适应病证】 子宫肌瘤,癥积,痰瘀互结。

【文献出处】 本方为湖北著名妇科专家毛美蓉教授治疗子宫肌瘤的基本方。毛美蓉治疗子宫肌瘤经验简介,刘金星、朱旭明,陕西中医学院学报,1995年第1期。

盆 炎 方

【组成】 当归、川芎、丹参、香附、云茯苓、桃仁、赤芍、白芍、柴胡、川楝子、路路通、炙甘草、延胡索。

【化裁】 偏湿热者,加车前子、土茯苓;偏寒凝者,加乌药、肉桂;兼肾虚者,加川断、枸杞;经期改用活血调经药。

【方解】 方中柴胡、白芍、当归、云茯苓、炙甘草有逍遥散之意,旨在疏肝解郁行气,金铃子散有行气止痛之功,白芍、炙甘草缓急止痛;加丹参、赤芍、桃仁活血化瘀;香附乃气病之总司,女科之主帅,有调经理气止痛之效,现代药理实验证明香附对动物离体及在体子宫活动均有抑制作用;路路通通络散结;川芎行血中之气,川楝子疏肝理气。整个方将活血、行气、解郁、止痛功效融为一体。

【功用】 活血化瘀,疏肝理气止痛。

【用法】 日一剂,水煎,分二至三次服,一般以一个月经周期为一疗程。

【适应病证】 慢性盆腔炎,痛经,癥瘕,带下。临床症见少腹痛或刺痛,痛有定处,痛时拒按,腰痛,白带多,舌质暗红或边有瘀斑、瘀点,脉沉或涩。偏湿热者,伴白带色黄味臭,尿黄便干,苔黄腻;兼寒凝者,伴小腹冷痛,畏寒,腰酸痛,带下清稀量多,苔白腻;兼肾虚者,伴见腰膝酸软,耳鸣等。

【文献出处】 此为湖北著名妇科专家毛美蓉教授治验方。自拟"盆炎方"治疗慢性盆腔炎89例临床观察,张迎春、毛美蓉,时珍国药研究,1991年第1期。

异 位 散

【组成】 血竭、三七各 30 g,薏苡仁、山慈菇各 240 g,没药 80 g,丹参 120 g,浙贝、赤芍各 150 g。

【方解】 方中血竭入肝经走血分,善散瘀血生新血,为君药;三七苦泄行滞,化瘀消肿止痛,丹参破癥散血,镇静止痛,赤芍清热凉血,行瘀止痛,共为臣药;浙贝开郁散结除痰,没药活血止痛,薏苡仁、山慈菇清热渗湿,健脾化痰共为佐使药。全方畅气行血,而无郁滞之弊,共奏活血化痰,散结消癥之功。

【制法】 将上药(除血竭外)用逐步升温法按不同的最高温度分别进行干燥,然后分别粉碎,过 180 目筛,混匀,分装成每袋 2.5 g 的包装。

【功用】 疏肝理气,活血化瘀,消痰散结。

【用法】 每次服 2.5 g,每天三次,三个月为一疗程,经期不停药。

【适应病证】 子宫内膜异位症,痰瘀互结。临床症见月经紊乱,经期前后少腹、腰骶部不适或疼痛,逐渐加剧,经色暗红有血块,或伴有乳房胀痛刺痛,两胁胀痛,情绪怒忧无常,或伴见皮下瘀斑,面部、唇、齿龈及眼周出现紫黑色斑块,或舌淡红或黯淡、有瘀点、舌下静脉迂曲,脉弦或涩,或渐进性痛经,肝经循行部位出现癥瘕积聚,不孕,性交痛。

【文献出处】 此为湖北著名妇科专家毛美蓉教授治验方。异位散治疗子宫内膜异位症 72 例疗效观察,吴凡、张海峰、陈思亮等,新中医,2003 年第 10 期。

通管助孕汤

【组成】 当归、赤芍、熟地、穿山甲、牛膝、白术各 10 g,川芎 6 g,桂枝 5 g,路路通 12 g,水蛭粉(吞服)6 g,生黄芪 20 g,夏枯草、紫河车(研末吞)各 30 g。

【化裁】 寒凝挟瘀者,加附片、吴茱萸;血热挟瘀者宜化瘀凉血,用此方去熟地、桂枝,加丹参、炒丹皮;气阴两虚挟瘀者,去水蛭粉、桂枝、川芎,加太子参、制首乌。

【功用】　解郁散结,化瘀通管。

【用法】　日一剂,水煎,分二至三次服。

【适应病证】　输卵管阻塞性不孕,气滞血瘀。

【文献出处】　此为湖北著名妇科专家梅大钊医师治验方。梅大钊治疗不孕症经验,梅和平,江苏中医,1990 年第 8 期。

外用消瘕膏

【组成】　夏枯草 90 g,生牡蛎 30 g,苏木、三棱各 60 g,海藻 40 g。

【制法】　研末,兑白醋适量,加蜂蜜 180 g,煎熬成膏。

【功用】　解郁散结,化瘀通管。

【用法】　外敷于癥瘕所在处对应的体表位置,可配合通管助孕汤,内外合治。

【适应病证】　输卵管阻塞性不孕,气滞血瘀。

【文献出处】　此为湖北著名妇科专家梅大钊医师治验方。梅大钊治疗不孕症经验,梅和平,江苏中医,1990 年第 8 期。

调经助孕方

【卵泡期方组成】　熟地、白芍、当归、枸杞、炙甘草、山药、龟甲胶、丹皮、山茱萸、太子参、菟丝子、云茯苓。

【化裁】　畏寒肢冷、大便溏薄者去山茱萸,加白术、陈皮;胸胁乳房胀痛者去龟甲胶、山茱萸,加香附。

【功用】　滋补肝肾,养血调经。

【用法】　经后期(月经周期第 4～11 天),日一剂,水煎,分二至三次服。此为中药人工周期疗法针对经后期(卵泡期)的治疗方。

【排卵期方组成】 熟地、当归、泽兰、香附、云茯苓、丹参、仙茅、桃仁、炙甘草、淫羊藿、菟丝子、党参。

【化裁】 畏寒肢冷、大便溏薄者加桂枝、川椒;咽干口燥、手足心热者加知母、丹皮。

【功用】 补肾益气,温通活血。

【用法】 经间期(月经周期第 12～15 天),日一剂,水煎,分二至三次服。此为中药人工周期疗法针对经间期(排卵期)的治疗方。

【黄体期方组成】 党参、云茯苓、炙甘草、枸杞、菟丝子、熟地、鹿角胶、当归、巴戟天、山药、淫羊藿、香附。

【化裁】 咽干口燥、手足心热者去淫羊藿、鹿角胶,加丹皮、知母;兼瘀证,见小腹及胸胁乳房胀痛者,加延胡索、川楝子。

【功用】 温肾补脾。

【用法】 经前期(月经周期第 16～28 天),日一剂,水煎,分二至三次服。此为中药人工周期疗法针对经前期(黄体期)的治疗方。

【行经期方组成】 当归、川芎、香附、益母草、丹参、泽兰、云茯苓、赤芍、炙甘草。

【化裁】 经量多者去川芎、泽兰、丹参、赤芍,加干地黄、白芍、白术、海螵蛸;痛经量少者去云茯苓,加蒲黄、五灵脂、川楝子、九香虫;畏寒肢冷、大便溏薄者加桂枝、吴茱萸;胸胁乳房胀痛者加北柴胡、郁金。

【功用】 活血调经。

【用法】 月经期(月经周期第 1～3 天),日一剂,水煎,分二至三次服。此为中药人工周期疗法针对行经期的治疗方。

【适应病证】 原发性不孕。

【注意事项】 闭经者,按 28 天为一周期调治,月经不潮则重复服用,连服三个月为一疗程,若经仍不行,则为无效;月经周期不准、月经先期者,在行经时即用行经期方以调经;月经后期者,结合基础体温,酌情延长排卵期方或黄体期方的服用时间,至经行则用行经期方,以促使月经恢复正常。

【文献出处】 此为湖北著名妇科专家梅振翼、杨文兰医师治验方。中药人工周期治疗原发性不孕 132 例临床观察,杨文兰、梅振翼,上海中医药杂志,1987 年第 6 期。

平肝降压方

【组成】 钩藤、僵蚕、菊花、白芍、天麻、石决明。

【化裁】 若肾水不足,肝阴亏虚,肝火上炎,症见头晕头痛,血压增高,舌苔变化不大,或少或无,舌质红嫩,或黯或紫者,酌加生地、山茱萸、首乌、龟甲、鳖甲、龙骨、牡蛎等,以行育阴潜阳之用;若舌质淡红而嫩,边有齿印者,为久病以后,阴损及阳,去生地、首乌、龟甲、鳖甲,加入枸杞、熟地、仙茅、淫羊藿等甘温益肾之品,养阴而不损阳,扶阳而无燥烈之性。

若肝经虚火上灼心阴,症见心烦不寐,心悸不安,血压增高,舌质红嫩,少苔或无苔者,酌加生地、丹参、麦冬、五味子、酸枣仁、珍珠母等,以行养心安神之用;若舌质不嫩而红绛,舌苔兼见黄燥者,则滋阴之品尚不宜投,应去生地、麦冬,加入莲子心、黄连等苦寒之味以轻泄心火为治。

若肝火旁挟胆火为患,症见口苦咽干,头晕目眩,甚则恶心呕吐,舌苔由白而黄,由薄而厚,由润而燥,血压增高者,酌加栀子、黄芩、胆陈皮、胆半夏、竹茹、枳实等,以清胆降逆为治;若舌质苍老,苔黄而燥,而兼见大便秘结者,大黄、芒硝亦在必用之列。

凡挟痰者,必见舌苔滑厚而腻,其色白者,酌加陈皮、半夏、枳实之属;其色黄者,酌加陈皮、胆半夏、竹沥之属。

凡挟瘀者,必见舌质紫黯,舌下紫筋怒张,酌加桃仁一味,祛瘀而能生新,具有生发之气,尤为必用之品。

【功用】 养阴潜阳,平肝降压。

【用法】 日一剂,水煎,分二至三次服。

【适应病证】 高血压,肝阳上亢。

【文献出处】 高血压病证治纲要,钱远铭,吉林中医药,1991 年第 2 期。

加味橘核丸

【组成】 橘核 10 g,乌药 6 g,荔枝核 15 g,延胡索 15 g,小茴香 3 g,青皮 10 g,香附 15 g,焦山楂 15 g,丹参 15 g。

【化裁】 散外寒加桂枝、细辛、葱白;四肢厥冷、畏寒,加黄芪、通草、桂枝;头痛、呕吐清涎加吴茱萸、生姜;痛甚加芍药甘草汤;脘腹胀痛加佛手;冷痛甚加沉香末(冲服)6 g;腹部沉寒痼冷加细辛、熟附片;癥瘕,如子宫肌瘤、囊肿、腺肌瘤、子宫内膜异位症等,加炒莪术、桃仁、红花、生牡蛎、制鳖甲、皂角刺;囊肿加薏苡仁、茯苓;血水同病,需化瘀与利水通经并举,多加泽兰、川牛膝、泽泻。

【方解】 该方源自《济生方》橘核丸,汪昂评价为"此足厥阴药也,疝病由于寒湿,或在气,或在血,证虽见乎肾,病实本于肝"。方中橘核苦辛性平,入肝,行气散结止痛为君;乌药辛温,温肝暖肾,助君药散寒止痛,荔枝核入厥阴气分,行气止痛,延胡索入厥阴血分活血,共助君药疏肝理气,活血止痛为臣;小茴香温肾暖肝散寒,青皮破气散结,香附疏肝调经,焦山楂、丹参活血通经俱为佐药。诸药合用,直达肝经,共奏温肝理气、活血止痛之功。

【功用】 温肝理气,活血调经。

【用法】 日一剂,水煎,分二至三次服,也可以做丸服用。

【适应病证】 经行不畅、月经量少、经期延迟、闭经、癥瘕积聚、不孕、痛经、杂病腹痛等妇科疾病,肝寒证。

【文献出处】 此为湖北名医田玉美教授妇科治验方。田玉美教授运用温肝理气活血法治疗妇科疾病的临床经验,桑红灵,中医药通报,2011 年第 1 期。

中药消白熏洗剂

【组成】 黄柏 30 g,苦参 30 g,地肤子 15 g,蛇床子 15 g,白鲜皮 15 g,土茯苓 15 g,当归 10 g,川芎 30 g,金银花 15 g,蒲公英 15 g,板蓝根 15 g,生甘草 6 g。

【功用】 清热解毒,燥湿杀虫止痒

【用法】 加水 1.5 L,煎取 1 L,用纱布过滤药渣,取较舒适体位,以药汤热熏外阴,待温度降至适宜,坐浴五至十分钟,每日一次,每剂药可煎洗两次。

【适应病证】 外阴白色病变,外阴瘙痒,湿热瘀结。

【文献出处】 王加维教授中医药治疗外阴白色病变的临床经验总结,汪飒婷,湖北中医药大学硕士毕业论文,2012 年。

调经活血化瘀汤

【组成】 枳壳、炒吴茱萸、红花、杜仲、川断、川芎、三棱、莪术各 10 g,白术、当归、柴胡、川楝子、五灵脂、黄药子各 20 g,香附 30 g,桂枝 6 g,生姜 3 片,大枣 3 枚。

【功用】 活血调经,化瘀消癥。

【用法】 日一剂,水煎服。

【适应病证】 卵巢巧克力囊肿、月经不调、痛经、闭经、崩漏带下等诸多妇科病。

【文献出处】 此为湖北妇科名家王梧川教授治验方。王梧川学术思想及临床经验简介,王大宪,湖北中医杂志,1996 年第 4 期。

补肾化痰活血方

【组成】 熟地 20 g,山茱萸 15 g,紫石英、菟丝子各 15 g,枸杞 15 g,淫羊藿

15 g,川断 15 g,当归 15 g,柴胡 6 g,法半夏 10 g,制胆南星 10 g,皂角刺 10 g,夏枯草 15 g,薏苡仁 30 g,茺蔚子 6 g。

【化裁】 多毛、痤疮者加丹皮、赤芍、黄芩清引泻火;肥胖体倦者加陈皮、炒白术、茯苓健脾化痰;子宫发育不良、月经量少者加覆盆子、补骨脂、龟胶以补肾填精养血。

经后期(月经周期第 6～10 天)为血海空虚、阴长阳消期,宜酌加滋阴养血之品,如山药、女贞子、白芍等;经间期(月经周期第 11～14 天)为重阴转阳期,应在补肾的同时加重活血通络药,以促进阴阳的顺利转化,酌加泽兰、丹参等;经前期(月经周期第 15～28 天)为阳长阴消期,应以温肾壮阳为主,酌加巴戟天、仙茅等;行经期(月经周期第 1～5 天)为胞脏充盛,血海由满而溢之际,应理气调血,促进经血的顺利排泄,酌加益母草、刘寄奴、川牛膝等。

【方解】 方中熟地、川断、山茱萸、枸杞、淫羊藿、菟丝子补肾温阳;紫石英入心、肝、肾经,取其甘温之性,有温肾助阳暖宫之功;法半夏、制胆南星、皂角刺辛温以燥湿化痰;当归活血调经;佐柴胡行气理瘀。全方共奏补肾化痰活血之功。

【功用】 补肾化痰,活血消癥。

【用法】 日一剂,水煎服,每个月经周期为一个疗程,共三个疗程。

【适应病证】 青春期多囊卵巢综合征。临床表现为月经稀发或闭经、不孕、多毛、痤疮和肥胖,兼见带下量多,舌苔白腻,脉濡滑。

【文献出处】 此为湖北省中医院王燕萍教授治验方。补肾化痰活血法治疗青春期多囊卵巢综合征 33 例临床观察,王燕萍、顺慧芳,中国中医药信息杂志,2008 年第 2 期。

养阴止血汤

【组成】 太子参、生地炭、茜草炭各 20 g,阿胶、川断、菟丝子、地骨皮、白芍、枸杞各 15 g,黄柏 10 g,海螵蛸 30 g,三七 3 g。

【化裁】 兼气虚者加黄芪 20 g；兼血热者加槐花炭 15 g，贯众炭 15 g；兼血瘀者加蒲黄炭、刘寄奴各 15 g。子宫异常出血期间或下次月经来潮前七天，或行经期口服养阴止血汤，平时口服方为养阴止血汤基本方去海螵蛸、三七、黄柏，改生地炭、茜草炭为生地、茜草。

【方解】 方中太子参补气生津；白芍养血敛阴；阿胶补血止血兼滋阴；生地炭清热凉血、养阴生津；枸杞柔肾肝之阴；川断补肝肾、行血脉，补而不滞；菟丝子补阳益阴；茜草炭凉血止血、活血祛瘀；黄柏苦寒，寒能清热，苦能燥湿，且偏入下焦，《本草经集注》言黄柏"主治五脏肠胃中结气热……女子漏下、赤白"；地骨皮凉血退热；海螵蛸收敛止血；三七化瘀止血。全方养阴清热，化瘀止血，标本兼治。

前人对崩漏的治疗提出塞流、澄源、复旧三法，养阴止血汤即灵活运用此法，用海螵蛸、三七、茜草炭化瘀止血以塞其流、治其标；用太子参、阿胶、白芍、地骨皮、生地炭养阴清热、益气生血以澄其源、复其旧；用枸杞、川断、菟丝子补肝肾之阴以固其本。塞流需澄源，澄源当固本，诸药合用，使新血得生，阳生阴长，冲任得固，离经之血得归。

【功用】 养阴止血。

【用法】 日一剂，分二至三次口服，三个月为一个疗程。

【注意事项】 贫血严重，大出血甚至休克者，须给予激素或清宫止血，同时配合输氧、输液、输血等抢救措施。

【适应病证】 功能性子宫出血，阴虚证。临床症见子宫异常出血，量少或淋漓不尽，血色鲜红或暗红，质黏稠，伴口渴、失眠，舌淡苔薄干，脉细；兼气虚者，临床症见血量或少或多，血色淡，无血块，伴头晕、乏力、口渴，舌淡苔薄，脉细弱；兼血热者，临床症见血量多，血色鲜红或深红，质黏稠，或夹小血块，伴心烦口渴、手足心热、尿黄便结，舌红苔薄黄，脉细数；兼血瘀者，临床症见出血量或少或多，色或淡或暗，有血块，或下腹刺痛，头痛，舌黯淡或有瘀斑，脉细涩。

【文献出处】 此为湖北中医药大学附属医院熊正秀教授治验方。养阴止血汤治疗功能性子宫出血 60 例，任慧琴、李建国、熊正秀等，湖北中医杂志，2001 年第 7 期。

乌鸡白凤膏

【组成】 红参(另煎取汁,然后兑入药汁中)30 g,龟胶、鹿角胶(另加酒溶化后兑入药汁中)各 60 g,党参 60 g,当归 60 g,杜仲 60 g,生地 60 g,熟地 60 g,天冬 60 g,麦冬 60 g,黄芪 60 g,川断 60 g,白术 60 g,茯苓 60 g,白芍 60 g,狗脊 60 g,关蒺藜 60 g,补骨脂 60 g,炒黄芩 30 g,生甘草 30 g,砂仁 30 g,川芎 30 g,龙眼肉 240 g。

【制法】 上药除红参、龟胶、鹿角胶另熬另化外,余药共熬浓汁,滤去渣(候用);再用白毛乌骨鸡(俗名白凤鸡)一只,宰后,去净毛、脚爪及肠杂,将鸡洗净,入瓦器中熬取浓汁(候用);再用冰糖五斤,入锅内熔化,熬至滴水成珠时,即将药汁、鸡汁、红参汁、龟、鹿角二胶汁同时加入冰糖锅内,熬至滴水不散,收成膏,用瓷坛或陶器收贮,密封,埋入三尺深土中(去火气),七日后取出。

【功用】 益气养血,健脾补肾固胎。

【用法】 每次一汤匙,饭前滚水化服,日服三次。

【适应病证】 习惯性流产。

【文献出处】 临证会要,张梦侬,人民卫生出版社,2006 年 12 月出版。

补肾活血方

【内服方组成】 当归 10 g,白芍 10 g,熟地 10 g,丹参 15 g,山茱萸 15 g,盐杜仲 10 g,桑寄生 15 g,川断 10 g,菟丝子 10 g,五味子 15 g,三棱 15 g,莪术 15 g,制香附 10 g,黄精 15 g,桑葚子 15 g,巴戟天 15 g,肉苁蓉 10 g。

【方解】 方中当归、熟地、白芍养血;丹参、三棱、莪术、制香附活血;五味子、山茱萸、黄精、盐杜仲、川断、桑寄生、桑椹子补肾阴;菟丝子、巴戟天、肉苁蓉补肾阳。此方补肾阴阳,有谓"善补阳者,必于阴中求阳,则阳得阴助而生化无穷;善补阴者,必于阳中求阴,则阴得阳升而泉源不竭",体现了阴阳互根的思想。

【功用】 补肾活血。

【用法】 水煎,日一剂,分三次温服。

【外敷方组成】 当归 15 g,茜草 15 g,没药 10 g,乳香 10 g,肉桂 10 g,细辛 8 g,白芥子 10 g,甘遂 8 g,延胡索 15 g,小茴香 10 g,樟脑 3 g。

【功用】 暖宫散寒,活血止痛。

【用法】 研磨成粉末,外敷八髎穴。

【适应病证】 卵巢储备功能下降。临床症见 40 岁之前月经量逐渐减少甚或闭经、不孕,提前进入围绝经期。

【文献出处】 八髎穴隔姜灸配合补肾活血方治疗卵巢储备功能下降疗效观察,姜朵生、张迎春、吴晓兰等,中国针灸,2017 年第 10 期。

通 管 汤

【内服方组成】 柴胡 10 g,枳实 20 g,赤芍 15 g,当归 15 g,川芎 10 g,香附 15 g,延胡索 15 g,川楝子 6 g,三棱 15 g,莪术 15 g,红藤 15 g,皂角刺 15 g,三七粉(另包)3 g,穿山甲粉(另包)3 g 等。

【方解】 本病与肝经关系密切,故选方用药上以入肝经为多,方中柴胡、赤芍、枳实、香附、川芎有柴胡疏肝散之意,功效疏肝行气,活血止痛;辅以延胡索、川楝子之金铃散,增行气解郁,活血止痛之功,以加强疏肝行气活血之功效;佐以当归、三棱、莪术、红藤、皂角刺、三七粉、穿山甲粉等活血化瘀,破血消癥的中药。诸药合用将疏肝行气、活血化瘀、破血消癥熔为一炉,舒其气血,令其条达,气顺血和,则癥自散,病自愈。

【功用】 疏肝行气,活血化瘀,破血消癥。

【用法】 日一剂,水煎二至三次,分服,经期停服。

【灌肠方组成】 红藤 15 g,皂角刺 15 g,透骨草 15 g,细辛 10 g,黄柏 15 g,蒲公英 10 g,川楝子 10 g,丹参 15 g,败酱草 15 g,金刚藤 15 g 等。

【方解】 方用红藤、皂角刺、丹参活血化瘀,为主药;配合败酱草、金刚藤、川楝子、蒲公英、黄柏等清热解毒祛湿;佐使透骨草、细辛,辛温走窜,为引经药,直达病所。中药灌肠可使药效直达局部,共奏活血化瘀、清热解毒之功。

【功用】 活血化瘀,清热解毒。

【用法】 日一剂,水煎约 120 mL,将药温调到 37℃左右,临睡前用一次性输液管插入肛门 10～15 cm,保留灌肠,次日排出,经期停用。

【外敷方组成】 透骨草 15 g,追地风 15 g,千年健 15 g,川乌 15 g,草乌 15 g,独活 15 g,羌活 15 g,鹅不食草 15 g,细辛 10 g,川楝子 10 g,白芷 15 g 等。

【制法】 将上药粉碎成粉状,装入棉布袋中。

【功用】 活血通络。

【用法】 每天用器皿隔水蒸至药味浓香时,用毛巾包好,以不烫皮肤为宜,敷于两侧少腹部,每日一次,每次三十分钟,经期量不多时也可用。

【适应病证】 输卵管阻塞性不孕。

【文献出处】 中药配合介入术治疗输卵管阻塞性不孕临床观察,张迎春、兰为顺,湖北中医杂志,2010 年第 6 期。

攻 瘀 方

【组成】 当归 10 g、川芎 8 g、益母草 10 g、桂枝 8 g、茯苓 10 g、丹皮 10 g、桃仁 8 g、赤芍 10 g、红花 10 g、丹参 10 g、香附 10 g、郁金 10 g。

【功用】 活血攻瘀。

【用法】 日一剂,水煎两次,取药汁约 200 mL,分次温服,经净后服用。

【适应病证】 子宫肌瘤,崩漏。

【文献出处】 章真如老中医妇科医案四则,章汉明,黑龙江中医药,1988 年第 6 期。

固冲止崩汤

【组成】 黄芪、当归、阿胶珠、茜草、白三七（竹节人参）、海螵蛸（或鹿角霜）、益母草。

【化裁】 腹痛者,加丹参、白芍、炙甘草;白带多者,加红牛膝、蒲公英;腰痛者,加狗脊、川断。

【功用】 补益脾肾,固摄冲任。

【用法】 水煎,温服,日一剂。

【适应病证】 老年妇女血崩,脾肾两虚,冲任不固。

【文献出处】 此为湖北恩施名医赵昌基老中医经验方。赵昌基老中医治妇科杂症验案举隅,赵晓琴,国医论坛,1992 年第 4 期

益气温肾汤

【组成】 党参、黄芪、白术、炙甘草、淫羊藿、菟丝子、炙升麻、枳壳。

【化裁】 浊水淋漓者,加鹿角霜、益母草;带下色黄者,加黄柏、车前草。

【功用】 温补脾肾,益气升阳。

【用法】 水煎,温服,日一剂。

【适应病证】 子宫脱垂,阴挺,脾肾两虚,冲任不固。

【文献出处】 此为湖北恩施名医赵昌基老中医经验方。赵昌基老中医治妇科杂症验案举隅,赵晓琴,国医论坛,1992 年第 4 期。

益气活血方

【内服方一组成】 黄芪、鹿角霜、延胡索、川楝子、蒲黄、五灵脂、乌药、枳壳、穿山甲。

【方解】 黄芪补气,鹿角霜温阳补肾,乌药、枳壳、川楝子、延胡索疏肝理气活血,蒲黄、五灵脂、穿山甲活血化瘀止痛。

【功用】 益气活血。

【用法】 水煎,温服,日一剂,经血止后服用。

【内服方二组成】 延胡索、五灵脂、蒲黄、制大黄等。

【化裁】 经期加益母草、泽兰、牛膝;气虚者,合用举元煎或补中益气汤,重用黄芪;气滞者,加香附、青皮、郁金、莪术;寒凝者,加吴茱萸、肉桂、小茴香。

【功用】 活血化瘀。

【用法】 水煎,温服,日一剂,经血止后服用。

【灌肠方组成】 红藤、丹参、莪术、红花、鸡血藤。

【功用】 活血化瘀,解毒散结。

【用法】 浓煎取汁 150～200 mL,每晚睡前温热后保留灌肠。

【适应病证】 盆腔瘀血综合征,盆腔炎,宫颈炎,气虚血瘀。

【文献出处】 益气活血治疗盆腔瘀血综合征 24 例,周柏魁,湖北中医杂志,1996 年第 1 期。

崩漏治验方

【组成】 黄芪 20 g,当归 15 g,熟地 15 g,炒吴茱萸 6 g,油肉桂 3 g,炒荆芥 6 g,墨旱莲 30 g,蒲黄炭 20 g,炙甘草 10 g。

【方解】 炒吴茱萸性热而疏肝寒,是治疗下焦寒冷而致经痛、经漏和经闭的有效药物,油肉桂温煦肾中阳气,其性守而不走,能引火归元(出血过多过久,当有虚火浮游),二药为伍,有散有收,则下焦之气机温暖活泼;再配以黄芪、当归、熟地、炙甘草等温养气血之品,刚柔相济,气血化生,既不使补益之剂施之于骤而成瘀,又不虑温热之品辛燥以动血,失血过多,气血俱伤,故补益气血药多于散寒药。然气血俱衰之躯,兼有寒邪凝聚之疾,不温散寒邪,则气血难复,故方中不专事止血而兼用炒吴茱萸、油肉桂等,其意即在如此,炒荆芥与蒲黄炭、墨旱莲、当归等药相配,则有祛血中之风而止血的作用。方中所用炒吴茱萸、炒荆芥和少量油肉桂散下焦胞宫寒气,寒凝散而阳得伸,方能使补养气血药物更好地发挥作用,此犹设兵破大役,一面以少许士卒为之疏导,一面遣重兵以歼巨寇,故萸、芥用量虽少,而配伍制方之义又颇深,其立法遣药之意,自与简单地见血止血之剂迥然有别。药液少少热服,既可取助阳之功,又不失为甘温之剂,故能取效。

【功用】 益气散寒,养血止血。

【用法】 日一剂,浓煎,少量频服,药温以灼口温胃为宜。

【适应病证】 崩漏,寒凝血虚。

【文献出处】 此为湖北中医药大学著名医家朱曾柏教授治验方。寒凝血虚崩漏治验,朱曾柏,福建中医药,1982 年第 4 期。

◎ 简方与单方

产后止血方

【组成】 重楼排草 15～30 g。

【功用】 止血。

【用法】 日一剂,浓煎,顿服。

【适应病证】 产后腹痛、出血量多。

【方药说明】 重楼排草俗称大四块瓦,是鄂西地区民间治疗产后出血的单方,恩施地区医院曾用它来治疗产后出血,取得了良好效果。1982 年湖北中医药大学对家兔、豚鼠、大鼠和小鼠等动物子宫进行了实验研究,证明它对子宫有明显的兴奋(收缩)作用。1984 年开始应用于临床,观察产后止血作用良好。

【文献出处】 重楼排草对产后止血作用的临床观察,梅振翼、叶瑞宁、何功倍,中医杂志,1987 年第 3 期。

止 崩 散

【组成】 黄芪、海螵蛸、蒲黄炭各 100 g。

【功用】 益气化瘀止血。

【用法】 研极末,每次吞服 10 g,日服三次。

【适应病证】 崩漏,寒凝血虚。

【文献出处】 此为湖北中医药大学著名医家朱曾柏教授治验方。寒凝血虚崩漏治验,朱曾柏,福建中医药,1982 年第 4 期。

三七止痛方

【组成】 三七粉(分三至五次化入药液中,不煎煮)2 g,当归 6 g,延胡索3 g,炙甘草 10 g,红糖 100 g。

【化裁】 对于素体较差,形体纤瘦之少女,加白芍 6 g,大枣 100 g,同煎;如系山区、寒冷地区患者,方中加生姜 15 g,炒吴茱萸 6 g。

【功用】 活血化瘀止痛。

【用法】 加水约 250 g,煮沸后,小火熬煮约二十分钟,一天分三至五次服下。药液最好入口灼热,借阳和之气,散阴凝之势以迅速止痛,冷服则不宜。当月痛经好后,最好连服三月;行经前二至三天服药效果更好,可防痛于未然。

【适应病证】 少女痛经,寒凝气滞。

【文献出处】 此为湖北中医药大学著名医家朱曾柏教授治验方。三七妙用,朱曾柏,辽宁中医杂志,1995 年第 7 期。

龙 地 汤

【组成】 龙眼肉 120 g,熟地 120 g,陈皮 15 g,白糖 120 g。

【方解】 龙眼肉甘温,补气养血,益脾长智;熟地滋肾填精养血,心肾得补,气血亦充,故眩晕得解;盖滋腻之品易滞脾胃,方中加用少许陈皮调气和中,白糖调味而补中,并频频当茶饮,斯补而不腻,无壅滞脾胃之弊。

【制法】 加水五倍共煮汁,每日隔水蒸一次。

【功用】 补养气血,佐滋肝肾。

【用法】 频频代茶饮。

【适应病证】 眩晕,气血两虚,肝肾不足。临床症见素有眩晕,劳累过度复发,头晕目眩不能起床,心慌,失眠,胸闷,动则恶心呕吐,苔薄,脉沉涩。

【文献出处】 黄寿人医案五则,黄寿人经验继承整理小组,湖北中医杂志,1980 年第 5 期。

清喉利咽方

【组成】 鲜土牛膝 120 g,板蓝根 30 g。

【功用】 清热解毒,利咽止痛。

【用法】 水煎,嘱患者连饮三剂。

【适应病证】 乳蛾,喉痹,热毒结聚。

【文献出处】 黄寿人学术思想及经验浅探,李兴培,湖北中医杂志,1985 年第 4 期。

和胃止呕方

【组成】 川黄连、半夏、苏叶各 3 g。

【方解】 方中苏叶顺气安胎,辛开捋顺肝木之性;半夏降逆止吐以化水气;川黄连苦寒抑降,清热燥湿。肝胃两和,逆气平降,则吐止食进。

【功用】 清热化湿,和胃止呕。

【用法】 水煎代茶饮。

【适应病证】 妊娠呕吐,胎气阻遏,水气上逆。临床症见妊娠期口吐清涎,夜不能寐,饮食不进,身倦懒言,卧床不起,脉沉弦。

【文献出处】 此为荆楚名医卉而隐经验方。卉而隐妇科医案四则,余惠民,浙江中医学院学报,1989 年第 2 期。

苍 附 饮

【组成】 炒苍术 18 g,香附 12 g。

【功用】　燥湿化痰,理气活血。

【用法】　日一剂,文火缓煎,分三次温服。

【适应病证】　闭经,不孕,痰湿内阻,气机不利。临床症见面色㿠白,身体肥胖,头晕胸闷,心悸气短,四肢乏力,食欲一般,常吐清涎,舌苔白腻,脉滑缓。

【文献出处】　试论痰病学说在妇科的临床运用,江淑安,新中医,1988年第6期。

乳痈外消方

【组成】　鲜玉簪花根。

【功用】　解毒消肿散结。

【用法】　捣汁成泥外敷,三日痊愈。

【适应病证】　乳痈,急性乳腺炎。

【文献出处】　蒋玉伯医案及临证方选,梁赐明,湖北省大冶县卫生局翻印,1978年4月。

狐惑病外治方

【组成】　苦参、蛇床子各30 g。

【功用】　解毒杀虫止痒。

【用法】　煎水,日洗外阴两次,并用雄黄细末卷入艾条内熏之。

【适应病证】　狐惑病,湿热毒聚。

【文献出处】　此为荆楚名医梅大钊经验方。梅大钊运用经方治疗妇科病经验介绍,梅和平、梅雯明,陕西中医,2009年第9期。

阴痒外治方

【组成】 皮硝 100 g。

【功用】 清热解毒,凉血止痒

【用法】 用开水化后洗阴部,一日两次。

【适应病证】 外阴瘙痒。

【文献出处】 妇科审因论治选粹,潘涓民,上海中医药杂志,1989 年第 3 期。

当归生姜羊肉汤加味方

【组成】 当归(布包)100 g,桂枝(布包)10 g,生姜 50 g,鲜羊肉 250 g。

【功用】 养血补虚,温中散寒止痛。

【用法】 文火炖烂,加酱油、胡椒粉适量,吃肉喝汤,每日两次。

【适应病证】 产后腹痛,气血亏虚。临床症见少腹拘急,绵绵作痛,时或痛甚,喜得温按,恶露量少,伴干呕,短气乏力,面色㿠白,四肢清冷,脉象细迟,舌淡苔少。

【文献出处】 仲景方妇科临证札记,潘涓民,四川中医,1989 年第 10 期。

益气固脱止血方

【组成】 党参半两,当归二两,龟甲二两。

【功用】 益气固脱止血

【用法】 日一剂,浓煎顿服。

【适应病证】 产后大出血,气虚血脱。

【文献出处】 此为荆楚名医王梧川教授经验方。王梧川血证验案举隅,王晓萍,湖北中医杂志,1988 年第 6 期。

盆腔炎灌肠方

【组成】 红藤、紫花地丁、蒲公英、秦皮、龙胆草、三棱等各 30 g。

【功用】 清热利湿,解毒散结。

【用法】 浓煎至 200 mL,睡前用以灌肠。

【适应病证】 盆腔炎,少腹痛,癥瘕,湿热瘀结。

【文献出处】 谢靳运用下法治疗妇科病经验,文晓红、项红英,湖北中医杂志,2012 年第 2 期。

阴部发凉外治方

【组成】 淫羊藿、艾叶、蛇床子各 30 g,桂枝 15 g。

【功用】 温阳散寒通络。

【用法】 煎汤,外熏阴部。

【适应病证】 阴部发冷。

【文献出处】 徐升阳从肝论治房室病验案四则,王克林,湖北中医杂志,1999 年第 5 期。

花草核一方

【组成】 炒橘核 10 g,蒲公英 30 g,金银花 30 g。

【功用】 清热解毒,理气散结。

【用法】 水煎一小时,兑入伏汁酒三杯,分两次热服。

【适应病证】 乳痈,乳腺炎,肝郁气滞血瘀,热毒内蕴。临床症见乳痈初起一二日,轻度寒热,乳房内包块作痛。

【禁忌】 避风寒,忌发物。

【文献出处】 临证会要,张梦侬,人民卫生出版社,2006 年 12 月出版。

产后除胀退乳方

【组成】 炒麦芽 60 g,炒神曲 30 g。

【功用】 散结消滞,除胀退乳。

【用法】 水煎,分两次温服。

【适应病证】 产后不需哺乳者。

【说明】 如未全消,仍可续服;同时可配用包扎法,压迫乳房,其效更佳。

【文献出处】 临证会要,张梦侬,人民卫生出版社,2006 年 12 月出版。

三 花 粉

【组成】 三七 0.5 份,花蕊石 2 份,蒲黄 1 份,炒大黄 0.5 份。

【功用】 凉血化瘀止血。

【用法】 按比例混匀,1.5～3 g/次,日服两次,温水送服。

【适应病证】 宫腔术后出血。

【文献出处】 辨证论治宫腔手术损伤后出血 44 例,周柏魁,广西中医药,1993 年第 2 期。

产后癃闭外敷方

【组成】 食盐、葱茎数根。

【方解】 盐炒者,咸入肾而温之;葱茎者,中空而利也;神阙乃神气通行之门户,敷之可培元固本。

【功用】 温肾健脾利尿。

【用法】 外用食盐炒热,拌以葱茎数根热敷神阙。

【适应病证】 产后癃闭,脾肾两虚。临床症见产后小便难解,自感小腹胀难忍,头昏,腰酸,纳差,面色少华,气短懒言,舌淡苔白,脉沉细弱。

【文献出处】 妇科治验 3 例,周容华,黑龙江中医药,1993 年第 4 期。

附一:《万密斋医学全书·万氏女科》收录妇科验方

【文献出处】　万密斋医学全书,傅沛藩等,中国中医药出版社,1999年8月出版。

1. 月经先期

方1　当归、川芎各七分,赤芍、生地、知母、麦冬、地骨皮各一钱,生甘草五分。

【用法】　水煎,空心服。

【适应病证】　血盛有热。

方2　当归、川芎、白芍各一钱,生地七分,炒条芩、炒黄连、香附各一钱,生甘草五分。

【用法】　水煎服。

【适应病证】　性急躁,多怒多妒,气血俱热,且有郁者。

方3　四物加芩连汤:四物内用赤芍,黄芩、黄连俱炒各一钱,生甘草五分。

【用法】　水煎,食前服。

【适应病证】　形瘦素无他疾者,责其血热也。

方4　三补丸:黄芩、黄连、黄柏各炒,各等份。

【用法】　蜜丸,白汤下。

【适应病证】　专治血热。

方5　当归、白芍、熟地、人参、知母、麦冬各一钱,川芎七分,炙甘草五分,姜三枣二引。

【用法】　水煎,食前服。

【适应病证】　形瘦素多疾且热者,责其冲任内伤。

方6　地黄丸:熟地八两,山药四两,山茱萸四两,白茯苓三两,丹皮三两,泽泻三两。

【用法】　蜜为丸,空心白汤下。

【适应病证】 女子冲任损伤,及肾虚血枯、血少、血闭之证。

方 7 当归一钱,川芎七分,赤芍、生地各一钱,炒黄柏、知母、木通各一钱,生甘草五分。

【用法】 水煎,食前服。

【适应病证】 误服辛热暖宫之药,责其冲任伏火。

方 8 当归、川芎、生地(姜汁炒)各七分,陈皮、半夏各五分,白茯苓、炙甘草各五分,炒条芩、炒香附、炒黄连各一钱。

【用法】 姜引,水煎服。

【适应病证】 形肥多痰多郁者,责其血虚气热。

2. 月经后期

方 1 八物汤:川芎、白芍、人参、白术、茯苓、当归、生甘草各等份,生地,姜三片,枣三枚。

【用法】 水煎,食前服。

【适应病证】 素无疾者,责其血虚少。

方 2 八物汤加香附汤:方 1 加香附(童便浸炒)、青皮等份。

【用法】 水煎服。

【适应病证】 性急躁,多怒多妒者,责其气逆血少。

方 3 苍莎丸:苍术、香附各三两,条芩一两。

【功用】 和中开郁。

【用法】 共末,汤浸蒸饼为丸,白汤下。

方 4 十全大补汤

【适应病证】 形瘦素无他疾者,气血俱不足,脾胃不足。

人参、黄芪、白术、白茯苓、炙甘草、当归、川芎、白芍、生地各一钱,厚桂五分,姜枣引。

【用法】 水煎服。

方 5 异功散加当归川芎汤:人参、白术、白茯苓、炙甘草、陈皮、当归、川芎各一钱,姜枣引。

【功用】 补脾胃,进饮食,养气血。

【用法】 水煎服。

【适应病证】 形瘦食少,责其脾胃衰弱,气血衰少。

方6 六君子加归芎汤:人参、白术、茯苓、炙甘草、陈皮、半夏、当归、川芎、香附各一钱,姜引。

【用法】 水煎服。

【适应病证】 肥人及饮食过多之人,湿痰壅滞,躯肢迫寒。

方7 参苓白术散加归芎:人参五钱,白术、白茯苓、陈皮、莲肉、当归各七钱,炙甘草三钱,山药一两,砂仁、川芎、石菖蒲各五钱。

【用法】 共末,荷叶包米煮饭为丸。米饮下。

【适应病证】 如素多疾者,责脾胃虚损,气血失养。

3. 一月而经再行

方1 四物加柴胡汤:当归,川芎,白芍,生地,柴胡,人参,条芩,生甘草,黄连。

【用法】 水煎服。

【适应病证】 性急多怒气者,责其伤肝以动冲任之脉。

方2 补阴丸:炒黄柏、知母去皮等份。

【功用】 泻冲任之火。

【用法】 蜜丸。每服五十丸。

方3 六君子加苍莎导痰丸:人参、川芎、半夏各七分,炙甘草五分,白术、白茯苓、陈皮、苍术、当归、炒香附、枳壳各一钱。

【用法】 水煎服。

【适应病证】 肥人,责其多痰兼气血虚。

方4 苍莎导痰丸:苍术、香附各二两,陈皮、白茯苓各一两五钱,枳壳、半夏、南星、炙甘草各一两。

【用法】 生姜自然汁浸,蒸饼为丸,淡姜汤下。

4. 月经先后不定期

方1 加减八物汤:人参、白术、茯苓、当归、川芎、白芍、炙甘草、陈皮、丹参、香附、丹皮各一钱,姜枣引。

方2 乌鸡丸:白乌骨雄鸡一只,先以粳米养七日,勿令食虫蚁野物,吊死,去毛去杂细,以一斤为率。用:生地、熟地、天冬、麦冬各二两,放鸡肚中,甜美醇酒十碗,以沙罐煮烂,取出,再用桑柴火上焙。去药,更以余酒淹尽,焙至焦枯,研罗为末。再加杜仲(盐水炒)二两,人参、炙甘草、肉苁蓉(酒洗)、补骨脂(炒)、小茴香(炒)各一两,当归、川芎、白术、丹参、白茯苓各二两,砂仁一两,香附(醋浸三日,焙)四两。共研末,和上末,酒调面糊为丸。

【用法】 每服五十丸,空心温酒下,或米饮下。

【功用】 专治妇人脾胃虚弱,冲任损伤,血气不足,经候不调,以致无子者。

5. 经期腹痛

方1 桃仁四物汤:当归尾、川芎、赤芍、丹皮、香附、延胡索各一钱,生地、红花各五分,桃仁二十五粒。

【用法】 水煎,入桃泥在内倾出服。

【适应病证】 经水将行,腰胀腹痛者,气滞血实。

【化裁】 瘦人责其有火,加黄连、黄芩(炒)各一钱。肥人责其有痰,加枳壳、苍术各一钱。

方2 加减八物汤:人参、白术、茯苓、当归、川芎、白芍、生地各一钱,炙甘草、木香各五分,青皮七分,醋炒香附一钱,姜枣引。

【用法】 水煎服。

【适应病证】 凡经水过后腹中痛者,此虚中有滞。

6. 经水多少

方1 四物加人参汤:人参、当归、川芎、白芍、生地、炒香附、炙甘草各一钱,姜枣引。

【用法】 水煎服。

【适应病证】 瘦人经水来少者,责其血虚少。

方 2 二陈加芎归汤:陈皮、白茯苓、当归、川芎、香附、枳壳各一钱,半夏八分,炙甘草五分,滑石二分,姜引。

【适应病证】 肥人经水来少者,责其痰碍经隧也。

方 3 四物加芩连汤:当归、白芍、知母、条芩、黄连各一钱,川芎、生地各五分,黄柏七分。

【适应病证】 凡经水来太多者,不问肥瘦,皆属热。

7. 经水紫色淡色

方 1 四物加香附黄连汤:当归、川芎、赤芍、生地、香附、黄连、生甘草、丹皮各一钱。

【用法】 水煎服。

【适应病证】 色紫者热也。

方 2 八物汤:人参、白术、白茯苓、当归、川芎、白芍、熟地、黄芪、香附各一钱,炙甘草五分,姜枣引。

【用法】 水煎服。

【适应病证】 色淡者虚也。

8. 经闭不行

方 1 加减补中益气汤:人参、白术各二分,炙黄芪、柴胡各七分,炙甘草五分,当归、白芍、川芎、陈皮各七分,神曲、炒麦芽各五分,姜枣引。

【用法】 水煎服。

【适应病证】 因脾胃伤损,血枯不行者。

方 2 开郁二陈汤:陈皮、白茯苓、苍术、香附、川芎、半夏、青皮、莪术、槟榔各七分,炙甘草、木香各五分,姜引。

【用法】 水煎服。

【适应病证】 因气郁血闭不行者。

方 3　四制香附丸：香附一斤，天台乌药八两。

【用法】　共末，醋糊为丸，白汤下。

方 4　苍莎导痰丸

【用法】　水煎服。

【适应病证】　如因痰者。

方 5　开郁二陈汤，去莪术，加枳壳一钱。

方 6　增损八物柴胡汤：人参、白茯苓各一钱，炙甘草五分，当归、白芍、生地、麦冬、知母、北柴胡各一钱。

【化裁】　有汗加地骨皮，无汗加丹皮各一钱，淡竹叶十五皮。如热太甚，服此不平者，加黑干姜一钱，神效。

【用法】　煎服。

【适应病证】　有经闭不行，骨蒸潮热，脉虚者。凡妇人血虚有热者，皆可服之。

方 7　四物凉膈散：当归、川芎、赤芍、生地、黄芩、黄连、山栀、连翘、桔梗各一钱，生甘草、薄荷叶各五分，淡竹叶十皮。

【用法】　水煎服。

【适应病证】　有经闭发热，咽燥唇干，脉实者。凡血实形盛，脉有力者，皆可服之。

9. 石瘕

方 1　温经汤：当归、川芎、赤芍、莪术、人参各一钱，炙甘草五分，川牛膝、补骨脂、小茴香各一钱，姜枣引。

方 2　桂枝桃仁汤：桂枝、槟榔各一钱五分，白芍、生地、枳壳各一钱，桃仁二十五粒，炙甘草五分，姜枣引。

【用法】　煎熟入桃泥，去渣服。

10. 崩漏

方 1　四物汤调十灰散。十灰散：藕节，莲蓬，艾叶，棕榈，大、小蓟根，侧柏，干姜,油发,干漆。

【用法】 以上十味,各烧存性,为灰,等份,和匀,每服三钱。或用醋煮糯米粉为丸,每服百丸,不喜散者用之。

【适应病证】 凡妇人女子,初得崩中暴下之病者,宜用止血之剂,乃急则治其标也。

方2 凉血地黄汤:生地、当归各一钱,黄连、黄柏、知母、藁本、川芎、升麻各五分,柴胡、羌活、防风各七分,黄芩、炙甘草、细辛、荆芥穗、蔓荆子各四分,红花一分。

【用法】 煎服。

【功用】 清热。

方3 加味补中益气汤:炙黄芪、人参、白术、陈皮、当归、白芍、熟地各一钱,炙甘草、白茯苓、升麻、柴胡、知母、黄柏各五分,姜枣引。

【适应病证】 血已止,里热已除。

方4 更宜早服地黄丸,夕服参术大补丸,以平为期。

方5 加味补中益气汤兼服鹿角霜丸。

【适应病证】 凡崩久成漏,连年不休者,中气下陷,下元不固。

鹿角霜丸:鹿角霜、柏子仁、当归、茯神、龙骨、阿胶、蛤粉各一两,川芎七钱,香附二两,炙甘草五钱,川断两半,山药五两。

【用法】 共末。研作糊为丸。每服五十丸,空心温酒下。

11. 赤白带下

方1 四物加芩连汤,再加升麻、丹皮,兼服三补丸。

【适应病证】 赤带。

方2 加味六君子汤:陈皮、半夏、苍术、人参各一钱,白术一钱五分,白茯苓一钱二分,炙甘草七分,升麻、柴胡各五分,姜引。

【适应病证】 带下。

方3 十全大补汤去地黄,加陈皮、半夏、炒干姜。

【适应病证】 带久不止者。

方4 补宫丸:鹿角霜、白茯苓、白术、白芍、白芷、牡蛎、山药、龙骨、赤石脂各等份,炒干姜。

【用法】 醋糊丸。空心米饮下。

12. 白浊

加味二陈汤:陈皮、半夏、白茯苓、白术、苍术、益智仁各一钱,炙甘草五分,升麻,柴胡七分,姜引。

【适应病证】 随小解而来,浑浊如泔,此胃中浊气渗入膀胱也。

13. 带下

方1 遗白带方:酒煮白果三升,去心去膜,晒干为末。每服二钱,白水下。

方2 温经汤:陈皮、半夏、生地各一钱,全当归二钱,川芎、白芍、红花、秦艽、乌药各八分,香附一钱半,木通三分,青皮七分,姜引。

【用法】 水煎服。

14. 妊娠恶阻

方1 半夏茯苓汤:二陈汤加砂仁。陈皮、半夏各一钱半,茯苓一钱,炙甘草五分,砂仁八分,姜枣引,乌梅半个。

【用法】 水煎,食远服。

【适应病证】 肥人专主痰治。

【化裁】 再加白术钱半,尤妙。

方2 人参橘皮汤:人参、陈皮、白术各一钱,麦冬七分,炙甘草五分,姜炒厚朴钱半,茯苓钱半,姜引,竹茹一团。

【适应病证】 瘦人兼痰兼热。

【用法】 水煎,食远服。

方3 保生汤:人参、炙甘草、砂仁各一钱,白术、香附、乌梅、陈皮各一钱五分,姜引。

【适应病证】 恶阻甚,不能食者。

【用法】 水煎服。

15. 胎动不安

方1 安胎饮：黄芩、白术、人参、当归、生地、陈皮、白芍各一钱，炙甘草五分，砂仁五分，姜枣引。

【用法】 食前服。

【适应病证】 脾胃素弱，不能管束其胎，气血素衰，不能滋养其胎，不以日月多少而常堕者。

方2 杜仲丸：姜汁炒杜仲、川断酒洗各二两。

【适应病证】 胎动不安，防其堕者，预宜服之。

【用法】 共末，煮，大枣肉杵，和为丸。每服三十丸，米饮下。

方3 胡连丸：条芩四两，白术二两，莲肉二两，砂仁一两，炙甘草一两。

【用法】 共末，山药五两，作糊为丸，米饮下。

【适应病证】 胎动不安。

方4 四物去川芎加砂仁、阿胶汤：当归、熟地、阿胶各一钱，炙甘草、砂仁各五分。

【用法】 竹茹水煎。

【禁忌】 忌房事，免致再堕。

【适应病证】 因房事过度，有触动不安者。

方5 加味四物汤：当归、白芍、生地各一钱，川芎八分。

【适应病证】 因七情触动，胎气不安者。

方6 加味四物汤加黄芩一钱五分，人参、柴胡、炙甘草各一钱。

【适应病证】 因怒伤肝者。

方7 加味四物汤加黄芩、阿胶、苏叶各一钱，五味十三粒，炙甘草五分。

【适应病证】 因忧悲伤肺者。

方8 加味四物汤加川断、黄柏(炒)、杜仲(炒)各一钱，五味十五粒，改用熟地。

【适应病证】 因恐伤肾者。

方 9　加味四物汤加白术钱半,人参、陈皮、香附各一钱,炙甘草五分。

【适应病证】 因思虑积久不解伤脾者。

方 10　加味四物汤加条芩、黄连、白术、麦冬各一钱,炙甘草五分。

【适应病证】 因喜乐太过伤心者。

方 11　安胎和气饮:当归、白芍各一钱,白术、黄芩、苏叶各一钱五分,炙甘草、砂仁各五分,姜枣引。

【用法】 水煎,食前服。

【适应病证】 如因跌扑触动者,主之。

16. 妊娠漏胎

增损八物汤:人参、白术、当归、白芍、熟地、艾叶、条芩、黄柏、知母、阿胶、炙甘草各等份,姜枣引。

【用法】 水煎,食远服。

17. 妊娠伤寒

方 1　四味紫苏和胎饮:苏叶、条芩、白术各一钱半,炙甘草一钱。

【适应病证】 凡得伤寒,勿拘日数,但见恶寒、头痛、发热,即病邪在表也。

【化裁】 如恶寒、头痛、项强、腰脊痛,此病在太阳经。本方加羌活、藁本、川芎、草风各一钱,连须葱三茎,姜引。水煎热服,以厚衣被盖之,汗出而解。如恶寒却不发热,只头痛、鼻干或项强,此病在阳明经也。本方加葛根、白芷、防风各一钱,葱白三根,淡豆豉一撮。煎服,以汗而解。如寒热往来,头眩,或呕,或心下烦,或胸胁满,此病在少阳经也。本方加柴胡、人参各一钱。呕,加半夏七分;胸胁满,加枳壳、桔梗各一钱;头眩,加川芎一钱;姜枣引。如发热、恶寒、咳嗽甚者,此病在手太阴经也。本方加麻黄(去根节)、杏仁各一钱,葱白三根,姜引。水煎,食后服,以汗而解。如恶寒无热,腹中疼痛,吐泻不渴,手足逆冷者,此病在足太阴脾经也。本方加人参、干姜(炙)、白芍(酒炒)各一钱,姜枣引。水煎,热服。如恶寒倦卧、发热、手足冷者,此病在足少阴肾经也。本方加独活、熟地、细辛各一钱,生姜、大枣引,热服。如恶寒、手足厥冷、唇口青,遍身痛如被杖,头项顶痛者,此病在足厥阴经也。本方加当归(酒洗)、吴茱萸(炒)、羌活、细辛各一钱,连须葱白三根,姜引,热服。

方2　黄龙汤:柴胡、人参、生甘草、黄芩各一钱。各随所见之症加减治之。

【适应病证】　凡得伤寒,勿拘日数,但无恶寒,无头痛,只发热、口燥、咽丁而渴者,此病邪在里。

【化裁】　如发热、口渴,小便不利者,此在手足太阳小肠膀胱腑病也。本方加白术一钱半,猪苓、泽泻、赤茯苓、木通各一钱。如其发热大渴者,病在手足阳明胃与大肠也。本方加知母一钱,石膏(捶碎)二钱,淡竹叶十五皮,粳米一撮,煎服。如大热、大渴、躁烦,大便不通者,此病在足阳明胃腑也。本方去人参,加枳实(炒)、大黄、芒硝各一钱半,姜引,水煎,温服,以利为度。如发热,口干而渴,心烦不得眠者,或干呕者,此病在足少阳胆腑也。本方加麦冬、天花粉、山栀子仁、酸枣仁各一钱,竹茹一大团。煎,去渣,再煎一沸服。如发热而渴,腹中痛,自利者,此病在足太阴脾经也。本方加白术、白芍、阿胶(炒)、白茯苓各一钱,引姜枣三枚,食前服。如发热而渴,利下脓血,手足冷者,病在足厥阴肝脏也。本方加当归、白芍(酒炒)、白术、白茯苓各一钱,乌梅一个,食前服。凡伤寒瘥后,调理失宜,复发热者,此劳复也。用黄龙汤加知母、麦冬各一钱,石膏(杵)二钱,淡竹叶十五皮,粳米一撮。煎服,以汗为度。

方3　四味紫苏和胎饮加枳实(炒)、黄连(炒)、陈皮、神曲(炒),姜枣引。

【用法】　水煎,食远服。

方4　败毒散加和胎药:人参,羌活,柴胡,前胡,白茯苓,生甘草,川芎,桔梗,枳壳,黄芩,白术,苏叶,葛根,姜引,葱白三根。

【适应病证】　若天行时气传染者,只依上法,分六经表里治之无失。或于初病之时。

【用法】　水煎,热服,盖被得汗而解。

方5　加味化斑汤:人参、知母各一钱,石膏二钱,生甘草、黄芩、栀子仁、生地各一钱,淡竹叶二十皮,豆豉半合。

【适应病证】 凡病伤寒热病不解,遍身发斑,赤如锦文者。

【用法】 水煎,食远服。

18. 妊娠中风

增损八物汤:八物内用,当归、炙甘草,加黄芩、炙黄芪、羌活、防风、秦艽各一钱,姜枣引。

【功用】 以补虚安胎为本,兼用搜风。

【用法】 水煎,多服,以平为期。

19. 妊娠中暑

清暑和胎饮:炙黄芪、炙甘草、人参、白术、黄芩、黄连、知母、麦冬各一钱,五味十二粒。

【适应病证】 凡盛暑时,中其暑热之毒者,其症发热而渴,自汗,精神昏愦,四肢倦怠少聘。

【用法】 煎服。

20. 妊娠中湿

黄芩白术汤:条芩、白术各五钱,苏叶二钱五分,姜五片。

【用法】 水煎服。

【适应病证】 凡孕妇或早行感雾露之气,或冒雨,或久居下湿之地,或大汗出取冷水浴之。其症发热、骨节烦痛,身体重着,头痛,鼻塞。

21. 妊娠咳嗽

方1 加减参苏饮:人参、紫苏、陈皮、白茯苓、炙甘草、桔梗、枳壳、前胡、黄芩各一钱,姜引,薄荷叶少许。

【适应病证】 如初得之,恶风寒、发热、鼻塞声重,或鼻流清涕者。

【用法】 水煎,食后服,得微汗而解。

方2 人参阿胶散:人参、白术、白茯苓、炙甘草、苏叶、阿胶、桔梗各等份。

【适应病证】 久嗽不已,谓之子嗽,引动其气,恐其堕胎。

【用法】 水煎,食后服。

22. 妊娠疟疾

方 1 柴胡知母汤:柴胡一钱半,人参、黄芩、知母、白术各一钱,炙甘草五分,当归一钱,姜枣引。

【适应病证】 凡孕妇病疟,不可轻用截药,恐致损胎。

【用法】 水煎,多服,以平为期。

方 2 七圣散:柴胡、黄芩、炙甘草、知母、常山、草果仁各一钱半,乌梅去核三个。

【用法】 水酒各半煎。临发,五更服。宜露一宿,汤温服。

【禁忌】 忌生冷、鸡鱼。

【适应病证】 如疟久不退转甚者。

23. 妊娠霍乱

四味紫苏和胎饮加藿香叶、陈皮各一钱,砂仁(炒)五分,姜枣引,水煎。

【适应病证】 其症心腹绞痛,上吐下泻。

24. 妊娠泄泻

方 1 四君子汤加白芍一钱。

【适应病证】 凡孕妇泄泻,以补中安胎为主。

【化裁】 如发热而渴者为热,本方加条芩一钱;不渴者为寒,本方加炒干姜五分。

【用法】 用乌梅一个为引,水煎服。

方 2 四君子汤加白芍(酒炒)、诃子肉、干姜(炒)、乌梅(去核)二个。

【适应病证】 如渴泻久不止者。

【用法】 水煎,皆食前服。

【适应病证】 如久泻大渴者。

方 3 人参白术散:人参、白术、白茯苓、炙甘草各一钱,藿香五分,木香、干姜二钱五分。

【用法】 作大剂,水煎,频频与之,以代汤水,效。

25. 妊娠痢疾

方1 当归黄芩芍药汤:当归、白芍、黄芩、黄连、白术、枳壳、白茯苓、陈皮、生地、生甘草各一钱,木香五分,乌梅一个。

【适应病证】 凡孕妇痢疾,以清热和胎、行气养血为主。虚坐努力者,防其损胎。

【用法】 水煎,空心服。

方2 黄连阿胶汤:黄连、阿胶各一钱,木香七分,干姜五分,人参、白术、白茯苓各一钱,炙甘草五分,乌梅三个,姜枣引。

【适应病证】 痢久不止。

【用法】 水煎,食前服。

26. 子悬

紫苏饮:紫苏、白芍、当归、陈皮、大腹皮、川芎各一钱,葱白七寸,人参五分,炙甘草五分,姜五片。

【适应病证】 孕妇五六个月以后,胎气不和,上凑心腹,胀满疼痛者。

【用法】 水煎,食前服。

27. 子烦

人参麦冬散:人参、茯苓、黄芩、麦冬、知母、炙甘草、生地各等份,竹茹一大团。

【适应病证】 孕妇心惊胆怯,终日烦闷不安者。

【用法】 水煎,食前服。

28. 子痛

方1 清神汤:人参、白术、白茯苓、白芍、炙黄芪、炙甘草、麦冬、当归各等份,姜枣引。

【适应病证】 孕妇忽然眩晕卒倒,口噤不能言,状如中风,须臾即醒,醒而复发。气虚挟痰挟火证。

【用法】 水煎,食远服。

方2 琥珀寿星丸:天南星一斤(掘地作坑,深二尺,用炭火二十斤于坑内烧红,去炭扫净,用好酒五升浇之,将南星趁热放坑内,用瓦盆急盖定,以黄泥封固,经一宿取出,焙干为末),入琥珀末一两,朱砂末五钱,和匀,以生姜自然汁,煮面糊熟,再入猵(阉割)猪心血三个,搅匀,和末为丸,朱砂为衣。

【功用】 宁神定志,祛风化痰。

【用法】 每服五十丸,人参煎汤下,日服三次,神效。

29．子肿

加味五皮汤:大腹皮、桑白皮、生姜皮、茯苓皮、白术、苏叶各一钱,枣去核为引。

【用法】 水煎,服时以木香磨浓汁三匙,入内同服。

【适应病证】 孕妇面目、身体、四肢浮肿者,此胎水泛滥。

30．子气

方1 茯苓汤:白茯苓、白术、陈皮、香附、乌药各一钱,炙甘草五分,紫苏五分,木瓜三片,姜引。

【适应病证】 孕妇自六七个月以来,两足肿大,行步艰难,脚指间有黄水出,此名子气,亦多有之。不须医治,至生子之后,其肿自消。甚者。

【用法】 水煎,空心腹。

方2 鲤鱼汤:白术三钱,白茯苓一钱半,当归、白芍各一钱,陈皮五分,活鲤鱼一个,煮汁一盏半,去鱼加生姜五片。

【适应病证】 孕妇腹大有水气者,亦名子肿。

【用法】 煎七分,空心服。

31．子满

束胎饮:白术、黄芩、苏叶、枳壳、大腹皮各一钱半,砂仁五分,炙甘草三分,姜引。

【适应病证】　孕妇至七八个月,其胎长大,腹大腹满,逼迫子户,坐卧不安,谓之子满。

【用法】　水煎,空心服。

32. 子淋

加味火府汤:木通、生地、条芩、生甘草梢、麦冬、人参、赤芍各一钱,淡竹叶十五皮,灯心四十九寸。

【适应病证】　孕妇小便少又涩痛者,谓之子淋。又治溺血。

【用法】　水煎,空心服。

33. 妊娠伤食

加味六君子汤:人参五分,白术、白茯苓各一钱,炙甘草三分,陈皮一钱,半夏曲五分,炒枳实、炒神曲、炒砂仁各五分。

【适应病证】　孕妇伤食,腹满吞酸,恶心不喜食者。

【用法】　姜引。水煎,食后服。

34. 妊娠头痛

加味芎归汤:川芎、当归各一钱半,酒炒黄芩、白术各一钱,细芽茶二钱为引。

【适应病证】　外感头痛者,此虚也。

【用法】　食后服。

35. 妊娠目鼻咽喉唇口诸病

【适应病证】　孕妇专以清热为主,有热病者。

东垣凉膈散:黄芩、黄连、山栀子仁、连翘、桔梗、生甘草各等份,薄荷叶少许。

【化裁】　目赤痛者,本方加当归、川芎、羌活、防风、菊花各一钱,竹叶引。咽喉痛者,本方加牛蒡子一钱。口舌生疮者,只依本方姜引。鼻衄不止者,本方加当归、生地各一钱,茅花一大团,生姜引。

36. 妊娠疮毒

托里解毒汤:川芎、当归、黄芩、白芷、连翘、天花粉、金银花、生甘草节各一钱,青皮五分,皂刺七个。

【适应病证】 孕妇多有病乳痈者。

【化裁】 如背上臀上生者,此阳明经也。本方去青皮,加升麻、葛根各一钱。如胸前两颊生者,此少阳经也。本方去白芷,加柴胡、胆草、栀子仁(炒)各一钱。如肩膊腋下生者。太阴经也。本方去青皮,加陈皮、桔梗、桑白皮、天冬各一钱。如在胯内阴旁生者,厥阴经也。本方去白芷,倍加青皮。如在手足掌内生者,少阴经也。本方去白芷、青皮、天花粉,加黄连、黄柏、木通各一钱。

37. 妇人杂证

方1 枣麦汤:炙甘草三两,小麦一升,大枣十枚。

【适应病证】 孕妇忽然无故悲渗哭泣,状若邪祟者,此脏躁症也。

【用法】 用水六升,煎三升,去渣,分三服,温饮即效。

方2 竹茹汤:人参、麦冬、茯苓、炙甘草各一钱,小麦一合,青竹茹一团,姜三片,枣五枚。

【用法】 水煎。食后服。

【适应病证】 孕妇心虚惊恐、脏躁悲泣。

方3 瘦胎丸:枳壳四两,白术、当归、炙甘草各二两,朱砂为衣。

【用法】 蜜丸,每服五十丸,食前白汤下。

【适应病证】 凡孕妇至八九月,形盛胎肥腹大,坐卧不安者,防其难产。

方4 达生散:大腹皮三钱,人参五分,白术、当归各一钱,枳壳七分,砂仁五分,紫苏茎叶、陈皮各五分,炙甘草五分,白芍一钱,青葱五根。

【适应病证】 如胎气本怯,不可服上瘦胎丸,欲防产难。

【用法】 水煎,食前服,至十数帖,甚得力。

38. 产后血晕

方1 清魂散:泽兰叶、人参各一钱,荆芥穗、川芎、当归各二钱,炙甘草二分。

【适应病证】 有如血来太多,卒然昏仆者,此血气两虚。

【用法】 酒水各一盏,煎一盏,入童便一盅,同服。

方 2 黑神散:炒黑豆一合,熟地、当归、肉桂(去皮)、干姜炮、炙甘草、酒炒白芍、生蒲黄各二钱。

【适应病证】 如血去少,恶露未尽,腹中有痛而昏眩者。

【用法】 酒水各一盏,入童便一盅服。

39. 产后子宫脱出

补中益气汤。

【适应病证】 其人素虚,产时用力太过,以致脱出,自不能收也。

外洗方:荆芥穗、藿香叶、臭椿木根白皮等份。

【用法】 锉碎,煎水,无时洗之,子宫即入。

40. 产后乍见鬼神

方 1 茯神散:茯神、柏子仁、远志、人参、当归(酒洗)、生地(酒洗)、炙甘草各一钱,桂心五分,獖猪心一个。

【用法】 法如上煎服,调朱砂一钱,食后服。

方 2 芎归泻心汤:当归梢、川芎、延胡索、蒲黄、丹皮各一钱,桂心七分。

【适应病证】 如心下胀闷,烦躁昏乱,狂言妄语,如见鬼神者,此败血停积,上干于心,心不受触,便成此证。

【用法】 水煎,调五灵脂(另研末)一钱,食后服。

41. 产后心痛

大岩蜜汤:生地(酒洗)、当归(酒洗)、独活、吴茱萸炒、白芍(酒炒)、炮干姜、炙甘草、桂心、小草(即远志苗)各一钱,细辛五分。

【适应病证】 其人宿寒内伏,因产大虚寒,持于血,血凝不行,上冲心之络脉,故心痛。

【用法】 水煎,热服。

42. 产后腹胀满闷、呕吐恶心

方1 抵圣汤:赤芍、半夏、泽兰叶、陈皮、人参各二钱,炙甘草一钱,生姜五分。

【适应病证】 败血散于脾胃,脾受则不能运化津液,而成腹胀,胃受则不能受水谷而生呕逆。

【用法】 水煎服。

方2 加味平胃散:苍术、姜炒厚朴、陈皮、香附、人参各二钱,炙甘草、焙生姜各五分,神曲一钱。

【适应病证】 有伤食而腹胀呕逆者,因于食则脉弦滑,不恶食而呕多血腥;因于食则脉弦滑,恶食而呕多食臭。

【用法】 水煎,热服。

方3 睍睆丸:炒良姜、炒姜黄、荜澄茄、去白陈皮、莪术、三棱、人参各等份。

【用法】 共为末,萝卜慢火煮熟,研为末,和药,将余汁打秫糊为丸,萝卜汤下。

方4 加味六君子汤:人参五分,白术七分,陈皮一钱,半夏七分,白茯苓二分,炙甘草三分,枳实五分,山楂五分,姜黄二分,姜三片引。

【用法】 水煎,食远服。

【适应病证】 产后伤食,呕吐腹胀满。

43. 产后口干痞闷

吴茱萸汤:吴茱萸一钱半,桔梗、干姜、炙甘草、半夏、细辛、当归、白茯苓、桂心、陈皮,生姜引。

【适应病证】 若其人脏气本虚,宿夹积冷,胸腹胀痛,呕吐恶心,饮食减少。亦因新产血气暴虚,风冷乘之,以致寒邪内胜,宿疾益加。

【用法】 水煎,热服。

44. 产后咳嗽

方1 二母汤:知母、贝母、白茯苓、人参各一钱,杏仁、桃仁各二钱。

【适应病证】 产后多因恶露上攻,流入肺经,乃成咳嗽。其症胸膈胀闷。

【用法】 水煎,食后温服。

方2 旋覆花汤:旋覆花、赤芍、前胡、半夏、荆芥穗、炙甘草、白茯苓、五味子、去根节麻黄、杏仁各等份,姜五,枣三引。

【适应病证】 产后气虚卫虚,皮毛不充,腠理不密,风寒袭之,先入于肺,亦成咳嗽。其症发热、恶寒,鼻塞后重,或多打喷嚏,鼻流清涕。

【用法】 煎服同前。

【化裁】 有汗者,去麻黄加桂枝。

方3 加味甘桔汤:炙甘草、桔梗、款冬花、贝母、前胡、枳壳、白茯苓、五味子、麦冬各等份,淡竹叶十五皮。

【适应病证】 咳久不止,涕唾稠黏。

【用法】 煎服同前。

45. 产后喉中气急喘促

方1 夺命丹:炮附子,去皮脐,半两,丹皮、干漆渣各一两。

【适应病证】 产后血下过多,荣血暴竭,卫气无主,独聚肺中,故令喘也。

【用法】 共末,用酽醋一升,大黄末一两同熬成膏,和末为丸,梧子大。每服五十丸,温酒下。

方2 参苏饮:人参末一两,苏木二两,水三盏。

【适应病证】 产后血入于肺,面赤发喘欲死者。

【用法】 煎一盏(去木),人参末随时加减服。

46. 产后腰痛

方1 利肾地黄汤:熟地、当归(酒洗)、盐水炒焦杜仲、独活、桂心、川断各一钱,生姜三片,枣二枚。

【适应病证】 产后下血过多则胞脉虚,脉虚则肾气虚,肾主腰,故令腰疼。其症隐隐痛。

【用法】 水煎,空心服。

方 2　加味复元通气散:当归(酒洗)、川芎、小茴香、补骨脂、延胡索、牛膝、桂心各一钱,丹皮一钱。

【适应病证】　败血流入肾经,带脉阻塞,腰痛者,其症胀痛如刺,时作时止,手不可近。

【用法】　水煎,木香五分,磨水和之,更调乳香、没药末各五分服。

47.产后遍身疼痛

方 1　趁痛散:当归、桂枝、白术、牛膝、黄芪、独活、生姜各一钱,炙甘草、薤白各五分。

【用法】　水煎服。

【适应病证】　产时骨节开张,血脉流散,元气衰弱,则经络肉分之间,血多凝滞,骨节不利,筋脉不舒,故腰背不能转侧,手足不能屈伸而痛也。

方 2　白茯苓散:白茯苓、当归、川芎、桂心、酒炒白芍、炙黄芪、人参、熟地各一钱,猯猪腰子一对,去脂膜,切片。

【适应病证】　新产气虚,久坐多语,运动用力,遂致头目昏眩,四肢疼痛,寒热如疟,自汗。

【用法】　煎汤一盏,去肾,姜三片,枣二枚引,同药煎服。

方 3　腰子粥煮法:取猯猪腰子一对,去脂膜薄切如柳叶大,用盐酒拌合一时,水三盏,粳米三合,瓦罐煮粥,入葱、花椒末,调和得宜,食之。

48.产后腹痛

方 1　当归建中汤:当归(酒洗)、白芍(酒炒)、桂心、炙甘草各二钱,生姜五片,大枣三枚。

【适应病证】　产后血虚,外受风冷之气,内伤寒冷之物,以致腹痛者,得人按摩略止,或热物熨之略止。

【用法】　水煎,入饴汤三匙,搅匀,热服。

方 2　黑神散:熟地、蒲黄、当归、干姜、桂心、白芍药、炙甘草各四两,炒黑豆、去皮,半升。

【适应病证】 或小腹痛者,脐下胞胎所系之处,血之所聚也,产后血去不尽,即成痛症。其症无时刺痛,痛则有形,须臾痛止,又不见形。

【用法】 上为细末,每服二钱,好酒、童便各半盏,同煎服。

方3 金铃子散:去核川楝子、炒小茴香、补骨脂、桂心、木香汁,各一钱。

【适应病证】 因产时寒气客于子门,入于小腹,或坐卧不谨,使风冷之气乘虚而入,此寒疝也,但不作胀,且无形影为异。

【用法】 姜引,水煎,入木香汁,食前热服。

49. 产后儿枕痛

方1 当归延胡索汤:全当归(酒洗)、延胡索各一钱半,五灵脂、蒲黄各一钱,赤芍、桂心各七分,红花五分。

【适应病证】 腹中有块,上下时动,痛不可忍,此由产前聚血,产后气虚,恶露未尽,新血与故血相搏而痛,俗谓之儿枕痛。

【用法】 酒水各一盏,煎一盏,入童便一杯,同服。

方2 又羊肉汤:精羊肉四两,当归、川芎各五钱,生姜一两,水十盏。

【适应病证】 通治上腹痛、小腹痛、儿枕痛,专治虚羸。

【用法】 煎三盏,分四服。

50. 产后头痛

方1 芎归汤:川芎、当归各五钱,葱白连须五根,焙干生姜,五片。

【用法】 水煎,食后服。

【适应病证】 产后去血过多,阴气已亏,阳气失守。头者诸阳之会,上凑于头,故为头痛。但补其阴血,则阳气得从,而头痛自止。

方2 黑神散。

【适应病证】 败血停留子宫厥阴之位,其脉上贯顶巅,作顶巅痛者。

51. 产后发热

人参当归散:人参、当归(酒洗)、熟地、去皮桂、白芍(酒炒),各一钱半,去心麦冬,一钱,水二盏。

【适应病证】 产后血虚则阴虚,阴虚生内热。其症心胸烦满,呼吸短气,头痛闷乱,哺时转甚,与大病后虚烦相似。

【用法】 先以粳米一合,淡竹叶十片,煎至一盏,去米叶,入药并枣三枚,煎七分,温服。

【化裁】 热甚加炒姜一钱。

52. 产后乍寒乍热似疟

方1 卷荷散:焙干初出卷荷、红花、当归尾、蒲黄、丹皮各一钱,生地一钱,生姜三片,童便一碗。

【适应病证】 败血留滞,则经脉皆闭,荣卫不通,闭于荣则血甚而寒,闭于卫则阳甚而热,荣卫俱闭,则寒热交作,荣卫气行则即解矣。

【用法】 水煎,热服。

方2 增损四物汤:当归(酒洗)、白芍(酒洗)、川芎、干姜(炒焦)、人参各一钱,炙甘草五分,姜三片,枣三枚。

【用法】 水煎服。

【化裁】 寒多热少者,加桂枝一钱;热多寒少者,加柴胡一钱,干姜减半;烦渴者,加知母、麦冬各一钱;食少者,加陈皮、白术各一钱;虚倦甚者,加黄芪(蜜炙)一钱。

53. 产后疟疾

增损柴胡四物汤:北柴胡,人参,半夏,炙甘草,当归,川芎,干姜,桂枝,姜三片,枣三枚。

【适应病证】 气血俱虚,荣卫不固,脾胃未复,或外感风寒,内伤饮食,皆能成疟。又有胎前病疟,产后未愈者。

【用法】 水煎,不拘时服。

【化裁】 久疟加黄芪(蜜炙)、鳖甲(醋炙)各一钱。

54. 产后口渴

人参麦冬汤:人参、麦冬、生地、瓜蒌根、炙甘草各二钱。

【适应病证】 产后去血甚多,津液内耗,胃气暴虚,顿生内热,故口燥咽干而渴也。

【用法】 先取淡竹叶十片,粳米一合,煎汤一盏,去米叶,加生姜三片,枣二枚,煎七分,温服。

55. 产后汗出不止兼变证

方1 麻黄根汤:当归(酒洗)、黄芪(蜜炙)、麻黄根、人参、炙甘草各一钱半,煅牡蛎,另研。

【适应病证】 产后去血过多,荣血不足,卫气失守,不能敛皮毛,固腠理,故汗泄而易出也。

【用法】 水二盏,以浮麦一合,煮至一盏,去麦,入药,再煎至七分,调牡蛎粉二钱,服之。

方2 炙黄芪、人参、炙甘草各二钱,制附子一钱。

【适应病证】 如眩晕汗出者,此名冒汗,虚极也。

【用法】 水煎,斡开口灌之。

方3 桂枝、葛根、白芍、炙甘草、炙黄芪、当归各二钱,熟附五分。

【适应病证】 如汗不止,风邪乘之,忽然闷倒,口眼㖞斜,手足挛曲,如角弓反张者。

【用法】 斡开口灌之。

56. 产后中风

方1 愈风汤:羌活、防风、当归、川芎、白芍(酒炒)、桂枝、黄芪、天麻、秦艽各二钱。

【适应病证】 产后正气虚,百节开张,风邪易入,调理失宜,风即中之,不省人事,口自蠕动,手足挛曲,身如角弓,此风外中者。

【用法】 姜枣引。水煎,热服。

方2 当归建中汤加黄芪、人参各一钱,熟附子五分,姜枣引。

【适应病证】 产后去血过多,肝气暴虚,内则不能养神,外则不能养筋,以致神昏气少,汗出肤冷,眩晕卒倒,手足瘫痪,此肝虚生风,风自内生者也。

方 3 琥珀寿星丸

【适应病证】 如痰迷心窍,神气不清,恍惚昏眩者。

【用法】 人参煎汤下。

57. 产后伤寒

五物汤:人参、当归、川芎、白芍、炙甘草等份,姜三片,葱白三根引。

【适应病证】 气血俱虚,荣卫不守,起居失节,调养失宜,伤于风则卫受之,伤于寒则荣受之,而成伤寒也,只以补虚为主,随证以末治之。

【用法】 水煎服。

【化裁】 有汗曰伤风,本方加桂枝、防风;无汗曰伤寒,本方加麻黄、苏叶;寒热往来。本方加柴胡;头痛本方加藁本、细辛;遍身痛本方加羌活、苍术;但热不恶寒,本方加柴胡、葛根;发热而渴本方加知母、麦冬、淡竹叶。

58. 产后霍乱吐泻

加味理中汤:人参,白术,炙甘草,炮干姜,陈皮,藿香,姜汁炒厚朴,焙生姜,五片。

【适应病证】 产后血去气损,脾胃亦虚,风冷易乘,饮食易伤,少失调理,即有霍乱、心腹绞痛、手足逆冷、吐泻并作。

【用法】 水煎,温服无时。

59. 产后泄泻

理中汤。

【适应病证】 产后中气虚损,寒邪易侵,若失调理,外伤风寒,内伤生冷,以致脾胃疼痛,泄泻不止。

【化裁】 如泄不止者再加肉豆蔻。

【用法】 共末,蜜丸,米饮下。

60. 产后痢疾

方 1 加味小承气汤:枳实、厚朴各二钱,大黄二钱五分,槟榔一钱半,炙甘草一钱,生姜三片。

【适应病证】 如果新产之时,饮食过伤者,其症腹中胀痛,里急窘迫,身热口渴,六脉数实,宜下之。

【用法】 水煎,热服。以快便为度,中病即止。

方 2 枳实汤:枳实、木香、炙甘草各一钱,姜制厚朴二钱,槟榔一钱五分,生姜三片。

【适应病证】 如新产后未有所伤,其症其脉与上却同者,此宿食为病也,宜消而去之。

【用法】 水煎服。快利为度。

方 3 当归芍药汤:当归、白芍、人参、白茯苓各一钱,炙甘草、木香各五分,枳壳七分,黑干姜二分,陈皮一钱,乌梅一个。

【适应病证】 如无新旧食积,下痢赤白,腹痛窘迫,脉沉数者,此虚痢也。宜行气和血为主。

【用法】 水煎,食前服。

方 4 四君子汤加白芍、乌梅、罂粟壳、大枣主之。

【适应病证】 如久痢不止者,此气虚血少,肠滑不禁也。

方 5 麸炒枳壳,一钱半,炒荆芥穗,二钱五分。

【适应病证】 产后恶露不下,以致败血渗入大肠而利鲜血者,腹中刺痛,里不急、后不重是也。

【用法】 水煎服,神效。

61. 产后大便闭涩不通

方 1 润燥汤:人参、炙甘草各五分,当归、生地、身梢枳壳各一钱,火麻仁二钱,桃仁泥二钱,磨汁槟榔,五分。

【适应病证】 产后气虚而不运,故糟粕壅滞而不行,血虚而不润,故沟渎干涩而不流,大便不通,乃虚秘也。

【用法】 先将上六味煎,后入桃泥末二钱,入槟榔汁服。

方2 苏麻粥:真苏子一合,火麻子三合。

【用法】 共捣烂,以水一盏,滤汁,又捣取汁,渣尽为度。用汁和粳米煮粥食之,甚效。老人虚秘,尤宜常用。

62. 产后小便不通或短少

方1 加味四君子汤:人参、白术、白茯苓、炙甘草、麦冬、车前子各一钱,桂心五分,姜三片。

【适应病证】 产后气虚,不能运化流通津液,故使小便不通,虽通而亦短少也。勿作淋秘,轻用渗利之药,其气益虚,病亦甚。

【用法】 水煎,食前服。

方2 加味五苓散:猪苓、泽泻、白术、茯苓、桂枝各一钱,桃仁、红花各二钱。

【适应病证】 又有恶露不来,败血停滞,闭塞水渎,小便不通,其症小腹胀满刺痛,乍寒乍热,烦闷不安。

【用法】 水煎服。

63. 产后淋证

加味导赤散:生地、赤芍、木通(去皮)、生甘草梢、麦冬(去心)、黄柏、知母、桂心各一钱,灯心四十七寸。

【适应病证】 血去阴虚生内热证也。盖肾为至阴,主行水道,去血过多,真阴亏损,一水不足,二火更甚,故生内热,小便成淋而涩痛。

【用法】 水煎,调益元散二钱服。

64. 产后尿血

小蓟汤:小蓟根、生地、赤芍、木通、蒲黄、生甘草梢、淡竹叶各一钱,滑石二钱,灯心草十九寸。

【适应病证】 小腹痛者,乃败血流入膀胱,小腹不痛,但尿时涩痛者,乃内热也。

【用法】 水煎。

【化裁】 败血加当归梢、红花各一钱,兼内热加黄芩、麦冬各一钱。

65. 产后小便数及遗尿不禁

方 1　升阳调元汤合桑螵蛸散：人参、炙黄芪、炙甘草、升麻、益智仁各一钱五分。

【适应病证】　产后气血虚脱,沟渎决裂,潴蓄不固,水泉不止,故数而遗也。

【用法】　姜枣引。水煎,调桑螵蛸散服。

方 2　桑螵蛸散：桑螵蛸、煅白龙骨、牡蛎各等份。

【用法】　细研末,每服三钱,入汤调服。

方 3　参术汤：人参二钱半,白术二钱,桃仁、陈皮、白茯苓各一钱,炙黄芪一钱五分,炙甘草五分。

【适应病证】　又有产前稳婆用手误犯胞破者,以致小便不禁。

【用法】　猪胞或羊胞一个,洗净,水二盏,煮至一盏,去胞,入药,煎七分,食前多服乃佳。

66. 产后咳逆

加味理中汤：人参、白术、炙甘草、炮干姜、陈皮各一钱,丁香五分,干柿蒂二钱。

【适应病证】　大约产后咳逆,乃胃虚气寒证也。

【用法】　水煎服。有热去丁香,加竹茹二钱。

【预后】　如虚羸太甚,饮食减少,咳逆者,胃绝也,难治。

67. 产后浮肿

方 1　调经汤：当归(酒洗)、赤芍、丹皮、桂心、赤茯苓、炙甘草、陈皮各一钱,细辛,炒干姜各五分。

【适应病证】　新产之后,败血不尽,乘虚流入经络,与气相杂,凝滞不行,腐化为水,故令四肢浮肿,乍寒乍热。勿作水气治之,轻用渗利之剂。

【用法】　姜引,水煎服。

方 2　加味五皮汤：桑白皮,陈皮,生姜皮,茯苓皮,大腹皮,汉防己,枳壳,猪苓,炙甘草。

【适应病证】 产后虚弱,腠理不密,调理失宜,外受风湿,面目虚浮,四肢肿者。

【用法】 姜引,水煎服。

68．产后恶露不止

方1 十全大补汤。

【适应病证】 产后冲任损伤,气血虚惫,旧血未尽,新血不敛,相并而下,日久不止,渐成虚劳。当大补气血,使旧血得行,新血得生。不可轻用固涩之剂,使败血凝聚,变为癥瘕,反成终身之害。

方2 四物汤加延胡索、蒲黄(炒)、干姜(炒)。

【适应病证】 如小腹刺痛者。

69．产后恶露不下

方1 黑神散。

【适应病证】 或因子宫素冷,停滞不行者,此必小腹胀满刺痛无时也。

方2 加减八珍汤:人参,白术,白茯苓,炙甘草,当归,川芎,赤芍,熟地,延胡索,香附。

【适应病证】 或因脾胃素弱,中气本虚,败血亦少,气乏血阻,不能尽下。其症乍痛乍止,痛亦不甚。

【用法】 姜枣引,水煎,食前服。

70．产后眼见黑花昏眩

清魂散加丹皮一钱

【用法】 煎服如前。

【适应病证】 恶露未尽,败血流入肝经,肝经开窍于目,故眼见黑花。诸风振掉,皆属肝木,故为昏眩。

71．产后胁痛

方1 芎归泻肝汤:当归尾、川芎、青皮、枳壳、香附、红花、桃仁各二钱。

【适应病证】 胁下胀,手不可按,是瘀血也,宜去其血。

【用法】 水煎,入童便一盅,酒一盅服。

方2 当归地黄汤:当归、白芍、熟地、人参、炙甘草、陈皮、桂枝各钱半。

【适应病证】 胁下痛,喜人按,其气闪动肋骨,状若奔豚者,此去血太多,肝脏虚也。

【用法】 姜枣引,水煎。

72. 产后不语

方1 七珍散:人参、石菖蒲、生地、川芎各一钱,细辛三钱,防风五分,研朱砂,五分。

【适应病证】 产后虚弱,败血停积,闭于心窍,神志不能明了,故多昏瞆。又心气通于舌,心气闭则舌强不语。

【用法】 水煎,调朱砂,食后服。

方2 加味参麦散:人参、麦冬、当归、生地、炙甘草、石菖蒲各一钱,五味子十三粒,獖猪心一个。

【适应病证】 有语言不清,含糊蹇涩者。又治怔忡有效。

【用法】 水二盏,煮至一盏半,去心入药,煎七分,食后服。

73. 产后暴崩

四物汤倍加芎归,再加人参,作大剂服之。

【化裁】 因于房劳者,本方加黄芪、炙甘草、阿胶(炒)、艾叶同服。因于辛热者,本方加白术、白茯苓、生甘草、黄连(炒)。因于劫涩者,本方加香附、桃仁。崩久不止,只用本方调十灰散服之。

【适应病证】 产后冲任已伤,气血未复;或恣欲劳动胞脉;或食辛热鼓动相火;或因恶露未尽,固涩太速,以致停留。

74. 产后瘕块

熟地二两,醋制香附四两,去核山茱萸二两,去木丹皮一两五钱,桂一两,当归二两,川芎二两,三棱一两,莪术一两,九肋鳖甲一两,另研桃仁一两,五灵脂一两五钱,炒延胡索、炒补骨脂,各一两,木香一两。

【用法】 蜜丸。每空心服五十丸,白术陈皮汤下。

【适应病证】 新产恶露不来;或来不尽;或产妇畏药,虽有痛苦,强忍不言;或主人与医坚执产后虚补之说,不可轻用去血之药;以致败血停留,久而不散,结聚成块,依附子宫,妨碍月水,阻绝嗣息,夭其天年。欲治此者,必用丸药以渐磨之,非汤散旬日之力。

75. 产后玉户不敛

方1 内服:十全大补汤。

方2 外用敷药:白芨、白龙骨、诃子肉、烂蜂壳、炒黄柏,等份。

【用法】 为细末。先用野紫苏煎洗,拭干,以此药搽之,即效。

【适应病证】 女子初产,身体纤柔,胞户窄小,子出不快,乃致拆裂,渐次溃烂,日久不敛。

76. 产后乳汁不通

方1 加味四物汤:当归、人参、川芎、赤芍、生地、桔梗、炙甘草、麦冬、白芷各一钱。

【化裁】 如因乳汁不行,身体壮热,胸膈胀闷,头目昏眩者,加木通、滑石末,水煎,食后服。

【适应病证】 初产之妇,则乳方长,乳脉未行;或产多之妇,则气血虚弱,乳汁短少。

方2 更煮猪蹄汤食之,则乳汁自行。猪蹄一对,洗净,煮烂,入葱调和,并汁食之。

【适应病证】 初产之妇,则乳方长,乳脉未行;或产多之妇,则气血虚弱,乳汁短少。

方3 又云:要入香油、炒穿山甲,共煮,去甲食之才好。

【适应病证】 初产之妇,则乳方长,乳脉未行;或产多之妇,则气血虚弱,乳汁短少。

77. 种子

调经种玉汤:当归八钱,川芎四钱,熟地一两,香附六钱,炒白芍六钱,茯苓四钱,陈皮三钱,吴茱萸三钱,丹皮三钱,延胡索三钱。

【化裁】 若过期而经水色淡者,血虚有寒也,加官桂、炮姜、熟艾各一钱;若先期三五日,色紫者,血虚有热也,加条芩三钱,锉,四帖,生姜三片,水碗半,煎至一碗,空心温服。渣再煎,临卧时服。经至之日服起,一日一服,药完经止,即当入房,必成孕矣。纵未成孕,经当对期,候期来再服,最效。

【适应病证】 胎前常服此丹,壮气养胎,滋阴顺产,调和五脏,平理阴阳,更为神妙。室女经闭,月水不调众疾,并效。

附二:庞安时《伤寒总病论》收录妇科验方

【文献出处】 庞安时医学全书,田思胜主编,中国中医药出版社,2015年1月出版。

1. 妊娠杂方

方1 伏龙肝散:伏龙肝

【用法】 为末,水滴涂脐下,干时易之,疾瘥乃止。

【适应病证】 妊娠时气。

【功用】 令子不落。

方2 吞鸡子法

【用法】 取鸡子,以绢袋贮投井底,浸令极冷,旋破吞六七枚。

【适应病证】 妊娠伤寒,内热极甚。

【功用】 令不伤胎。

方3 牵牛散:大黄、郁金、青橘皮各一两,甘草三分,牵牛子(取末)二两。

【用法】 细末,不计时,姜汤调下两钱,以利为度。

【适应病证】 妊娠伤寒,腹胀,大便不通,喘急。

方4 黄芪人参汤:黄芪、人参、半夏、陈橘皮、麦门冬、当归、赤茯苓各半两。

【用法】 粗末,每服四钱,水二盏,姜三片,煎七分,去滓,下阿胶末一小匕,烊化,温与之,日可三四服。

【适应病证】 妊娠伤寒,服汗下诸药,热已退,觉气虚不和。

【功用】 与此药安胎。

方5 阿胶散:阿胶末一钱半、竹沥、小麦、竹叶。

【用法】 阿胶末,用竹沥调下,或用小麦、竹叶煎汤调下。

【适应病证】 大热甚,胎动不安。

方6 橘皮枳实汤:枳实、麦冬各三分,陈橘皮一两。

【用法】 粗末,每服五钱,水一盏半,生姜四片,煎八分,去滓,温服。

【适应病证】 妊娠伤寒四五日已上,心腹胀,渴不止,腰痛重。

方7 鹿角屑汤:鹿角屑一两。

【用法】 水一碗,葱白五茎,豆豉半合,煎六分,去滓,温作二服。

【适应病证】 妊娠热病,胎死腹中。

方8 益母草饮子:益母草。

【用法】 绞汁,饮半升,即出。

【适应病证】 妊娠热病,胎死腹中。

2. 产后杂方

方1 大黄桃仁汤:朴硝、大黄、桃仁。

【用法】 二味等份末之,每一钱或两钱,桃仁去双仁皮尖,碎之,浓煎汤调下,以通为度,日三服。

【适应病证】 恶露不行,腹胀烦闷欲死。

方2 地黄饮子:地黄汁、藕汁各一碗,生姜汁一盏。

【用法】 令和暖,温分三四服,微有寒,煎二十沸服之。

【适应病证】 小产后,其恶露被热蒸断不行。亦下死胎。

方3 红花散:红花、荷叶、姜黄等份。

【用法】 末之,炒生姜,小便调下二钱。

【适应病证】 伤寒产后,血运欲绝。

方4 生姜小便饮子:生地黄汁、藕汁、小便各一盏。

【用法】 和匀,煎三四沸,温热分作三服。

【适应病证】 伤寒产后,恶血冲心,闷乱口干。

方5 抵当汤:水蛭(熬)三十个、虻虫(去翅足,熬)三十个、桃仁(去皮尖)二十个、大黄(酒洗)三两。

【适应病证】 恶露不下,烦闷胀喘狂言者。

方6 桃仁承气汤:桃仁一钱,甘草一钱,芒硝二钱,大黄四钱。

【适应病证】 恶露不下,烦闷胀喘狂言者。

方 7 石膏瓜蒌汤:黄连、黄芩、甘草、瓜蒌根各一两,石膏一两半。

【用法】 粗末,每服四钱,水一盏半,煎八分,温服一盏。

【适应病证】 伤寒小产后,烦闷,大燥渴。

方 8 枳实散:枳实(细末)二钱。

【用法】 米饮调,日可三四服。

【适应病证】 虚损及新产人不能吐者。

方 9 枳实桂枝散:枳实二两,桂枝一两。

【用法】 同末之,米饮调服。

【适应病证】 虚损及新产人,手足冷及脉微弱者。

附三:李时珍《本草纲目》收录妇科单方、验方

【文献出处】 李时珍医学全书,柳长华等,中国中医药出版社,1999年8月出版。

一、月经病

1. 女子经闭

茜根赤色而气温,味微酸而带咸。色赤入营,气温行滞,味酸入肝而咸走血,手足厥阴血分之药也,专于行血活血。俗方用治女子经水不通,以一两煎酒服之,一日即通,甚效。(卷十八·茜草条)

女子经闭不通。用酢榴根东生者一握炙干,水二大盏,浓煎一盏,空心腹(注:应为"服")之,未通再服。(卷三十·安石榴条)

治女人月经瘀闭不来,绕脐寒疝痛彻,及产后血气不调,诸癥瘕等病。用干漆一两,打碎,炒烟尽,牛漆末一两,以生地黄汁一升,入银、石器中慢熬,俟可丸,丸如梧子大。每服一丸,加至三五丸,酒、饮任下,以通为度。(卷三十五·漆条)

治女人月经不利,血气上攻,欲呕,不得睡。用当归四钱,干漆三钱,炒烟尽,为末,炼蜜丸梧子大。每服十五丸,空心温酒下。(卷三十五·漆条)

治女人月水不通,脐下坚如杯,时发热往来,下痢羸瘦,此为血瘕。若生肉癥,不可治也。干漆一斤烧研,生地黄二十斤取汁和,煎至可丸,丸梧子大。每服三丸,空心酒下。(卷三十五·漆条)

妇人经闭,结成瘕块,肋胀大欲死者。马鞭草根苗五斤,锉细,水五斗,煎至一斗,去滓,熬成膏。每服半匙,食前温酒化下,日二服。(卷十六·马鞭草条)

妇人经闭不行,至一年者,脐腹痛,腰腿沉重,寒热往来。用芥子二两,为末。每服二钱,热酒食前服。(卷二十六·芥条)

妇人经闭,数年不通,面色萎黄,唇口青白,腹内成块,肚上筋起,腿胫或肿,桃根煎主之。用桃树根、牛蒡根、马鞭草根、牛膝、蓬蘽各一斤锉,以水三斗,煎一斗去滓,更以慢火煎如饧状收之。每以热酒调服一匙。(卷二十九·桃条)

蚕沙四两,砂锅炒半黄色,入无灰酒一壶,煮沸,澄去沙。每温服一盏,即通。(卷三十九·原蚕条)

当归尾、没药各一钱,为末,红花浸酒,面北饮之,一日一服。(卷十四·当归条)

室女经闭,血结成块,心腹攻痛。质汗、姜黄、川大黄炒各半两,为末。每服一钱,温水下。(卷三十四·质汗条)

巴豆去油,如绿豆大三丸,以乌金石(即石炭)末一钱,调汤送下,即通。(卷九·石炭条)

杜蒺藜、当归等分,为末,米饮每服三钱。(卷十六·蒺藜条)

月经不通,或两三月,或半年、一年者。用麻子仁二升,桃仁二两,研匀,熟酒一升,浸一夜。日服一升。(卷二十二·大麻条)

日饮人乳三合。(卷五十二·乳汁条)

月水不通,脐腹积聚疼痛。硇砂一两,皂角五挺。去皮子,锉为末,以头醋一大盏,熬膏,入陈橘皮末三两,捣三百杵,丸梧子大。每温酒下五丸。(卷十一·硇砂条)

妇人宿有风冷,留血积聚,月水不通。庵䕡子一升,桃仁二升,酒浸去皮尖,研匀入瓶内,以酒二斗浸,封五日后,每饮三合,日三服。(卷十五·庵条)

月水不通,结成癥块,腹肋胀大,欲死。牛蒡根二斤锉,蒸三遍,以生绢袋盛之,以酒二斗浸五日,每食前温服一盏。(卷十五·恶实条)

葶苈一升,为末,蜜丸弹子大,绵裹纳阴中二寸,一宿易之,有汁出,止。(卷十六·葶苈条)

茶清一瓶,入沙(注:应为"砂")糖少许,露一夜服。虽三个月胎亦通,不可轻视。(卷三十二·茗条)

厚朴三两炙切,水三升,煎一升,分二服,空心饮。不过三四剂,神验。一加

桃仁、红花。（卷三十五·厚朴条）

月水不通，心腹滞闷，四肢疼痛。用赤马肝一片炙研，每食前热酒服一钱，通乃止。（卷五十·马条）

獭胆丸：用干獭胆一枚，干狗胆、硇砂、川椒炒去汗目各一分，水蛭炒黄十枚，为末，醋糊丸绿豆大。每服五丸，当归酒下，日一服。（卷五十一·水獭条）

童男、童女发各三两烧灰，斑蝥二十一枚，糯米炒黄，麝香一钱，为末。每服一钱，食前热姜酒下。（卷五十二·乱发条）

薏苡根一两，水煎服之。不过数服，效。（卷二十三·薏苡仁条）

干丝瓜一个为末，用白鸽血调成饼，日干研末。每服二钱，空心酒下。先服四物汤三服。（卷二十八·丝瓜条）

经脉不通，积血不散，用乌鸦散主之。乌鸦去皮毛炙三分，当归焙、好墨各三分，延胡索炒、蒲黄炒、水蛭以糯米炒过各半两，芫青糯米炒过一分，为末。每服一钱，酒下。（卷四十九·乌鸦条）

凌霄花为末，每服二钱，食前温酒下。（卷十八·紫葳条）

旧屋阴处瓦花（即昨叶何草）活者五两熬膏，当归须、干漆一两烧烟尽，当门子即麝香二钱，为末，枣肉和丸梧子大。每服七十丸，红花汤下。（卷二十一·昨叶何草条）

追气丸：治妇人血刺，小腹痛不可忍。亦可常服，补血虚，破气块甚效。用芸薹子即油菜籽微炒、桂心各一两，高良姜半两，为末，醋糊丸梧子大，每淡醋汤下五丸。（卷二十六芸薹条）

经闭验胎，经水三个月不行。验胎法：川芎生为末，空心煎艾汤服一匙。腹内微动者是有胎，不动者非也。（卷十四·川芎条）

2. 月水不断

羊前左脚胫骨一条，纸裹泥封令干，煅赤，入棕榈灰等分。每服一钱，温酒服之。（卷五十·羊条）

用乌豆五升，清酒一斗，炒令烟绝，投酒中，待酒紫赤色，去豆，量性服之，可

日夜三盏,神验。(卷二十四·大豆条)

木贼炒三钱,水一盏,煎七分,温服,日一服。(卷十五·木贼条)

月水不断,肉色黄瘦,血竭暂止,数日复发,小劳辄剧,久疾失治者,皆可服之。桑黄焙研,每服二钱,食前热酒下,日二服。(卷二十八·木耳条)

月水不断,劳损黄瘦,暂止复发,小劳辄剧者。槐蛾(即槐耳)炒黄、赤石脂各一两,为末,食前热酒服二钱。桑黄亦可。(卷二十八·木耳条)

侧柏叶炙、芍药等分。每用三钱,水、酒各半,煎服。(卷三十四·柏条)

月水不断,室女用侧柏叶、木贼炒微焦等分,为末。每服二钱,米饮下。(卷三十四·柏条)

青竹茹微炙,为末。每服三钱,水一盏,煎服。(卷三十七·竹条)

生地黄汁,每服一盏,酒一盏,煎服,日二次。(卷十六·地黄条)

梅叶焙,棕榈皮灰,各等分为末。每服二钱,酒调下。(卷二十九·梅条)

牡蛎煅研,米醋搜成团,再煅研末,以米醋调艾叶末熬膏,丸梧子大。每醋汤下四五十丸。(卷四十六·牡蛎条)

阿胶炒焦为末,酒服二钱。(卷五十·阿胶条)

芩心丸:治妇人四十九岁已后,天癸当住,每月却行,或过多不止。用条芩心二两,米醋浸七日,炙干又浸,如此七次,为末,醋糊丸梧子大。每服七十丸,空心温酒下,日二次。(卷十三·黄芩条)

妇人五十后,经水不止者,作败血论。用茜根一名过山姜一两,阿胶、侧柏叶、炙黄芩各五钱,生地黄一两,小儿胎发一枚烧灰,分作六帖。每帖水一盏半,煎七分,入发灰服之。(卷十八·茜草条)

箬叶灰、蚕纸灰等分,为末。每服二钱,米饮下。(卷十五·箬条)

瑞莲散:用陈莲蓬壳烧存性,研末。每服二钱,热酒下。(卷三十三·莲藕条)

拒霜花(即木芙蓉花)、莲蓬壳等分,为末。每用米饮下二钱。(卷三十六·木芙蓉条)

五灵脂炒烟尽,研。每服二钱,当归两片,酒一盏,煎六分,热服。三五度取

效。（卷四十八·寒号虫条）

白芍药、香附子、熟艾叶各一钱半，水煎服之。（卷十四·芍药条）

红鸡冠花一味，晒干为末。每服二钱，空心酒调下。忌鱼腥猪肉。（卷十五·鸡冠条）

经水不止，日渐黄瘦。紫矿末，每服二钱，空心白汤下。（卷三十九·紫铆条）

3. 崩漏

石韦为末。每服三钱，温酒服，甚效。（卷二十·石韦条）

乌梅肉七枚，烧存性研末。米饮服之，日二。（卷二十九·梅条）

漆器灰、棕灰各一钱，柏叶煎汤下。（卷三十八·漆器条）

猪毛烧灰三钱，以黑豆一碗，好酒一碗半，煮一碗，调服。（卷五十·豕条）

柣杨皮半斤，牡丹皮四两，升麻、牡蛎煅各一两。每用一两，酒二钟，煎一钟，食前服。（卷三十五·柣杨条）

阿伽陁丸治妇人血崩。用胡椒、紫檀香、郁金、茜根、小檗皮等分，为末，水丸梧子大。每服二十丸，阿胶汤下。（卷三十二·胡椒条）

赤石脂、破故纸（即补骨脂）各一两，为末。每服二钱，米饮下。（卷九·五色石脂条）

伏龙肝半两，阿胶、蚕沙炒各一两，为末。每空肚酒服二三钱，以知为度。（卷七·伏龙肝条）

赭石火煅醋淬七次，为末。白汤服二钱。（卷十·代赭石条）

青矾二两，轻粉一钱，为末，水丸梧子大。每服二三十丸，新汲水下。（卷十一·绿矾条）

三七研末，同淡白酒调一二钱服，三服可愈。加五分入四物汤，亦可。（卷十二·三七条）

金丝草、海柏枝、砂仁、花椒、蚕退纸、旧锦灰，等分，为末，煮酒空心服。（卷十三·金丝草条）

新缩砂仁,新瓦焙研末,米饮服三钱。(卷十四·缩砂蔤条)

妇人血崩,血气痛不可忍,远年近日不瘥者,雷氏木贼散主之。木贼一两,香附子一两,朴消半两,为末。每服三钱,色黑者,酒一盏煎,红赤者,水一盏煎,和滓服,日二服。脐下痛者,加乳香、没药、当归各一钱,同煎。忌生冷硬物猪鱼油腻酒面。(卷十五·木贼条)

凌霄花为末。每酒服二钱,后服四物汤。(卷十八·紫葳条)

草血竭(即地锦)嫩者蒸熟,以油、盐、姜淹食之,饮酒一二杯送下。或阴干为末,姜酒调服一二钱,一服即止。生于砖缝井砌间,少在地上也。(卷二十·地锦条)

石花(即乌韭)、细茶焙为末,旧漆碟烧存性,各一匙。以碗盛酒,放锅内煮一滚,乃入药末,露一宿。侵晨,连药再煮一滚。温服。(卷二十一·乌韭条)

凫茈(即乌芋)一岁一个,烧存性,研末,酒服之。(卷三十三·乌芋条)

黄绢灰五分,棕榈灰一钱,贯众灰、京墨灰、荷叶灰各五分,水、酒调服,即止。(卷三十八·绢条)

茧黄散:用茧黄、蚕蜕纸并烧存性、晚蚕沙、白僵蚕并炒等分为末,入麝香少许。每服二钱,用米饮送下,日三服,甚效。(卷三十九·蚕条)

蚕沙为末,酒服三五钱。(卷三十九·原蚕条)

鲫鱼一个(长五寸者)去肠,入血竭、乳香在内,绵包烧存性,研末。每服三钱,热酒调下。(卷四十四·鲫鱼条)

贯众半两,煎酒服之,立止。(卷十二·贯众条)

百草霜二钱,狗胆汁拌匀,分作二服,当归酒下。(卷七·百草霜条)

独圣散:用防风去芦头,炙赤为末。每服一钱,以面糊酒调下,更以面糊酒投之,此药累经效验。一方:加炒黑蒲黄等分。(卷十三·防风条)

益智子炒碾细。米饮入盐,服一钱。(卷十四·益智子条)

妇人崩中,连日不止。熟艾鸡子大,阿胶炒为末半两,干姜一钱,水五盏,先煮艾姜至二盏半,倾出,入胶烊化,分三服,一日服尽。(卷十五·艾条)

妇人崩中,昼夜不止。丁香二两,酒二升,煎一升,分服。(卷三十四·丁香

条))

夏枯草为末,每服方寸匕,米饮调下。(卷十五·夏枯草)

木莓根(即悬钩子根)四两,酒一碗,煎七分。空心温服。(卷十八·悬钩子条)

白扁豆花焙干,为末。每服二钱,空心炒米煮饮,入盐少许,调下即效。(卷二十四·白扁豆条)

老丝瓜烧灰、棕榈烧灰等分,盐酒或盐汤服。(卷二十八·丝瓜条)

血崩不止,诸药不效,服此立止。用甜杏仁上黄皮,烧存性,为末。每服三钱,空心热酒服。(卷二十九·杏条)

乌梅肉七枚,烧存性研末。米饮服之,日二。(卷二十九·梅条)

胡桃肉十五枚,灯上烧存性,研作一服,空心温酒调下,神效。(卷三十·胡桃条)

血崩不止,不拘冷热。用莲蓬壳、荆芥穗各烧存性,等分为末。每服二钱,米饮下。(卷三十三·莲藕条)

桂心不拘多少,砂锅内煅存性,为末。每米饮空腹服一二钱。名神应散。(卷三十四·桂条)

槐花三两,黄芩二两,为末。每服半两,酒一碗,铜秤锤一枚,桑柴火烧红,浸入酒内,调服。忌口。(卷三十五槐条)

棕榈皮烧存性,空心淡酒服三钱。一方加煅白矾等分。(卷三十五·棕榈条)

好绵及妇人头发共烧存性,百草霜等分,为末。每服三钱,温酒下。或加棕灰。(卷三十八·绵条)

用白绵子、莲花心、当归、茅花、红花各一两,以白纸裹定,黄泥固济,烧存性,为末。每服一钱,入麝香少许,食前好酒服。(卷三十八·绵条)

用旧绵絮去灰尘一斤,新蚕丝一斤,陈莲房十个,旧炊箅一枚,各烧存性。各取一钱,空心热酒下,日三服。不过五日愈。(卷三十八·绵条)

用五灵脂十两,研末,水五碗,煎三碗,澄清,再煎为膏,入神曲末二两,和丸

梧子大。每服二十丸,空心温酒下,便止,极效。(卷四十八·寒号虫条)

用五灵脂烧研,以铁秤锤烧红淬酒,调服。以效为度。(卷四十八·寒号虫条)

五灵脂散治丈夫脾积气痛,妇人血崩诸痛。飞过五灵脂炒烟尽,研末。每服一盏,温酒调下。此药气恶难吃,烧存性乃妙也。或以酒、水、童尿煎服,名抽刀散,治产后心腹、胁肋、腰胯痛。能散恶血。如心烦口渴者,加炒蒲黄减半,霹雳酒下。肠风下血者,煎乌梅、柏叶汤下。中风麻痹者,加草乌半钱,同童尿、水、酒煎服。(卷四十八·寒号虫条)

血如山崩,或五色漏带,并宜常服,滋血调气,乃妇人之仙药也。香附子去毛炒焦为末,极热酒服二钱立愈。昏迷甚者三钱,米饮下。亦可加棕灰。(卷十四·莎草 香附子条)

下血血崩,槐花一两,棕灰五钱,盐一钱,水三盏,煎减半服。(卷三十五·槐条)

黄芩为细末,每服一钱,霹雳酒下,以秤锤烧赤,淬酒中也。许学士云:崩中多用止血及补血药。此方乃治阳乘于阴,所谓天暑地热,经水沸溢者也。(卷十三·黄芩条)

崩中下血,昼夜不止。用芎䓖(即川芎)一两,清酒一大盏,煎取五分,徐徐进之。(卷十四·川芎条)

圣惠:加生地黄汁二合,同煎。(卷十四·川芎条)

崩中下血,小腹痛甚者。芍药一两,炒黄色,柏叶六两,微炒。每服二两,水一升,煎六合,入酒五合,再煎七合,空心分为两服。亦可为末。酒服二钱。(卷十四·芍药条)

大小蓟根一升,酒一斗,渍五宿,任饮。亦可酒煎服,或生捣汁温服。(卷十五·大蓟 小蓟条)

小蓟茎叶洗切,研汁一盏,入生地黄汁一盏,白术半两,煎减半,温服。(卷十五·大蓟 小蓟条)

陈年蒸饼,烧存性,米饮服二钱。(卷二十五·蒸饼条)

用湖鸡腿根（即翻白草根）一两捣碎，酒二盏，煎一盏服。（卷二十七·翻白草条）

崩中下血，不问年月远近。用槐耳烧存性，为末。每服方寸匕，温酒下。（卷二十八·木耳条）

荷叶烧研半两，蒲黄、黄芩各一两，为末。每空心温酒服三钱。（卷三十三·莲藕条）

崩中漏下青黄赤白，使人无子。好墨一钱，水服，日二服。（卷七·墨条）

崩中漏下青黄赤白，使人无子。禹余粮煅研，赤石脂煅研，牡蛎煅研，乌贼骨，伏龙肝炒，桂心，等分为末。温酒服方寸匕，日二服。忌葱、蒜。（卷十·禹余粮条）

石韦为末。每服三钱，温酒服，甚效。（卷二十·石韦条）

崩中漏下，木耳半斤，炒见烟，为末，每服二钱一分，头发灰三分，共二钱四分，以应二十四气。好酒调服，出汗。（卷二十八·木耳条）

崩中漏下，桑耳炒黑为末，酒服方寸匕，日三服取效。（卷二十八·木耳条）

崩中漏下，不止者。桃核烧存性研细，酒服方寸匕，日三。（卷二十九·桃条）

常炙猪肾食之。（卷五十·豕条）

崩中漏下赤白。用桑螵烧灰，温酒服方寸匕，日二。（卷四十一·桑蠹虫条）

崩中漏下五色，使人无子。蜂房末三指撮，温酒服之，大神效。（卷三十九·露蜂房条）

崩中不止，荆芥穗于麻油灯上烧焦，为末。每服二钱，童子小便服。（卷十四·假苏条）

崩中不止，蚕故纸一张，剪碎炒焦，槐子炒黄各等分，为末。酒服立愈。（卷三十九·蚕条）

崩中腹痛，毛蟹壳烧存性，米饮服一钱。（卷四十五·蟹条）

崩中带下，椒目炒碾细，每温酒服一勺。（卷三十二·蜀椒条）

治妇人崩中及下痢,日夜数十起欲死者,以此入腹即活。悬钩根、蔷薇根、柿根、菝葜各一斛,锉入釜中,水淹上四五寸,煮减三之一,去滓取汁,煎至可丸,丸梧子大。每温酒服十丸,日三服。(卷十八·悬钩子条)

崩中赤白,不问远近。取槐枝烧灰,食前酒下方寸匕,日二服。(卷三十五·槐条)

赤白崩中,旧壶卢(即葫芦)瓢炒存性,莲房煅存性,等分研末。每服二钱,热水调服。三服,有汗为度,即止。甚者五服止,最妙。忌房事、发物、生冷。(卷二十八·败瓢条)

赤白崩中,鱼缥胶三尺,焙黄研末,同鸡子煎饼,好酒食之。(卷四十四·鳔胶条)

崩中垂死,肥羊肉三斤,水二斗,煮一斗三升,入生地黄汁一升,干姜、当归各三两,煮三升,分四服。(卷五十·羊条)

伤中崩赤,醍醐杵汁,拌酒煎沸,空心服一盏。(卷二十七·醍醐菜条)

妇人漏下赤白不止,令人黄瘦。地榆三两,米醋一升,煮十余沸,去滓,食前稍热服一合。(卷十二·地榆条)

妇人漏下,鳖甲醋炙研末,清酒服方寸匕,日二。(卷四十五·鳖条)

用干姜、鳖甲、诃黎勒皮等分为末,糊丸。空心下三十丸,日再。(卷四十五·鳖条)

妇人漏血不止。槐花烧存性,研。每服二三钱,食前温酒下。(卷三十五·槐条)

妇人漏血,乱发洗净烧研,空心温酒服一钱。(卷五十二·乱发条)

漏血不止,水蛭炒为末,酒服一钱,日二服。恶血消即愈。(卷四十·水蛭条)

涌血欲死,鸡苏煮汁一升服之。(卷十四·水苏条)

4. 月经不调

乌金散:治胎前产后虚损,月经不调,崩漏及横生逆产。用白芷、百草霜等

分,为末。以沸汤入童子小便同醋调服二钱。丹溪加滑石,以芎归汤调之。(卷十四·白芷条)

久而无子,乃冲任伏热也。熟地黄半斤,当归二两,黄连一两,并酒浸一夜,焙研为末,炼蜜丸梧子大。每服七十丸,米饮温酒任下。(卷十六·地黄条)

阿胶一钱,哈粉炒成珠,研末,热酒服即安。一方入辰砂末半钱。(卷五十·阿胶条)

丹参散:治妇人经脉不调,或前或后,或多或少,产前胎不安,产后恶血不下,兼治冷热劳,腰脊痛,骨节烦疼。用丹参洗净,切晒为末。每服二钱,温酒调下。(卷十二·丹参条)

四制香附丸:治妇人女子经候不调,兼诸病,大香附子擦去毛一斤,分作四分,四两醇酒浸,四两醇醋浸,四两盐水浸,四两童子小便浸。春三、秋五、夏一、冬七日。淘洗净,晒干捣烂,微焙为末,醋煮面糊丸梧子大,每酒下七十丸。瘦人加泽兰、赤茯苓末二两,气虚加四君子料,血虚加四物料。(卷十四·莎草香附子条)

煮附济阴丸:治妇人月经不调,久成癥积。一切风气。用香附子一斤,分作四分,以童溲、盐水、酒、醋各浸三日,艾叶一斤,浆水浸过。醋糊和作饼,晒干,晚蚕砂半斤炒,莪茂(即莪术)四两酒浸,当归四两酒浸,各焙为末。醋糊丸梧子大,每服七十丸,米饮下,日二。(卷十四·莎草香附子条)

醋附丸:治妇人室女一切经候不调,血气刺痛,腹胁膨胀,心忪乏力,面色痿黄,头运恶心,崩漏带下,便血。癥瘕积聚,及妇人数堕胎,由气不升降,服此尤妙,香附子米醋浸半日,砂锅煮干,捣焙,石臼为末,醋糊为丸,醋汤下。(卷十四·莎草香附子条)

艾附丸:香附子一斤,熟艾四两,醋煮,当归酒浸二两,为末,如上丸服。(卷十四·莎草香附子条)

5. 月水不利

虎杖三两,凌霄花、没药各一两,为末,热酒每服一钱。(卷十六·虎杖条)

治月经不通,腹大如瓮,气短欲死。虎杖一斤,去头暴干,切。土瓜根汁、牛膝汁二斗。水一斛,浸虎杖一宿,煎取二斗,入二汁,同煎如饧。每酒服一合,日再夜一,宿血当下。(卷十六·虎杖条)

经水不调,血脉冷痛,此方平易捷径。熟附子去皮、当归等分。每服三钱,水煎服。(卷十七·附子条)

经水不利,带下,少腹满,或经一月再见者,土瓜根散主之。土瓜根(即王瓜根)、芍药、桂枝、䗪虫各三两,为末。酒服方寸匕,日三服。(卷十八·王瓜条)

苦荬菜晒干,为末。每服二钱,温酒下。(卷二十七·苦菜条)

月经逆行,从口鼻出。先以京墨磨汁服,止之。次用当归尾、红花各三钱,水一钟半,煎八分,温服,其经即通。(卷十四·当归条)

蘘荷根细切,水煎取二升,空心入酒和服。(卷十五·蘘荷条)

无极丸:治妇人经血不通,赤白带下,崩漏不止,肠风下血,五淋,产后积血,癥瘕腹痛,男子五劳七伤,小儿骨蒸潮热等证,其效甚速。宜六癸日合之。用锦纹大黄一斤,分作四分:一分用童尿一碗,食盐二钱,浸一日,切晒;一分用醇酒一碗,浸一日,切晒,再以巴豆仁三十五粒同炒,豆黄,去豆不用;一分用红花四两,泡水一碗,浸一日,切晒;一分用当归四两,入淡醋一碗,同浸一日,去归,切晒,为末,炼蜜丸梧子大。每服五十丸,空心温酒下。取下恶物为验,未下再服。(卷十七·大黄条)

治之以四乌鲗骨(即海螵蛸)、一藘茹(即茜草)为末,丸以雀卵,大如小豆。每服五丸,饮以鲍鱼汁。(卷四十四·乌贼鱼条)

6. 经血逆行

鱼胶切炒,新绵烧灰。每服二钱,米饮调下,即愈。(卷四十四·鳔胶条)

7. 痛经

天宝单行方云:女子忽得小腹中痛,月经初来,便觉腰中切痛连脊间,如刀锥所刺,不可忍者。众医不别,谓是鬼疰,妄服诸药,终无所益。其疾转增。审察前状相当,即用此药。其药夏五月正放花时,即采暴(注:应为"曝")干,捣筛为糁。每服二方寸匕,和好醋二小合,搅匀,平旦空腹顿服之。每旦一服,以知为度。如女子先冷者,即取前药五两,加桃仁二百枚。去皮尖,熬捣为散,以蜜为丸如梧子大。每旦空腹以饮及酒下三十丸,日再服,以愈为度。忌麻子、荞麦。(卷十四·积雪草条)

育肠气痛,妇人少腹痛。禹余粮为末。每米饮服二钱,日二服,极效。(卷十·禹余粮条)

野葡萄根七钱,葛根三钱,水一钟(注:应为"盅"),煎七分,童子小便三分,空心温服。(卷三十三·奠条)

妇人腹痛,内伤疠刺。没药末一钱,酒服便止。(卷三十四·没药条)

妇人心痛急者。好官粉为末,葱汁和丸小豆大。每服七丸,黄酒送下即止。粉能杀虫,葱能透气故也。(卷八·粉锡条)

向东襄荷根一把,捣汁三升服之。(卷十五·襄荷条)

鹿角屑熬黄研,酒服方寸匕,日五六服。(卷五十一·鹿条)

一切血气腹痛。天仙藤五两,炒焦为末。每服二钱,炒生姜汁、童子小便和(注:应为"合")用温酒调服。(卷十八·天仙藤条)

妇人血气,冷痛攻心。铅二两,石亭脂二两,丁香一两,麝香一钱。先化铅炒干,入亭脂急炒,焰起以醋喷之,倾入地坑内覆住,待冷取研,粟饭丸芡子大。每用二丸,热酒化服,取汗或下或通气即愈。如大便不通,再用一丸,入玄明粉五分。(卷八·铅条)

妇人血气作痛,及下血无时,月水不调。用荜茇盐炒,蒲黄炒,等分为末,炼蜜丸梧子大。每空心温酒服三十丸,两服即止。名二神丸。(卷十四·荜茇条)

妇人血气,脐下气胀,月经不利,血气上攻欲呕,不得睡。当归四钱,干漆烧存性二钱,为末,炼蜜丸梧子大。每服十五丸,温酒下。(卷十四·当归条)

妇人血气,游走作痛,及腰痛。蓬莪茂、干漆二两,为末,酒服二钱。腰痛核桃酒下。(卷十四·蓬莪术条)

木通浓煎三五盏,饮之即通。(卷十八·通草条)

妇人血气刺痛。用荔枝核烧存性半两,香附子炒一两,为末。每服二钱,盐

汤、米饮任下。名蠲痛散。（卷三十一·荔枝条）

紫荆皮为末，醋糊丸樱桃大。每酒化服一丸。（卷三十六·紫荆条）

妇人不曾生长，血气疼痛者不可忍，及治丈夫疝气、小肠气撮痛者，并宜服二圣丸。湿漆一两，熬一食顷，入干漆末一两，和丸梧子大，每服三四丸，温酒下。怕漆人不可服。（卷三十五·漆条）

妇女血气，腹中刺痛，经候不调。用玄胡索（即延胡索）去皮醋炒，当归酒浸炒各一两。橘红二两，为末，酒煮，米糊丸梧子大，每服一百丸，空心艾醋汤下。（卷十三·延胡索条）

锦纹大黄酒浸晒干四两，为末，好醋一升，熬成膏，丸芡子大。卧时酒化一丸服，大便利一二行，红漏自下，乃调经仙药也。或加香附。（卷十七·大黄条）

妇人血气不行，上冲心膈，变为干血气者。用丝瓜一枚烧存性，空心温酒服。（卷二十八·丝瓜条）

香附子炒一两，荔枝核烧存性五钱。为末。每服二钱，米饮调下。（卷十四·莎草　香附子条）

红蓝子一升，捣碎，以无灰酒一大升拌子（注：应为"匀"），暴干，重捣筛，蜜丸梧子大。空心酒下四十丸。（卷十五·红蓝花条）

五灵脂生研三钱，酒一盏煎沸，热服。（卷四十八·寒号虫条）

刘寄奴穗实为末，每服三钱，酒煎服。不可过多，令人吐利。此破血之仙药也。（卷十五·刘寄奴草条）

万病丸：治女人月经淋闭，月信不来，绕脐寒疝痛，及产后血气不调，腹中结瘕癥（注：应为"癥瘕"）不散诸病。牛膝酒浸一宿焙，干漆炒令烟尽，各一两，为末，生地黄汁一升，入石器内，慢火熬至可丸，丸如梧子大。每服二丸，空心米饮下。（卷十六·牛膝条）

二、带下病

白扁豆炒为末，用米饮每服二钱。（卷二十四·扁豆条）

赤白带下，下元虚惫。白果、莲肉、江米各五钱，胡椒一钱半，为末。用乌骨

鸡一只,去肠盛药,瓦器煮烂,空心食之。(卷三十·银杏条)

百草霜一两,香金墨半两,研末。每服三钱,猪肝一叶,批开入药在内,纸裹煨熟,细嚼,温酒送下。(卷七·百草霜条)

妇人白带,多因七情内伤或下元虚冷所致。沙参为末,每服二钱,米饮调下。(卷十二·沙参条)

白芷四两,以石灰半斤,淹三宿,去灰切片,炒研末。酒服二钱,日二服。(卷十四·白芷条)

白鸡冠花晒干为末,每旦空心酒服三钱。赤带用红者。(卷十五·鸡冠条)

松香五两,酒二升煮干,木臼杵细,酒糊丸如梧子大。每服百丸,温酒下。(卷三十四·松条)

用酒及艾叶煮鸡卵,日日食之。(卷四十八·鸡条)

陈冬瓜仁炒为末,每空心米饮服五钱。(卷二十八·冬瓜条)

椿根白皮、滑石等分,为末,粥丸梧子大。每空腹白汤下一百丸。(卷三十五·椿樗条)

椿根白皮一两半,干姜炒黑、白芍药炒黑、黄檗炒黑各二钱,为末。粥丸梧子大。每空腹白汤下一百丸。(卷三十五·椿樗条)

室女白带,因冲任虚寒者。鹿茸酒蒸焙二两,金毛狗脊、白敛各一两,为末,用艾煎醋,打糯米糊丸梧子大。每温酒下五十丸,日二。(卷五十一·鹿条)

水和云母粉方寸匕服,立见神效。(卷八·云母条)

妇人带下,脐腹冷痛,面色痿黄,日渐虚困。用葵花一两,阴干为末,每空心温酒服二钱匕。赤带用赤葵,白带用白葵。(卷十六·蜀葵条)

羊胰一具,以酢(注:应为"醋")洗净,空心食之,不过三次。忌鱼肉滑物,犯之即死。(卷五十·羊条)

兔皮烧烟尽,为末。酒服方寸匕,以瘥为度。(卷五十一·兔条)

女人带下及男子肾虚冷,梦遗。用韭子七升,醋煮千沸,焙研末,炼蜜丸梧子大。每服三十丸,空心温酒下。(卷二十六·韭子条)

槐花炒、牡蛎煅等分,为末。每酒服三钱,取效。(卷三十五·槐条)

风化石灰一两,白茯苓三两,为末,糊丸梧子大。每服二三十丸,空心米饮下。绝妙。（卷九·石灰条）

白鸡冠花、苦壶卢等分,烧存性,空心火酒服之。（卷十五·鸡冠条）

糙糯米、花椒等分,炒为末,醋糊丸梧子大。每服三四十丸,食前醋汤下。（卷二十二·稻条）

妇人白沃,经水不利,子脏坚僻,中有干血,下白物。用矾石烧,杏仁一分,研匀,炼蜜丸枣核大,纳入脏中,日一易之。（卷十一·矾石条）

枕杨皮半斤,牡丹皮四两,升麻、牡蛎煅各一两。每用一两,酒二钟,煎一钟,食前服。（卷三十五·枕杨条）

妇人白浊,滑数虚冷者。鹿角屑炒黄为末,酒服二钱。（卷五十一·鹿条）

赤白带下,日久黄瘁,六脉微涩。伏龙肝炒令烟尽,棕榈灰、屋梁上尘炒烟尽,等分,为末,入龙脑、麝香各少许,每服三钱,温酒或淡醋汤下。一年者,半月可安。（卷七·伏龙肝条）

铜钱四十文,酒四升,煮取二升,分三服。（卷八·古文钱条）

禹余粮火煅醋淬,干姜等分,赤下干姜减半,为末。空心服二钱匕。（卷十·禹余粮条）

赤白带下,多年不止。石燕一枚,磨水服,立效。（卷十·石燕条）

赤白带下年深,诸药不能服。用贯众状如刺猬者一个,全用不锉,只揉去毛及花萼,以好醋蘸湿,慢火炙令香熟,候冷为末,米饮空心每服二钱。（卷十二·贯众条）

苦参二两,牡蛎粉一两五钱,为末。以雄猪肚一个,水三碗煮烂,捣泥和丸梧子大。每服百丸,温酒下。（卷十三·苦参条）

赤白带下,月水不来。用蛇床子、枯白矾等分,为末。醋面糊丸弹子大,胭脂为衣,绵裹纳入阴户。如热极,再换,日一次。（卷十四·蛇床条）

赤白带下,年深月久不瘥者。取白芍药三两,并干姜半两,锉熬令黄,捣末。空心水饮服二钱匕,日再服。广济方:只用芍药炒黑,研末,酒服之。（卷十四·芍药条）

连皮草果一枚,乳香一小块,面裹煨焦黄,同面研细。每米饮服二钱,日二服。(卷十四·豆蔻条)

赤白带下,及血崩不止。香附子、赤芍药等分,为末。盐一捻,水二盏,煎一盏,食煎(注:应为"前")温服。(卷十四·莎草　香附子条)

夏枯草,花开时采,阴干为末。每服二钱,米饮下,食前。(卷十五·夏枯草条)

石菖蒲、破故纸等分,炒为末。每服二钱,更以菖蒲浸酒调服,日一。(卷十九·菖蒲条)

三叶酸草,阴干为末。空心温酒服三钱匕。(卷二十·酢浆草条)

魏元君济生丹:用荞麦炒焦为末,鸡子白和,丸梧子大。每服五十丸,盐汤下,日三服。(卷二十二·荞麦条)

韭根捣汁,和童尿露一夜,空心温服取效。(卷二十六·韭条)

白扁豆炒为末,用米饮每服二钱。(卷二十四·白扁豆条)

赤白带下,不问老、稚、孕妇悉可服。取马齿苋捣绞汁三大合,和鸡子白二枚,先温令热,乃下苋汁,微温顿饮之。不过再作即愈。(卷二十七·马齿苋条)

桑耳切碎,酒煎服。(卷二十八·木耳条)

榝子、石菖蒲等分,为末。每旦盐酒温服二钱。(卷三十二·食茱萸条)

槿根皮二两,切,以白酒一碗半,煎一碗,空心服之。白带用红酒甚妙。(卷三十六·木槿条)

白果、莲肉、江米各五钱,胡椒一钱,为末。乌骨鸡一只,如常治净,装末入腹煮熟,空心食之。(卷四十八·鸡条)

炼猪脂三合,酒五合,煎沸顿服。(卷五十·豕条)

常炙猪肾食之。(卷五十·豕条)

赤白带下不止者。狗头烧灰,为末。每酒服一钱,日三服。(卷五十·狗条)

牛角䚡烧令烟断、附子以盐水浸七度去皮,等分为末,每空心酒服二钱匕。(卷五十·牛条)

真秋石研末,蒸枣肉捣,丸梧子大。每服六十丸,空心醋汤下。(卷五十二·秋石条)

益母草花开时采,捣为末。每服二钱,食前温汤下。(卷十五·茺蔚条)

白马左蹄烧灰。酒服方寸匕,日三。(卷五十·马条)

赤芍药、香附子等分,为末。每服二钱,盐一捻,水一盏,煎七分,温服。日二服,十服见效。名如神散。(卷十四·芍药条)

野鸽粪一两,炒微焦,白术、麝香各一分,赤芍药、青木香各半两,延胡索炒赤一两,柴胡三分,为末。温无灰酒空心调服一钱。候脓尽即止,后服补子脏药。(卷四十八·鸽条)

枸杞根一斤,生地黄五斤,酒一斗,煮五升,日日服之。(卷三十六·枸杞地骨皮条)

三、妊娠病

1. 妊娠胎动

妊娠胎动,两三月堕,预宜服此。川续断酒浸,杜仲姜汁炒去丝,各二两,为末,枣肉煮烂杵和丸梧子大。每服三十丸,米饮下。(卷十五·续断条)

缩砂和皮炒黑,热酒调下二钱。不饮者,米饮下。此方安胎止痛皆效,不可尽述。(卷十四·缩砂蔤条)

2. 毒药堕胎

女人服草药堕胎腹痛者。生白扁豆去皮,为末,米饮服方寸匕。浓煎汁饮。亦可丸服。若胎气已伤未堕者,或口噤手强,自汗头低,似乎中风,九死一生。医多不识,作风治,必死无疑。(卷二十四·扁豆条)

3. 病欲去胎

苦实把豆儿研膏,纳入牝户三四寸。(卷十八·番木鳖条)

贝母去心,麸炒黄为末,沙糖拌丸芡子大。每含咽一丸,神效。(卷十三·贝母条)

用鲤鱼一头烧末,酒服方寸匕,令汗出。(卷四十四·鲤鱼条)

4. 妊娠感寒

妊娠感寒,时行者。用大鲫一头烧灰,酒服方寸匕,无汗腹中缓痛者,以醋服,取汗。(卷四十四·鲫鱼条)

妊娠感寒,腹痛。干(鲍)鱼一枚烧灰,酒服方寸匕,取汗瘥。(卷四十四·鲍鱼条)

妊娠风寒卒中,不省人事,状如中风。用熟艾三两,米醋炒极热,以绢包熨脐下,良久即苏。(卷十五·艾条)

妊娠时疾,令胎不动。以鸡子七枚,纳井中令冷,取出打破吞之。(卷四十八·鸡条)

孕妇伤寒,大热烦渴,恐伤胎气。用嫩卷荷叶焙半两,蚌粉二钱半,为末。每服三钱,新汲水入蜜调服,并涂腹上。名罩胎散。(卷三十三·莲藕条)

妊娠伤寒壮热,赤斑变为黑斑,溺血。用艾叶如鸡子大,酒三升,煮二升半,分为二服。(卷十五·艾条)

妊娠伤寒,赤斑变为黑斑,尿血者。以葱白一把,水三升,煮热服汁,食葱令尽,取汗。(卷二十六·葱条)

5. 妊娠疟疾

妊妇疟疾,先因伤寒变成者,用高良姜三钱锉,以猯猪胆汁浸一夜,东壁土炒黑,去土,以肥枣肉十五枚,同焙为末。每用三钱,水一盏,煎热,将发时服,神妙。(卷十四·高良姜条)

酒蒸常山、石膏煅各一钱,乌梅炒五分,甘草四分,水一盏,酒一盏,浸一夜,平旦温服。(卷十七·常山条)

6. 妊娠淋证

夜明砂末三钱,空心温酒服。(卷四十八·伏翼条)

车前子五两,葵根切一升,以水五升,煎取一升半,分三服,以利为度。(卷十六·车前条)

冬葵子一升,水三升,煮二升,分服。(卷十六·葵条)

妊娠患淋,热痛酸楚,手足烦疼。地肤子十二两,水四升,煎二升半,分服。(卷十六·地肤条)

妊娠子淋,不得小便。滑石末水和,泥脐下二寸。(卷九·滑石条)

猪苓五两,为末。熟水服方寸匕,日三夜二,以通为度。(卷三十七·猪苓条)

伏龙肝末一鸡子许,水调服之,仍以水和涂脐方寸,干又上。(卷七·伏龙肝条)

7. 妊娠下痢

妊娠下痢痛痛。用乌鸡卵一个,开孔去白留黄,入铅丹五钱搅匀,泥裹煨干研末。每服二钱,米饮下。(卷八·铅丹条)

妊娠下痢白色,昼夜三五十行。根黄厚者蜜炒令焦为末,大蒜煨熟,去皮捣烂,和丸梧子大。每空心,米饮下三五十丸,日三服。神妙不可述。(卷三十五·檗木条)

白杨皮一斤,水一斗,煮取二升,分三服。(卷三十五·白杨条)

羊脂如棋子大十枚,温酒一升服,日三。(卷五十·羊条)

阿胶二两,酒一升半,煮一升,顿服。(卷五十·阿胶条)

妊娠尿难,饮食如故。用贝母、苦参、当归各四两,为末,蜜丸小豆大,每饮服三丸至十丸。(卷十三·贝母条)

芜菁子末,水服方寸匕,日二服。(卷二十六·芜菁条)

阿胶炒黄为末,食前粥饮下二钱。(卷五十·阿胶条)

豆酱一大盏熬干,生地黄二两,为末。每服一钱,米饮下。(卷二十五·酱条)

妊娠遗尿不禁。桑螵蛸十二枚,为末。分二服,米饮下。(卷三十九·螳螂 桑螵蛸条)

薏苡仁煮汁,频频饮之。(卷二十三·薏苡条)

洪州乌药软白香辣者五钱,水一盏,牛皮胶一片,同煎至七分,温服。(卷三十四·乌药条)

四、生产病

1. 横生难产

重阳日取高粱根,名瓜龙,阴干,烧存性,研末。酒服二钱,即下。(卷二十三·稷条)

2. 产难催生

凤仙子二钱,研末。水服,勿近牙。外以蓖麻子随年数捣涂足心。(卷十七·凤仙条)

催生下胎,不拘生胎死胎。蓖麻二个,巴豆一个,麝香一分,研贴脐中并足心。又下生胎,一月一粒,温酒吞下。(卷十七·蓖麻条)

3. 子死腹中

千金神造汤治子死腹中,并双胎一死一生,服之令死者出,生者安,神验方也。用蟹爪一升,甘草二尺,东流水一斗,以苇薪煮至二升,滤去滓,入真阿胶三两令烊。顿服或分二服。若人困不能服者,灌入即活。(卷四十五·蟹条)

五、产后病

1. 乳汁不通

木莲二个,猪前蹄一个,烂煮食之,并饮汁尽,一日即通。无子妇人食之,亦有乳也。(卷十八·木莲条)

2. 产后虚汗

黄芪、当归各一两,麻黄根二两。每服一两,煎汤下。(卷十五·麻黄条)

3. 产后阴肿

桃仁烧研敷之。(卷二十九·桃条)

4. 产后血胀

捣芭蕉根绞汁,温服二三合。(卷十五·甘蕉条)

5. 产后露风

产后露风,四肢苦烦热:头痛者,与小柴胡;头不痛者,用苦参二两,黄芩一两,生地黄四两,水八升,煎二升,分数服。(卷十三·苦参条)

6. 产后舌出小

产后舌出不收。丹砂傅(注:应为"敷")之,暗掷盆盎作堕地声惊之,即自收。(卷九·丹砂条)

7. 产后阴翻

产后阴户燥热,遂成翻花。泽兰四两,煎汤熏洗二三次,再入枯矾煎洗之,即安。(卷十四·泽兰条)

8. 产后瘀血

红曲酒治腹中及产后瘀血。红曲浸酒煮饮。(卷二十五·附者药酒条)

9. 产后缺乳

獐肉煮食。(卷五十一·獐条)

干胡荽煎汤饮之效。(卷二十六·胡荽条)

用母猪蹄一具,水二斗,煮五六升,饮之。或加通草六分。(卷五十·豕条)

用母猪蹄四枚,水二斗,入土瓜根、通草、漏芦各三两,再煮六升,去滓,纳葱、豉作粥或羹食之。或身体微热,有少汗出佳。未通再作。(卷五十·豕条)

用羊肉六两,麇肉八两,鼠肉五两,作臛啖之。(卷五十·羊条)

莴苣子三十枚,研细酒服。(卷二十七·莴苣条)

莴苣子一合,生甘草三钱,糯米、粳米各半合,煮粥频食之。(卷二十七·莴苣条)

乳汁不行,内服通乳药。外用木梳梳乳,周回百余遍,即通。(卷三十八·梳篦条)

乳汁不通,气少血衰,脉涩不行,故乳少也。炼成钟乳粉二钱,浓煎漏卢(即漏芦)汤调下。或与通草等分为末,米饮服方寸匕,日三次。(卷九·石钟乳条)

陈自明妇人良方云:乳妇气脉壅塞,乳汁不行,及经络凝滞,奶房胀痛,留蓄作痈毒者。用葵菜子炒香、缩砂仁等分,为末,热酒服二钱。此药滋气脉,通营卫,行津液,极验。(卷十六·葵条)

木莲二个,猪前蹄一个,烂煮食之,并饮汁尽,一日即通。无子妇人食之,亦有乳也。(卷十八·木莲条)

赤小豆煮汁饮之。(卷二十四·赤小豆条)

莴苣菜煎酒服。(卷二十七·莴苣条)

丝瓜连子烧存性研,酒服一二钱,被覆取汗即通。(卷二十八·丝瓜条)

白僵蚕末二钱,酒服。少顷,以脂麻茶一盏投之,梳头数十遍,奶汁如泉也。(卷三十九·蚕条)

涌泉散:用穿山甲炮研末,酒服方寸匕,日二服。外以油梳梳乳,即通。(卷四十三·鲮鲤条)

用鲤鱼一头烧末。每服一钱,酒调下。(卷四十四·鲤鱼条)

石膏三两,水二升,煮三沸。三日饮尽妙。(卷九·石膏条)

二母散:贝母、知母、牡蛎粉等分,为细末,每猪蹄汤调服二钱。(卷十三·贝母条)

京三棱三个,水二碗,煎汁一碗,洗奶取汁出为度,极妙。(卷十四·荆三棱条)

乳汁不下,乃气脉壅塞也。又治经络凝滞,乳内胀痛,邪畜成痈,服之自然内消。漏卢二两半,蛇退十条炙焦,瓜蒌十个烧存性,为末。每服二钱,温酒调下,良久以热羹汤投之,以通为度。(卷十五·漏卢条)

麦门冬去心,焙为末。每用三钱,酒磨犀角约一钱许,温热调下,不过二服便下。(卷十六·麦门冬条)

瓜蒌子淘洗,控干炒香,瓦上翕令白色。酒服一钱匕,合面卧,一夜流出。(卷十八·栝楼条)

栝楼根烧存性,研末,饮服方寸匕。或以五钱,酒水煎服。(卷十八·栝楼条)

土瓜根为末。酒服一钱,一日二服。(卷十八·王瓜条)

妇人乳少,因气郁者。涌泉散:王不留行,穿山甲炮、龙骨、瞿麦穗、麦门冬等分,为末。每服一钱,热酒调下,后食猪蹄羹,仍以木梳梳乳,一日三次。(卷十六·王不留行条)

脂麻炒研,入盐少许,食之。(卷二十二·胡麻条)

产妇无子食乳,乳不消,令人发热恶寒。用大麦蘖二两,炒为末。每服五钱,白汤下,甚良。(卷二十五·蘖米条)

10. 产后虚汗

产后自汗,壮热气短,腰脚痛不可转。当归三钱,黄芪合芍药酒炒各二钱,生姜五片,水一盏半,煎七分,温服。(卷十四·当归条)

产后盗汗,啬啬恶寒。茱萸一鸡子大,酒三升,渍半日,煮服。(卷三十二·吴茱萸条)

牡蛎粉、麦麸炒黄等分。每服一钱,用猪肉汁调下。(卷四十六·牡蛎条)

产妇汗血,污衣赤色。葎草,捣生汁三升,醋二合,合和顿服,当尿下白汁。(卷十八·葎草条)

黄芪、当归各一两,麻黄根二两。每服一两,煎汤下。(卷十五·麻黄条)

小麦麸、牡蛎等分,为末。以猪肉汁调服二钱,日二服。(卷二十二·小麦条)

马齿苋研汁三合服。如无,以干者煮汁。(卷二十七·马齿苋条)

淡竹沥三合,暖服,须臾再服。(卷三十七·竹条)

猪膏、姜汁、白蜜各一升,酒五合,煎五上五下。每服方寸匕。(卷五十·豕条)

产后虚汗,发热,肢体疼痛,亦名蓐劳。用猪肾一对切,水三升,粳米半合,椒、盐、葱白煮粥食。(卷五十·豕条)

用猪肾同葱、豉和成,作稀臛食之。(卷五十·豕条)

产后诸虚,发热自汗。人参、当归等分,为末,用猪腰子一个,去膜切小片,以水三升,糯米半合,葱白二茎,煮米熟,取汁一盏,入药煎至八分,食前温服。(卷十二·人参条)

11. 产后烦渴

禹余粮一枚,状如酸馅者,入地埋一半紧筑,炭灰一斤煅之。湿土罨一宿,打破,去外面石,取里面细者研,水淘五七度,日干,再研万遍。用甘草汤服二钱,一服立效。(卷十·禹余粮条)

产后烦闷,乃血气上冲。生地黄汁、清酒各一升,相和煎沸,分二服。(卷十六·地黄条)

蒲黄方寸匕,东流水服,极良。(卷十九·香蒲 蒲黄条)

产后烦闷,汗出,不识人。用羚羊角烧末,东流水服方寸匕。未愈再服。又方:加芍药、枳实等分炒,研末,汤服。(卷五十一·羚羊条)

产后烦懑不食者。白犬骨烧研,水服方寸匕。(卷五十·狗条)

产后烦热,内虚短气。甘竹茹汤:用甘竹茹一升,人参、茯苓、甘草各二两,黄芩二两,水六升,煎二升,分服,日三服。(卷三十七·竹条)

产后烦热逆气。用甘竹根切一斗五升,煮取七升,去滓,入小麦二升,大枣二十枚,煮三四沸,入甘草一两,麦门冬一升,再煎至二升。每服五合。(卷三十七·竹条)

产后闷满,不能食。用小豆二七枚,烧研,冷水顿服佳。(卷二十四·赤小豆条)

产后闷乱,血气上冲,口干腹痛。用生藕汁三升,饮之。(卷三十三·莲藕条)

用藕汁、生地黄汁、童子小便等分,煎服。(卷三十三·莲藕条)

产后烦渴,血气上冲也。紫葛三两,水二升,煎一升,去滓呷之。(卷十八·紫葛条)

用炼过蜜,不计多少,熟水调服,即止。(卷三十九·蜂蜜条)

产后口干舌缩。用鸡子一枚打破,水一盏搅服。(卷四十八·鸡条)

产后血渴不烦者。新石灰一两,黄丹半钱,渴时浆水调服一钱。名桃花散。(卷九·石灰条)

产后血渴,饮水不止。黄芩、麦门冬等分,水煎温服,无时。(卷十三·黄芩条)

12. 产后寒热

产后露风,四肢苦烦热。头痛者,与小柴胡;头不痛者,用苦参二两,黄芩一两,生地黄四两,水八升,煎二升,分数服。(卷十三·苦参条)

产后蓐劳寒热。用猪肾一对,切细片,以盐、酒拌之。先用粳米一合,葱、椒煮粥,盐、醋调和。将腰子铺于盆底,以热粥倾于上盖之,如作盦生粥食之。(卷五十·豕条)

产后寒热,心闷极胀百病。羖羊角烧末,酒服方寸匕。(卷五十·羊条)

产后壮热,头痛颊赤,口干唇焦,烦渴昏闷。用松花、蒲黄、川芎、当归、石膏等分,为末。每服二钱,水二合,红花二捻,同煎七分,细呷。(卷三十四·松条)

产后身热如火,皮如粟粒者,桃仁研泥,用腊猪脂傅(注:应为"敷")之。日日易之。(卷二十九·桃条)

产后中寒,遍身冷直,口噤,不识人。白术四两,泽泻一两,生姜五钱,水一升,煎服。(卷十二·术条)

13. 产后腹痛

羌活二两,煎酒服。(卷十三·独活条)

产后腹痛如绞。当归末五钱,白蜜一合,水一盏,煎一盏,分为二服,未效再服。(卷十四·当归条)

产后腹痛欲死,因感寒起者。陈蕲艾二斤,焙干,捣铺脐上,以绢覆住,熨斗熨之,待口中艾气出,则痛自止矣。(卷十五·艾条)

产后腹痛及血下不尽。麻黄去节,为末,酒服方寸匕,一日二三服,血下尽

即止。（卷十五·麻黄条）

产后腹痛如锥刺者。败酱草五两，水四升，煮二升。每服二合，日三服，良。（卷十六·败酱条）

产后腹痛儿枕痛。天仙藤五两，炒焦为末。每服二钱，炒生姜汁、童子小便和细酒调服。（卷十八·天仙藤条）

枳实麸炒、芍药酒炒各二钱，水一盏煎服。亦可为末服。（卷三十六·枳条）

五灵脂、香附、桃仁等分研末，醋糊丸，服一百丸。或用五灵脂末，神曲糊丸，白术、陈皮汤下。（卷四十八·寒号虫条）

产后腹痛血不尽者。鹿角烧研，豉汁服方寸匕，日二。（卷五十一·鹿条）

治产妇腹痛有干血。用䗪虫二十枚，去足，桃仁二十枚，大黄二两，为末，炼蜜杵和，分为四丸。每以一丸，酒一升，煮取八合，温服，当下血也。（卷四十一·䗪虫条）

五灵脂慢炒，研末。酒服二钱。（卷四十八·寒号虫条）

产后儿枕刺痛。黑白散：用乌金石（即石炭）烧酒淬七次，寒水石煅为末，等分，每用粥饮服一钱半，即止，未止再服。（卷九·石炭条）

14. 产后腹胀

产后腹胀不通，转气急，坐卧不安。以麦蘖一合，为末。和酒服，良久通转，神验。（卷二十五·蘖米条）

产后腹大坚满，喘不能卧。白圣散：用章柳根三两，大戟一两半，甘遂炒一两，为末。每服二三钱，热汤调下，大便宜利为度。（卷十七·商陆条）

产后胀冲气噎。硇砂石、代赭石等分，为末，醋糊丸梧子大。每服三五十丸，醋汤下。（卷十·姜石条）

15. 产后血证

产后血多，山漆研末，米汤服一钱。（卷十二·三七条）

紫菀末，水服五撮。（卷十六·紫菀条）

产后下血,羸瘦迨死。蒲黄二两,水二升,煎八合,顿服。(卷十九·香蒲蒲黄条)

炙桑白皮,煮水饮之。(卷三十六·桑条)

产后血多不止。乌鸡子三枚,醋半升,酒二升,和搅,煮取一升,分四服。(卷四十八·鸡条)

产后亡血过多,心腹彻痛者。用贯众状如刺猬者一个,全用不锉,只揉去毛及花萼,以好醋蘸湿,慢火炙令香熟,候冷为末。米饮空心每服二钱,甚效。(卷十二·贯众条)

莲蓬壳五个,香附二两,各烧存性,为末。每服二钱,米饮下。日二。(卷三十三·莲藕条)

产后崩中,下血不止。菖蒲一两半,酒二盏,煎取一盏,去滓分三服,食前温服。(卷十九·菖蒲条)

产后血攻,或下血不止,心闷面青,身冷欲绝者。新羊血一盏饮之,三两服妙。(卷五十·羊条)

产后血冲,心胸满喘,命在须臾。用血竭、没药各一钱,研细,童便和酒调服。(卷三十四·血竭条)

产后血渗入大小肠。车前草汁一升,入蜜一合,和煎一沸,分二服。(卷十六·车前条)

产后泻血不止。干艾叶半两,炙熟老生姜半两,浓煎汤,一服止,妙。(卷十五·艾条)

荆芥焙研末,童子小便服二钱也。(卷十四·假苏条)

发灰,每饮服二钱。(卷五十二·乱发条)

16. 产后恶露瘀血

产后恶露,七八日不止。败酱、当归各六分,续断、芍药各八分,芎藭、竹茹各四分,生地黄炒十二分,水二升,煮取八合,空心服。(卷十六·败酱条)

产后恶露不除。续骨木二十两锉,水一斗,煮三升,分三服,即下。(卷十六·

蒴藋条)

锯截桑根,取屑五指撮,以醇酒服之,日三服。(卷三十六·桑条)

产后恶物不下。芫花、当归等分,炒为末。调一钱服。(卷十七·芫花条)

紫金丸:治产后恶露不快,腰痛,小腹如刺,时作寒热,头痛不思饮食;又治久有瘀血,月水不调,黄瘦不食;亦疗心痛,功与失笑散同。以五灵脂水淘净炒末一两,以好米醋调稀,慢火熬膏,入真蒲黄末和丸龙眼大。每服一丸,以水与童子小便各半盏,煎至七分,温服,少顷再服,恶露即下。血块经闭者,酒磨服之。(卷四十八·寒号虫条)

产后恶血不尽,或经月半年。以升麻三两,清酒五升,煮取二升,分半再服。当吐下恶物,极良。(卷十三·升麻条)

产后恶血不止。干地黄捣末,每食前热酒服一钱。连进三服。(卷十六·地黄条)

没药、血竭末各一钱,童子小便、温酒各半盏,煎沸服,良久再服。恶血自下,更不生痛。(卷三十四·没药条)

大黄末一两,头醋半升,熬膏,丸梧子大。每服五丸,温醋化下,良久当下。(卷十七·大黄条)

产后败血,儿枕块硬,疼痛发歇,及新产乘虚,风寒内搏,恶露不快,脐腹坚胀。当归散:用当归炒、鬼箭(即卫矛)去中心木、红蓝花各一两。每服三钱,酒一大盏,煎七分,食前温服。(卷三十六·卫矛条)

产后瘀血不尽。麻子仁五升,酒一升渍一夜,明旦去滓温服一升。不瘥,再服一升,不吐不下。不得与男子通一月,将养如初产法。(卷二十二·大麻条)

红曲酒治腹中及产后瘀血。红曲浸酒煮饮。(卷二十五·附诸药酒条)

蒲黄三两,水三升,煎一升,顿服。(卷十九·香蒲 蒲黄条)

产后血痛有块。用姜黄、桂心等分,为末,酒服方寸匕。血下尽即愈。(卷十四·姜黄条)

庵䕡子一两,水一升,童子小便二杯,煎饮。(卷十五·庵营条)

白鸡冠花,酒煎服之。(卷十五·鸡冠条)

产后血痛有块,并经脉行后,腹痛不调。黑神散:用熟地黄一斤,陈生姜半斤,同炒干为末。每服二钱,温酒调下。(卷十六·地黄条)

芸薹散治产后恶露不下,血结冲心刺痛。将来才遇冒寒踏冷,其血必往来心腹间,刺痛不可忍,谓之血母。并治产后心腹诸疾。产后三日,不可无此。用芸薹子(即油菜子)炒、当归、桂心、赤芍药等分。每酒服二钱,赶下恶物。(卷二十六·芸薹条)

锅底墨烟,热酒服二钱。(卷七·墨条)

产后血滞,冲心不下。生姜五两,水八升,煮服。(卷二十六·生姜条)

产后血疼欲死者。槐鸡(即槐木耳)半两为末,酒浓煎饮服,立愈。(卷二十八·木耳条)

产后血胀,腹痛引胁。当归二钱,干姜炮五分,为末,每服三钱,水一盏,煎八分,入盐、酢少许,热服。(卷十四·当归条)

捣芭蕉根绞汁,温服二三合。(卷十五·甘蕉条)

清酒一升,和生地黄汁煎服。(卷二十五·酒条)

产后血气攻心痛,恶物不下。用灶中心土研末,酒服二钱,泻出恶物,立效。(卷七·伏龙肝条)

产后血闭不下者。益母草汁一小盏,入酒一合,温服。(卷十五·蔚条)

桃仁二十枚去皮尖,藕一块,水煎服之良。(卷二十九·桃条)

17. 产后小便异常

紫草一两,为散,每食前用井华水服二钱。(卷十二·紫草条)

产后淋沥,不通。用葵子一合,朴消八分,水二升,煎八合,下消服之。(卷十六·葵条)

紫荆皮五钱,半酒半水煎,温服。(卷三十六·紫荆条)

产后尿闭不通者。陈皮一两去白为末,每空心温酒服二钱,一服即通。(卷三十·橘条)

鼠妇七枚熬,研末,酒服。(卷四十一·鼠妇条)

产后遗尿或尿数。桑螵蛸炙半两,龙骨一两,为末。每米饮服二钱。(卷三十九·螳螂 桑螵蛸条)

猪胞、猪肚各一个,糯米半升,入脬内,更以脬入肚内,同五味煮食。(卷五十·豕条)

川牛膝水煎频服。(卷十六·牛膝条)

产妇脬损,小便淋沥不断。黄丝绢三尺,以炭灰淋汁,煮至极烂,清水洗净。入黄蜡半两,蜜一两,茅根二钱,马勃末二钱。水一升,煎一盏,空心顿服。名固脬散。(卷三十八·绢条)

产时伤脬,终日不小便,只淋湿不断。用生丝黄绢一尺,白牡丹根皮末、白及末各一钱,水二碗,煮至绢烂如饧,服之。(卷三十八·绢条)

18. 产后血晕

产后血运(注:应为"晕"),血结聚于胸中,或偏于少腹,或连于胁助(注:应为"肋")。用水蛭炒,虻虫去翅足炒,没药、麝香各一钱,为末,以四物汤调下。血下痛止,仍服四物汤。(卷四十·水蛭条)

人参一两,紫苏半两,以童尿、酒、水三合,煎服。(卷十二·人参条)

产后血运,筑心眼倒,风缩欲死者。取干荆芥穗捣筛末,每用二钱匕,童子小便一酒盏,调匀,热服立效。口噤者挑齿,口闭者灌鼻中,皆效。(卷十四·假苏条)

产后血运,心闷气绝。红花一两,为末,分作二服,酒二盏,煎一盏,连服。如口噤,斡开灌之。或入小便尤妙。(卷十五·红蓝花条)

产后血运,心气欲绝。益母草研汁,服一盏,绝妙。(卷十五·茺蔚条)

产后血运,心气欲绝者。夏枯草捣绞汁服一盏,大妙。(卷十五·夏枯草条)

产后血运,心闷烦热。用接骨草,即蒴藋,破如算子一握,水一升,煎半升,分二服。或小便出血者,服之亦瘥。(卷十六·蒴藋条)

韭菜切,安瓶中,沃以热醋,令气入鼻中,即省。(卷二十六·韭条)

芸薹子(即油菜子)、生地黄等分,为末。每服三钱,姜七片,酒、水各半盏,童便半盏,煎七分,温服即苏。(卷二十六·芸薹条)

产后血运不知人及狂语。用麒麟竭(即血竭)一两,研末。每服二钱,温酒服下。(卷三十四·血竭条)

苏方木三两,水五升,煎取二升,分服。(卷三十五·苏方木条)

产后血运,狂言失志。用紫铆一两,为末。酒服二钱匕。(卷三十九·紫梗条)

鳔胶烧存性,酒和童子小便调服三五钱良。(卷四十四·鳔胶条)

治产妇血运,为知人事。用五灵脂二两,半生半炒为末。每服一钱,白水调下。如口噤者,斡开灌之,入喉即愈。(卷四十八·寒号虫条)

鹿角一段,烧存性,出火毒,为末酒调,灌下即醒。(卷五十一·鹿条)

没药末一钱,酒服便止。(卷三十四·没药条)

取酽醋,和产妇血如枣大,服之。(卷五十二·人血条)

伤寒产后,血运欲死。用荷叶、红花、姜黄等分,炒研末。童子小便调服二钱。(卷三十三·莲藕条)

产后血眩,风虚,精神昏冒。荆芥穗一两三钱,桃仁五钱去皮尖,炒为末,水服三钱。若喘加杏仁去皮尖炒,甘草炒,各三钱。(卷十四·假苏条)

凡伤胎去血,产后去血,崩中去血,金疮去血,拔牙去血,一切去血过多,心烦眩运,闷绝不省人事。当归二两,芎藭一两,每用五钱,水七分,酒三分,煎七分,热服,日再。(卷十四·当归条)

半夏末,冷水和丸大豆大,纳鼻中即愈。(卷十七·半夏条)

神曲炒为末,水服方寸匕。(卷二十五·神曲条)

19. 产后大便难

产后秘塞,出血多。以人参、麻子仁、枳壳麸炒为末,炼蜜丸梧子大。每服五十丸,米饮下。(卷十二·人参条)

许学士云:产后汗多则大便秘,难于用药,惟麻子粥最稳。不惟产后可服,凡老人诸虚风秘,皆得力也。用大麻子仁、紫苏子各二合,洗净研细,再以水研,滤取汁一盏,分二次煮粥啜之。(卷二十二·大麻条)

产后秘塞,大小便不通。用桃花、葵子、滑石、槟榔等分,为末。每空心葱白汤服二钱,即利。(卷二十九·桃条)

以葱涎调腊茶末,丸百丸,茶服自通。不可用大黄利药,得者百无一生。(卷三十二·茗条)

产后秘塞五七日不通。不宜妄服药丸。宜用大麦芽炒黄为末,每服三钱,沸汤调下,与粥间服。(卷二十五·蘖米条)

阿胶炒、枳壳炒各一两,滑石二钱半,为末,蜜丸梧子大。每服五十丸,温水下。未通,再服。(卷五十·阿胶条)

20. 产后痢疾

苍耳叶捣绞汁,温服半中盏,日三四服。(卷十五·苍耳条)

多煮薤白食,仍以羊肾脂同炒食之。(卷二十六·薤条)

小龙牙根一握,浓煎服之甚效。即蛇含是也。(卷十六·蛇含条)

卮子(即栀子)烧研,空心热酒服一匙,甚者不过五服。(卷三十六·卮子条)

用龟甲一枚,醋炙为末。米饮服一钱,日二。(卷四十五·水龟条)

大荆芥四五穗,于盏内烧存性,不得犯油火,入麝香少许,以沸汤些须调下。此药虽微,能愈大病,不可忽之。(卷十四·假苏条)

产后下痢赤白者。用紫苋菜一握切煮汁,入粳米三合,煮粥,食之立瘥也。(卷二十七·苋条)

产后下痢赤白,里急后重,疗痛。用桃胶焙干、沉香、蒲黄炒各等分,为末。每服二钱,食前米饮下。(卷二十九·桃条)

没石子一个,烧存性,研末,冷即酒服,热即用饮下,日二。(卷三十五·无食子条)

产后下痢,日五十行。用桑木里蠹虫粪,炒黄,急以水沃之,稀稠得所,服

之。以瘥为度。（卷四十一·桑蠹虫条）

用野鸡一只，作馄饨食之。（卷四十八·雉条）

产后痢渴，久病津液枯竭，四肢浮肿，口舌干燥。用冬瓜一枚，黄土泥厚五寸，煨熟绞汁饮。亦治伤寒痢渴。（卷二十八·冬瓜条）

乌梅肉二十个，麦门冬十二分，每以一升，煮七合，细呷之。（卷二十九·梅条）

产后血痢，小便不通，脐腹痛。生马齿苋菜杵汁三合，煎沸入蜜一合，和服。（卷二十七·马齿苋条）

冬葵子为末，每服二钱，入蜡（注：应为"腊"）茶一钱，沸汤调服，日三。（卷十六·葵条）

21. 产后杂症

济阴返魂丹：此方乃吉安文江高师禹，备礼求于名医所得者，其效神妙，活人甚多，能治妇人胎前产后诸疾危证。用野天麻，又名益母，又名火枕，又名负担，即茺蔚子也。叶似艾叶，茎类火麻，方梗凹面，四五六月节节开花，红紫色如蓼花，南北随处皆有，白花者不是。于端午、小暑，或六月六日，花正开时，连根收采阴干，用叶及花子。忌铁器，以石器碾为细末，炼蜜丸如弹子大，随证嚼服用汤使。其根烧存性为末，酒服，功与黑神散不相上下。其药不限丸数，以病愈为度。或丸如梧子大，每服五七十丸。又可捣汁滤净，熬膏服之。胎前脐腹痛，或作声者，米饮下。胎前产后，脐腹刺痛，胎动不安，卜血不止，当归汤下。产后，以童子小便化下一丸，能安魂定魄，血气自然调顺，诸病不生。又能破血痛，养脉息，调经络，并温酒下。胎衣不下，及横生不顺，死胎不下，经日胀满，心闷心痛，并用炒盐汤下。产后血运，眼黑血热，口渴烦闷，如见鬼神，狂言不省人事，以童子小便和酒化下。产后结成血块，脐腹奔痛，时发寒热，有冷汗，或面垢颜赤，五心烦热，并用童子小便、酒下，或薄荷自然汁下。产后恶露不尽，结滞刺痛，上冲心胸满闷，童子小便、酒下。产后泻血水，以枣汤下。产后痢疾，米汤下。产后血崩漏下，糯米汤下。产后赤白带下，煎胶艾汤下。月水不调，温酒下。产后中风,牙关紧急,半身不遂,失音不语,童便、酒下。产后气喘咳嗽,胸膈不利,恶心吐酸水,面目浮肿,两胁疼痛,举动失力,温酒下。产后月内咳嗽,自汗发热,久则变为骨蒸,童便、酒下。产后鼻衄,舌黑口干,童便酒下。产后两太阳穴痛,呵欠心忪,气短羸瘦,不思饮食,血风身热,手足顽麻,百节疼痛,并米饮化下。产后大小便不通,烦躁口苦者,薄荷汤下。妇人久无子息,温酒下。(卷十五·茺蔚条)

地黄酒:用地黄汁渍曲二升,净秫米二斗,令发,如常酿之。至熟,封七日,取清,常服令相接。忌生冷鲊蒜鸡猪鱼一切毒物。未产先一月酿成。夏月不可造。(卷十六·地黄条)

千金桃仁煎:治妇人产后百病诸气。取桃仁一千二百枚,去皮、尖、双仁,熬捣极细,以清酒一斗半,研如麦粥,纳小瓶中,面封,入汤中煮一伏时。每时一匙,温酒和服,日再。(卷二十九·桃条)

豆淋酒法:治产后百病,或血热,觉有余血水气,或中风困笃,或背强口噤,或但烦热瘛疭口渴,或身头皆肿,或身痒呕逆直视,或手足顽痹,头旋眼眩,此皆虚热中风也。用大豆三升熬熟,至微烟出,入瓶中,以酒五升沃之,经一日以上。服酒一升,温覆令少汗出,身润即愈。口噤者,加独活半斤,微微捶破,同沃之。产后宜常服,以防风气,又消结血。(卷二十四·大豆条)

凡产后,秽污不尽,腹满,及产后血运,心头硬,或寒热不禁,或心闷、手足烦热、气力欲绝诸病。并用玄胡索炒研,酒服二钱,甚效。(卷十三·延胡索条)

益母膏:治产妇诸疾,及折伤内损有瘀血,每天阴则痛,神方也。三月采益母草,一名负担,一名夏枯草,连根叶茎花洗择令净,于箔上摊暴水干,以竹刀切长五寸,勿用铁刀,置于大锅中,以水浸过二三寸,煎煮,候草烂水减三之二,漉去草,取汁约五六斗,入盆中澄半日,以绵滤去浊滓,以清汁入釜中,慢火煎取一半,如稀饧状,瓷瓶封收。每取梨大,暖酒和服,日再服。或和羹粥亦可。如远行,即更炼至可丸收之。服至七日,则疼渐平复也。产妇恶露不尽及血运,一二服便瘥。其药无忌。又能治风,益心力。(卷十五·茺蔚条)

产后诸疾,血运,心闷烦热,厌厌气欲绝,心头硬,乍寒乍热。续断皮一握,

水三升,煎二升,分三服。如人行一里,再服。无所忌。此药救产后垂死。(卷十五·续断条)

产后诸疾及胎脏不安。杜仲去皮,瓦上焙干,木臼捣末,煮枣肉和丸弹子大。每服一丸,糯米饮下,日二服。(卷三十五·杜仲条)

22. 产后中风

产后中风语涩,四肢拘急。羌活三两,为末。每服五钱,酒、水各一盏,煎减半服。(卷十三·独活条)

产后中风,人虚不可服他药者。一物白鲜皮汤,用新汲水三升,煮取一升,温服。(卷十三·白鲜条)

产后中风,不省人事,口吐涎沫,手足瘈疭。当归、荆芥穗等分,为末。每服二钱,水一盏,酒少许,童尿少许,煎七分,灌之。下咽即有生意,神效。(卷十四·当归条)

华佗愈风散:治妇人产后中风口噤,手足瘈疭如角弓,或产后血运,不省人事,四肢强直,或心眼倒筑,吐泻欲死。用荆芥穗子,微焙为末。每服三钱,豆淋酒调服,或童子小便服之。口噤则挑齿灌之,龈噤则灌入鼻中,其效如神。大抵产后太暖,则汗出而腠理疏,则易于中风也。时珍曰:此方诸书盛称其妙。姚僧坦集验方以酒服,名如圣散,云药下可立待应效。陈氏方名举卿古拜散。萧存敬用古老钱煎汤服,名一捻金。王贶指迷方加当归等分,水煎服。许叔微本事方云:此药委有奇效神圣之功。一如人产后睡久,及醒则昏昏如醉,不省人事。医用此药及交加散,云服后当睡,睡中必以左手搔头,用之果然。昝殷产宝方云:此病多因怒气伤肝,或忧气内郁,或坐草受风而成,急宜服此药也。(卷十四·假苏条)

产后中风,胁不得转。交加散:用生地黄五两研汁,生姜五两取汁,交互相浸一夜,次日各炒黄,浸汁干,乃焙为末。每酒服一方寸匕。(卷十六·地黄条)

产后中风,身如角弓反张,口噤不语。川乌头五两,锉块,黑大豆半升,同炒半黑,以酒三升,倾锅内急搅,以绢滤取酒,微温服一小盏,取汗。若口不开,拗

开灌之。未效,加乌鸡粪一合炒,纳酒中服,以瘥为度。(卷十七·附子条)

茵芋五两,木防己半斤,苦酒九升,渍一宿。猪脂四斤,煎三上三下,膏成。每炙,热摩千遍。(卷十七·茵芋条)

产后中风,角弓反张,不语。用大蒜三十瓣,以水三升,煮一升,灌之即苏。(卷二十六·葫条)

产后中风口噤,身直面青,手足反张。竹沥饮一二升,即苏。(卷三十七·竹条)

产后中风,口噤瘛疭,角弓反张。黑豆二升半,同鸡矢白一升炒熟,入清酒一升半,浸取一升,入竹沥服,取汗。(卷四十八·鸡条)

男女诸风,产后风尤妙。铁线草根五钱,五加皮一两,防风二钱,为末。以乌骨鸡一斤重者,水内淹死,去毛肠,砍作肉,生入药,剁匀,下麻油些少,炒黄色。随人量入酒煮熟。先以排风藤煎浓汤,沐浴头身,乃饮酒食鸡,发出粘汗即愈。如不沐浴,必发出风丹乃愈。(卷十三·铁线草条)

产后风邪,心虚惊悸。用猪心一枚,五味,豉汁煮食之。(卷五十·豕条)

独活、白鲜皮各三两,水三升,煮二升,分三服。耐酒者,入酒同煮。(卷十三·独活条)

产后搐搦,俗名鸡爪风。舒筋散:用井泉石四两另研,天麻酒浸、木香各一两,人参、川芎、官桂、丁香各半两,为末。每服三钱,大豆淋酒调下,出汗即愈。(卷九·井泉石条)

产后搐搦强直者,不可便作风中,乃风入子脏,与破伤风同。用鳔胶一两,以螺粉炒焦,去粉为末。分三服,煎蝉蜕汤下。(卷四十四·鳔胶条)

久肿恶风入腹,及女人新产,风入产户内,如马鞭,嘘吸短气咳嗽者。用鲤鱼长一尺五寸,以尿浸一宿,平旦以木篦从头贯至尾,文火炙熟,去皮,空心顿食。勿用盐、醋。(卷四十四·鲤鱼条)

23. 产后虚羸

黄雌鸡一只,去毛及肠肚,背上开破,入生百合三枚,白粳米半升缝合,入五

味汁中煮熟,开腹取百合并饭,和汁作羹食之,并食肉。(卷四十八·鸡条)

产后虚赢,腹痛,冷气不调,及脑中风汗自出。白羊肉一斤,切治如常,调和食之。(卷五十·羊条)

产后虚赢,令人肥白健壮。羊脂二斤,生地黄汁一斗,煮汁五升,白蜜三升,煎如饴。温酒服一杯,日三。(卷五十·羊条)

24. 产后水肿

产后水肿,血虚浮肿。泽兰、防己等分,为末。每服二钱,醋汤下。(卷十四·泽兰条)

25. 产后神志异常

产后癫狂,败血及邪气入心,如见祟物,癫狂。用大辰砂一二钱,研细飞过,用饮儿乳汁三四茶匙调湿,以紫项地龙一条入药滚三滚,刮净,去地龙不用,入无灰酒一盏,分作三四次服。(卷九·丹砂条)

四物汤加青黛,水煎服。(卷十六·青黛条)

产后狂言,血运,烦渴不止。生香附子去毛为末。每服二钱,姜、枣水煎服。(卷十四·莎草 香附子条)

产后不语,胡氏孤凤散:用生白矾末一钱,熟水调下。(卷十一·矾石条)

人参、石菖蒲、石莲肉等分,每服五钱,水煎服。(卷十二·人参条)

产后迷闷,因怒气发热迷闷者。独行散:用荆芥穗,以新瓦半炒半生为末,童子小便服一二钱。若角弓反张,以豆淋酒下。或锉散,童尿煎服极妙。盖荆介乃产后要药,而角弓反张,乃妇人急候,得此证者,十存一二而已。(卷十四·假苏条)

产后目闭心闷。赤小豆生研,东流水服方匕。不瘥更服。(卷二十四·赤小豆条)

产后舌出不收。丹砂傅(注:应为"敷")之,暗掷盆盎作堕地声惊之,即自收。(卷九·丹砂条)

26. 产后痛证

产后腰痛,乃血气流入腰腿,痛不可转者。败酱、当归各八分,芎䓖、芍药、

桂心各六分,水二升,煮八合,分二服。忌葱。(卷十六·败酱条)

产后心痛,血气上冲欲死。郁金烧存性,为末二钱,米醋一呷,调灌即苏。(卷十四·郁金条)

产后心痛,恶血不尽也。荷叶炒香为末。每服方寸匕,沸汤或童子小便调下。或烧灰、或煎汁皆可。(卷三十三·莲藕条)

产后心痛,恶血冲心,气闷欲绝。桂心为末,狗胆汁丸芡子大。每热酒服一丸。(卷三十四·桂条)

鸡子煮酒,食即安。(卷四十八·鸡条)

羊肉汤,张仲景治寒劳虚羸,及产后心腹疝痛。用肥羊肉一斤,水一斗,煮汁八升,入当归五两,黄芪八两,生姜六两,煮取二升,分四服。胡洽方无黄芪,千金方有芍药。(卷五十·羊条)

胡洽大羊肉汤:治妇人产后大虚,心腹绞痛,厥逆。用羊肉一斤,当归、芍药、甘草各七钱半,用水一斗煮肉,取七升,入诸药,煮二升服。(卷五十·羊条)

产后瘕痛,桂末,酒服方寸匕,取效。(卷三十四·桂条)

产妇有块作痛。繁缕草满两手,水煮,常常饮之。(卷二十七·繁缕条)

产后青肿疼痛,及血气水疾。干漆、大麦芽等分,为末,新瓦罐相间铺满,盐泥固济,煅赤,放冷研散。每服一二钱,热酒下。但是产后诸疾皆可服。(卷三十五·漆条)

妇人疝痛,名小肠气。马鞭草一两,酒煎滚服,以汤浴身,取汗甚妙。(卷十六·马鞭草条)

27. 产后带下

漏卢一两,艾叶炒四两,为末,米醋三升,入药末一半,同煎成膏,入后末和丸梧子大,每温水下三十丸。(卷十五·漏卢条)

产后中风,绝孕,带下赤白。用羊肉二斤,香豉、大蒜各三两,水一斗,煮五升,纳酥一升,更煮三升服。(卷五十·羊条)

28. 产后咳逆

产后咳逆,气乱心烦。用干柿切碎,水煮汁呷。(卷三十·柿条)

产后咳逆呕吐,心忡目运。用石莲子两半,白茯苓一两,丁香五钱,为末。每米饮服二钱。(卷三十三·莲藕条)

胡桃肉、人参各二钱,水一盏,煎七分,顿服。(卷三十·胡桃条)

产后气喘,面黑欲死,乃血入肺也。用苏木二两,水二碗,煮一碗,入人参末一两服。随时加减,神效不可言。(卷三十五·苏方木条)

29. 产后呃逆

白豆蔻、丁香各半两,研细,桃仁汤服一钱,少顷再服。(卷十四·白豆蔻条)

产后呕逆,别无他疾者。白术一两二钱,生姜一两五钱,酒水各二升,煎一升,分三服。(卷十二·术条)

产后因怒哭伤肝,呕青绿水。用韭叶一升取汁,入姜汁少许,和饮,遂愈。(卷二十六·韭条)

青橘皮为末,葱白、童子小便煎二钱服。(卷三十·橘条)

30. 产妇面𪓐

产妇面如雀卵色。以羊胆、猪胰、细辛等分,煎三沸。夜涂,旦以浆水洗之。(卷五十·羊条)

31. 产后阴肿

桃仁烧研傅之。(卷二十九·桃条)

32. 产妇风疮

产妇风疮,因出风早。用猪胆一枚,柏子油一两,和傅。(卷五十·豕条)

六、妇人杂病

1. 妇人阴冷

母丁香末,纱囊盛如指大,纳入阴中,病即已。(卷三十四·丁香条)

五味子四两为末,以口中玉泉和丸兔矢大,频纳阴中,取效。(卷十八·五

味子条）

子宫寒冷，温中坐药，蛇床子散：取蛇床子仁为末，入粉少许。和匀如枣大，绵裹纳之，自然温也。（卷十四·蛇床条）

妇人阴寒，十年无子者。用吴茱萸、川椒各一升，为末，炼蜜丸弹子大。绵裹内阴中，日再易之。但子宫开，即有子也。（卷三十二·吴茱萸条）

妇人无子，由子宫虚寒，下元虚，月水不调，或闭或漏，或崩中带下，或产后败血未尽，内结不散。用红娘子六十枚，大黄、皂荚、葶苈各一两，马豆（即巴豆）一百二十枚，为末，枣肉为丸，如弹子大。以绵裹留系，用竹筒送入阴户。一时许发热渴，用熟汤一二盏解之。后发寒，静睡要安，三日方取出。每日空心以鸡子三枚，胡椒末二分，炒食，酒下以补之，久则子宫暖（注：应为"暖"）矣。（卷四十·樗鸡条）

硫黄煎水频洗。（卷十一·石硫黄条）

2. 妇人阴脱

茄根烧存性，为末。油调在纸上，卷筒安入内，一日一上。（卷二十八·茄条）

铁孕粉一钱，龙脑半钱，研，水调刷产门。（卷八·铁华粉条）

土瓜根、芍药、桂枝、䗪虫各三两，为末。酒服方寸匕，日三服。（卷十八·王瓜条）

妇人阴癫，硬如卵状。随病之左右，取穿山甲之左右边五钱，以沙炒焦黄，为末。每服二钱，酒下。（卷四十三·鲮鲤条）

蓖麻子仁、枯矾等分，为末，安纸上托入。仍以蓖麻子仁十四枚，研膏涂顶心即入。（卷十七·蓖麻条）

子宫不收，名瘣疾，痛不可忍。慈石丸：用慈石酒浸煅研末，米糊丸梧子大。每卧时滑石汤下四十丸。次早用慈石散，米汤服二钱。散用慈石酒浸半两，铁粉二钱半，当归五钱，为末。（卷十·慈石条）

妇人阴脱作痒。矾石烧研，空心酒服方寸匕，日三。（卷十一·矾石条）

白及、川乌头等分，为末，绢裹一钱纳阴中，入三寸，腹内热即止，日用一次。

（卷十二·白及条）

煎羊脂频涂之。（卷五十·羊条）

铁精、羊脂，布裹炙热，熨推之。（卷八·铁精条）

妇人阴吹，胃气下泄，阴吹而正喧，此谷气之实也，宜猪膏发煎导之。用猪膏半斤，乱发鸡子大三枚，和煎，发消药成矣。分再服。病从小便中出也。（卷五十二·乱发条）

铁炉中紫尘、羊脂，二味和匀，布裹炙热，熨推纳上。（卷七·煅灶灰条）

绢盛蛇床子，蒸热熨之。（卷十四·蛇床条）

蛇床子五两，乌梅十四个，煎水，日洗五六次。（卷十四·蛇床条）

景天草一斤阴干，酒五升，煮汁一升，分四服。（卷二十·景天条）

用鳖头五枚烧研，井华水服方寸匕，日三。录验加葛根二两，酒服。（卷四十五·鳖条）

产后阴道不闭，或阴脱出。石灰一斗熬黄，以水二斗投之，澄清熏。（卷九·石灰条）

茱萸三升，酒五升，煎二升，分三服。（卷三十二·吴茱萸条）

五灵脂烧烟熏之，先以盐汤洗净。（卷四十八·寒号虫条）

全蝎炒，研末。口噙水，鼻中嗜之，立效。（卷四十·蝎条）

羌活二两，煎酒服。（卷十三·独活条）

3. 产后肠脱

产后肠出不收。老鸦酸浆草一把，水煎，先熏后洗，收乃止。（卷十六·龙葵条）

产后肠出不收。枳壳煎汤浸之，良久即入也。（卷三十六·枳条）

产后肠脱不能收拾者。樗枝取皮焙干一握，水五升，连根葱五茎，汉椒一撮，同煎至三升，去滓倾盆内。乘热熏洗，冷则再热，一服可作五次用，洗后睡少时。忌盐酢、酱面、发风毒物，及用心劳力等事。年深者亦治之。（卷三十五·椿樗条）

产后肠脱不收。用皂角树皮半斤，皂角核一合，川楝树皮半斤，石莲子炒去心一合，为粗末，以水煎汤，乘热以物围定，坐熏洗之。挹干，便吃补气丸药一服，仰睡。（卷三十五·皂荚条）

五倍子末掺之。或以五倍子、白矾煎汤熏洗。（卷三十九·五倍子条）

老鸦蒜即酸头草一把，以水三碗，煎一碗半，去滓熏洗，神效。（卷十三·石蒜条）

用油五斤，炼熟盆盛。令妇坐盆中，饭久。先用皂角炙，去皮研末。吹少许入鼻作嚏，立上。（卷二十二·胡麻条）

4. 妇人虚损不足

妇人百病，诸虚不足者。当归四两，地黄二两，为末，蜜丸梧子大。每食前，米饮下十五丸。（卷十四·当归条）

黄茄子竹刀切，阴干为末。每服二钱，温酒调下。（卷二十八·茄条）

妇人气盛血衰，变生诸症，头运腹满，皆宜抑气散主之。香附子四两，炒茯苓、甘草炙各一两，橘红二两，为末。每服二钱，沸汤下。（卷十四·莎草　香附子条）

人平居无疾苦，忽如死人，身不动摇，目闭口噤，或微知人，眩冒，移时方寤，此名血厥，亦名郁冒。出汗过多，血少，阳气独上，气塞不行，故身如死。气过血还，阴阳复通，故移时方寤。妇人尤多此证，宜服白微汤：用白微、当归各一两，人参半两，甘草一钱半。每服五钱，水二盏，煎一盏，温服。（卷十三·白微条）

妇人血风虚冷，月候不匀，或手脚心烦热，或头面浮肿顽麻。用川乌头一斤，清油四两，盐四两，铛内同熬，令裂如桑椹色为度，去皮脐，五灵脂四两，为末，捣匀，蒸饼丸如梧子大。空心温酒、盐汤下二十丸。亦治丈夫风疾。（卷十七·附子条）

5. 妇人劳瘵

河车丸治妇人瘵疾劳嗽，虚损骨蒸等证。用紫河车初生男子者一具，以长流水中洗净，熟煮擘细，焙干研，山药二两，人参一两，白茯苓半两，为末，酒糊丸

梧子大,麝香养七日。每服三五十丸,温服,盐汤下。(卷五十二·人胞条)

6. 妇人劳热

妇人劳热心松。地黄煎:用生干地黄、熟干地黄等分,为末。生姜自然汁,入水相和,打糊丸梧子大。每服三十丸,用地黄汤下,或酒醋茶汤下亦可,日二服。觉脏腑虚冷,则晨服八味丸。地黄性冷坏脾。阴虚则发热,地黄补阴血故也。(卷十六·地黄条)

病初愈,有所劳动,致热气冲胸,手足搐搦拘急,如中风状。淡青竹茹半斤,栝楼二两,水二斤,煎一升,分二服。(卷三十七·竹条)

7. 妇人少腹满

妇人少腹满如敦状,小便微难而不渴,此为水与血俱结在血室。大黄二两,甘遂、阿胶各一两,水一升半,煮半升,顿服,其血当下。(卷十七·甘遂条)

土牛膝根洗切,焙捣为末。酒煎温服,极效。(卷十六·牛膝条)

8. 妇人中风

女子中风,血热烦渴。以红蓝子五合,熬捣,旦日取半大匙,以水一升,煎取七合,去渣细细咽之。(卷十五·红蓝花条)

下篇　荆楚古今名家妇科验案

◎月经病医案

闭经案(卵巢早衰)

郑某,女,24岁,未婚,2004年1月17日初诊。闭经1年,发病无任何诱因,病程中偶感头昏耳鸣,烦躁易怒,胸胁胀闷。既往健康状况良好,1年前月经4~5/25~30天,量中,色红,白带稍多。B超检查:子宫3 cm×1.8 cm×2.3 cm,双侧附件无异常。性激素测定:雌二醇(E2)15.8 pg/mL,促卵泡生成素(FSH)175.78 mIU/mL,促黄体生成素(LH)36.42 mIU/mL。基础体温测定(BBT)单相。诊见:舌黯淡,苔薄黄,脉细弦。中医诊断:闭经(肾虚肝郁)。西医诊断:卵巢早衰。治疗:自拟补肾活血调冲任方如下,仙茅15 g,淫羊藿15 g,菟丝子15 g,枸杞10 g,熟地10 g,鸡血藤10 g,香附10 g,牛膝10 g,当归10 g,川芎15 g,柴胡10 g,郁金10 g,炙甘草6 g,日一剂,水煎服;戊酸雌二醇片1片,每天1次,连用22天;用药第17天时加用黄体酮胶丸200 mg,每天2次,连用5天;人绒毛膜促性腺激素(HCG)3000 U,肌内注射,每天1次,于月经第13、14、15天使用。用药期间,月经按期而至,烦躁、头昏、胸胁、胀闷、烘热等症状逐渐好转。半年后复查性激素:E2 17.5 pg/mL,FSH 54.48 mIU/mL,LH 23.07 mIU/mL。用中药按周期治疗,卵泡发育期用自拟补肾活血调冲任方,排卵期用促排卵方如下,丹参12 g,茺蔚子12 g,赤芍10 g,桃仁6 g,当归9 g,菟丝子9 g,牛膝9 g等,日一剂,水煎服。药后月经每月按时来潮,后2个月BBT开始出现双相。2005年3月复查性激素:FSH 7.9 mIU/mL,E2 19.5 pg/mL,LH 11.3 mIU/mL。继用中成药八珍颗粒巩固疗效,追踪观察半年,月经正常。

【按语】　卵巢早衰是多因素引起的综合征,目前发病有年轻化的趋势。姜师治疗本病的特点是,明确病因病机,寻根求源;中西医结合治疗,以中医理论进行辨证论治。闭经的病因，虚者多责之于肾、肝、脾之虚损，精、气、血不足，血海空虚，经血无源可泻；实者多责之于气、血之瘀滞，胞脉不通，经血无路可行，临床当辨虚实以补益通调。姜师在治疗中遵循急治标缓治本的中医理念，首先用雌、孕激素序贯治疗 3～6 个月经周期，在短时间内快速使患者月经周期恢复正常，增强患者战胜疾病的信心，待月经恢复后停用激素，再用中药继续调理：卵泡期滋肾养血，调理冲任，以促进卵泡发育；排卵前期滋养精血，辅以助阳调气活血；黄体期温补肾阳；行经期调理冲任，通经活血。姜师认为，补肾活血中药有多系统、多环节的整合调节作用，能增强卵巢对促性腺激素的反应和提高卵巢中性激素受体的含量。近年来许多实验研究也表明，补肾活血中药能提高E2水平，通过抑制特异性免疫损伤，使卵巢内残存的少数卵泡得以复苏，从而恢复部分卵巢功能。

【文献出处】 此为湖北著名妇科专家姜惠中教授治案。姜惠中医案三则，谢靳，湖北中医杂志，2006 年第 9 期。

经前呕吐案

胡某某，女，19 岁，农民，1986 年 6 月 8 日初诊。患者体质丰腴，平素恶寒，吐涎频作，近半年来，每于经前 10 天左右，发生不明原因之呕吐，只要弯腰劳动则头目昏然、眩晕、恶心呕吐，须卧床休息，3 天后可不药而愈，唯乏力头昏，舌淡胖嫩、苔薄润，脉沉迟无力。经西医有关检查均无异常，中医以半夏白术天麻汤、旋覆代赭汤等治疗数月，未见寸功。此乃太阴虚寒，寒痰中阻，运化失司，加之经前冲任失和，气机升降失常，乃作此证。思之《伤寒论》396 条云："……喜唾，久不了了，胸上有寒，当以丸药温之，宜理中丸。"投以附子理中（丸）汤加味以温中散寒，补益脾胃，降逆止呕。处方：制附片 10 g，党参 18 g，干姜、炙甘草各 8 g，白术、生姜各 12 g，半夏 15 g，茯苓 20 g，5 剂，一日一剂，分三次服。药后自觉胸中豁畅，精神大振，四肢转温，纳谷已馨，用药后效显，患者索方续服 15 剂，此后未见复发。

【按语】 此为湖北省秭归县人民医院胡兆满医师临证医案。患者经前呕吐,乃痰浊内蕴,寒湿中阻,脾胃虚寒,运化失司,升降失常,及经前冲任失调,气机逆乱所致,理中(丸)汤加制附片温中散寒,健运脾胃,调其升降,更配以半夏、茯苓、生姜等以增和胃降逆止呕之功,使标本兼治,升降有序,邪去正安,顽疾自愈矣。

【文献出处】 《伤寒论》方妇科运用三则,胡兆满,新中医,1990 年第 4 期。

少女痛经案

陈某,女,17 岁,未婚。每经行第 3 天腹痛甚,恶心呕吐,全身冷汗,甚则昏厥,伴经期延后,月经量多,经色淡红,形体消瘦,面色㿠白。予胶艾四物汤加山茱萸、巴戟天、吴茱萸等,药后病愈。

【按语】 痛经多由肾气未充所致,黄老根据经期耗血伤精的特点,对少女痛经多从肾论治或兼顾到肾,特别注重补养肾精,每在治痛经方药的基础上加枸杞、山茱萸、艾叶、巴戟天等药。确属肾精亏损者用熟地、阿胶大补精血;一般兼虚者则用枸杞,既补肝肾精血,又不似熟地、阿胶之类滋腻;温肾阳常用巴戟天温肾益精,不似肉桂之温热、附子之燥烈。经期便溏者加炒白术、党参、茯苓;伴呕吐兼热者用竹茹,兼寒者用吴茱萸,兼瘀者加泽兰、鸡血藤、炒蒲黄等。

【文献出处】 黄绳武妇科经验集,梅乾茵,人民卫生出版社,2004 年 4 月出版。

闭 经 案

王某,女,19 岁,学生,1996 年 11 月 7 日初诊,诉闭经 2 个月余,少腹不适 3 天。患者 13 岁月经初潮,经期常后延,经量不多,色暗,2 个月前适值经期冒雨感寒,翌日月经即止。现已近 3 个月未潮,自觉小腹冷痛不适,喜暖喜按,面色萎黄,消瘦,食欲不振,白带量多、质稀,舌苔白,脉细。证属血虚、寒邪阻滞经脉,故经闭不行。治宜温经散寒,养血通脉。用当归四逆汤加减:当归、白芍、川牛膝、制香附各 12 g,桂枝、川楝子、延胡索各 10 g,细辛、炙甘草各 6 g,大枣 3 枚。药服 3 剂后,小腹冷痛大减,脉象平和。又服 4 剂,月经来潮,量多、色紫、夹血块,7 天经净,余症皆失。又嘱每次经前服 3 剂,连服 3 个月经周期,告愈。

【按语】 此为湖北中医药大学王晓萍教授临证医案。当归四逆汤本为治厥阴病方,其证手足厥寒者,乃阳气外虚,寒邪内中,经络阻塞,不温四末;脉细欲绝者乃阴血内虚,脉行不利。清代汪昂《医方集解》曰:"四逆之名多矣,而有因寒、因热之不同,此则因风寒中血脉而逆,故以当归、细辛血中之气药为君;通脉散逆,必先去血中之邪,故以桂枝散太阳血分之风,细辛散少阴血分之寒,为辅;未有营卫不和而脉能通者,故以芍药、炙甘草、大枣调和营卫;通草利九窍,通血脉关节,诸药藉之以破阻滞,而厥寒散矣。"本例属血虚、寒邪阻滞经脉之闭经,病机与方药相合,故治疗有效。

【文献出处】 当归四逆汤治疗妇科病举隅,王晓萍、周刚顺,湖北中医杂志,1999 年第 3 期。

月经不调案

丁某某,女,40 岁,工人,已婚,1982 年 11 月 19 日初诊。主诉:月经量多,少腹胀痛 3 年。以往月经正常,近 3 年来月经量增多,月经提前 3～4 天,每次经量头 3 天多,继而淋漓 10 天左右方净,平时经常左下腹胀痛、腰痛,生两胎,脉细,苔薄黄,末次月经为 11 月 5 日,半年前曾在某医院行妇科检查未发现异常。妇科检查:宫颈光滑,子宫后位,稍大,活动及硬度正常,左侧附件可触及鸭蛋大囊性包块,有压痛,右侧附件无异常。超声检查:子宫大小正常,左侧可见 2.5 cm×4.5 cm 低回声包块,妇科诊断为左侧附件炎性包块。中医诊断:癥瘕。癥瘕系指腹内结块而言,结块坚硬不移,痛有定处为癥;结块时聚时散,痛无定处为瘕。大抵癥属血病,瘕属气病。患者少腹胀痛多年,妇科检查触及包块有压痛,为肝郁气滞,血行受阻,郁结日久而成,郁久化火,热迫血行,则月经提前,量多而淋漓日久。治当疏肝理气活血,清热散结,方用逍遥散加减。处方:当归12 g,赤芍、白芍各 12 g,柴胡 6 g,黄芪 12 g,川断 12 g,金银花 15 g,红藤 15 g,败酱草 15 g,蒲公英 15 g,丹皮 12 g,香附 12,川楝子 12 g,牡蛎 30 g,鳖甲 30 g。服上方共 30 剂,小腹胀痛减轻,月经来潮 1 次,经量稍减少,7 天净。妇科检查:仅左侧附件增厚,包块已未触及,右侧附件无异常。超声检查:子宫正常,双侧附件未见异常。

【按语】 此为湖北省人民医院郭家珍医师治案。郭师认为古人有"女子以肝为先天"之说,由于肝的生理特点,肝为藏血之脏,与冲任二脉有内在联系,冲为血海,肝藏之血除供应周身之外,一部分血液下注血海,而为月经。又肝主疏泄、喜条达,而恶抑郁,女子情志不舒常影响肝的疏泄功能,直接影响气机的调畅和经血的运行。故肝气郁结,气滞血瘀,常是导致妇科疾病的重要原因。

【文献出处】 逍遥散在妇科病中的应用,湖北医学院学报,郭家珍,1983 年第 4 期。

痛 经 案

章某,女,38 岁,已婚。主诉:痛经 4 年余,逐月加剧。患者于 4 年前人工流产后开始经来腹痛,经量愈多腹痛愈甚,痛时伴见肢冷面白、出冷汗、恶心欲吐,月经周期正常,经量中等,色红有块。舌质正红,边有瘀点,舌苔薄白,脉弦。妇科检查:子宫水平前位,略大于正常,韧带处可触及多个小结节,质硬,触痛明显,最大约黄豆大小,两侧附件未扪及包块。诊断:痛经(子宫内膜异位)。证属瘀血内阻胞中,胞脉瘀滞不通,拟活血化瘀、软坚散结之法。药用:当归 15 g,川芎 6 g,桃仁、莪术、三棱、浙贝、香附、蒲黄、五灵脂各 10 g,生牡蛎 30 g,鳖甲 24 g,坚持服药 3 个月,经来腹痛渐减轻至不痛,复查子宫韧带处结节消失,触痛不明显。

行经前后头痛案

王某,女,34岁,已婚。患者经行前数天即感头胀痛,甚则头痛如裂,连及脑后,经行后疼痛渐减为空痛,经后4~5天方止。月经周期正常,平时白带不多,手足心发热,口干,二便调,性情急躁易怒,嗜食辛辣之物。舌质红,苔薄白,脉细弦。曾生育2胎,人工流产2胎。证属肝肾虚损,水不涵木,风阳上扰,拟滋肾柔肝、息风止痛法。药用:生地、熟地、山茱萸、山药各15 g,丹皮、白芷、钩藤、牛膝各10 g,桑寄生、杜仲各12 g,石决明、龟甲各24 g,治疗近20天,月经来潮,痛势明显减轻。嘱经前1周仍服上方,其痛未发。停药观察3个月经周期,一直未见复发。

【按语】 痛经案与行经前后头痛案为湖北中医药大学陈锦秀医师治案。妇科痛证是临床常见病证之一,可分为急性与慢性两种。急性痛证指急骤而起的腹痛,病情多危急,如急性盆腔炎、异位妊娠、卵巢囊肿破裂或蒂扭转、输卵管积水扭转等;慢性痛证如痛经、少腹痛、外阴痛、月经前头身痛、妊娠腹痛、产后身痛等。妇科痛证主要是感受风寒之邪,气血流通不畅所致,也有因热致痛、因气滞血瘀致痛的。总之,发病机理可概述为"不通则痛"与"不荣则痛"。妇科痛证,部位多在少腹、小腹、两乳、两胁、阴部,这些正是肝经循行的部位;此外,妇科痛证的疼痛多受月经周期及情绪波动的影响,这些均与"肝藏血,主疏泄"的功能密切相关,所以辨证多责之于厥阴肝经。急性妇科痛证情况紧急,一定要尽快明确诊断,采取相应的治疗措施。妇科痛证的治疗应本着"通则不痛"的法则,进行辨证处方用药。若气滞血瘀,宜行气活血;若寒凝血滞,宜温经散寒,行气止痛;若热蕴郁结,宜清热解毒,开郁散结;若气虚精血不足,宜益气养血。

【文献出处】 略论妇科痛证辨治,陈锦秀,湖北中医杂志,1996年第4期。

室女闭经案

刘某,女,28岁,未婚,农民,1991年3月初诊。自诉闭经8年,患者原来月经推后,45天至半年一潮,量少,近8年月经未来,经治无效。伴有头昏,头痛,腰痛,精神不振,四肢酸软无力,怕冷,午后潮热,心慌,胸闷气短,体质消瘦,大便干结,食欲不振,脉沉细如丝,舌淡苔薄白,面色㿠白,两颧黧黑,语声低微。诊断:室女闭经。辨证:患者素有月经推后、量少病史,诊视脉细微、舌淡苔薄白,此为气血不足,寒邪凝滞,胞宫失养,冲任失调,导致经闭。气血不足则头昏、神疲乏力、心慌气短;寒凝则阳微,故怕冷;阳虚不能化生阴血,以致阴血亦不足,故潮热、便秘。证属气血不足,寒邪凝滞,治宜温经散寒,益气养血调经。方用当归四逆汤加减:桂枝、炒香附、柴胡、赤芍、白芍、炙甘草各12 g,当归20 g,党参、益母草各24 g,黄芪30 g,细辛、吴茱萸各6 g,大枣、通草各10 g。上方服10剂,自觉精神好转,潮热已退,心慌胸闷、短气均明显改善,但口干,流鼻血1次,量少许,腰痛加重。续用上方去吴茱萸、香附,加熟地15 g,补骨脂10 g,再进10剂后,诸症悉减。服至30余剂,月经来潮。

【按语】 此为华中科技大学同济医学院附属梨园医院陈协南医师治案。当归四逆汤是仲景《伤寒论》方,主治"手足厥寒,脉细欲绝者"。从病因病机上分析,本方证之手足厥寒,非阳衰阴盛四逆汤证之手足厥冷,脉细欲绝者乃血虚气不足,可知本证病机为素体血虚,导致阳气亦不足,寒邪凝滞,故脉细欲绝;四肢为诸阳之本,血虚寒凝则阳气不能达于四末,四肢失于温养,因而手足厥寒。从本方药物组合来分析:当归养血活血,配白芍养血和营;桂枝合细辛温经通阳散寒;炙甘草、大枣配白芍酸甘化阴以防桂、辛之辛燥太过,通草通行脉络,共奏温经散寒、养血通络之效。临证凡病因病机相同所致的血虚寒凝证,即使表现症状不同,使用本方皆可获效。

【文献出处】 程协南运用当归四逆汤经验举隅,程瑾华,湖北中医杂志,1998年第4期。

逆 经 案

刘某,女,24岁,1974年9月14日初诊。患者18岁开始鼻衄,2个月1次,质清、色暗红,夹有血块,每次3~5天,淋漓不尽,量约40 mL,曾用清热、凉血、止血等药屡治不验。结婚6年不孕,月经从未来潮,睡觉常感少腹有掌大处不温,鼻衄时伴乳房作胀,面色晦暗,舌质淡,苔薄滑,舌下左侧青筋增粗,脉沉细涩。妇科检查:子宫如乒乓球大,发育不良。证属寒、湿、痰、瘀阻胞络,地道不通,血盈上逆而致逆经。法当温经化痰,降逆通络。拟仲景温经汤加减:吴茱萸、桂枝、牛膝、川芎、橘络、穿山甲各6 g,法半夏、当归、赤芍、桃仁、云茯苓等各9 g,阿胶10 g。服至35剂时,少腹有坠胀感,54剂后月经来潮,衄止,继以调补气血,滋养冲任,于第2年乃生一子,随访鼻衄至今未发。

【按语】 此为原阳新县中医医院院长陈敬楚教授治案。血是人体的重要组成部分,是生命活动的物质基础,与气互相生化,调和于五脏,洒陈于六腑,与人体关系至为密切。凡六淫外感,七情内伤,均能导致脏腑功能失常,气血逆乱,使血溢脉外而发生衄血。衄血初病多实证,以实火、气滞为主,病情反复出血,久病必虚,一为出血过多,损及阴血,形成肝肾阴虚或阴虚火旺之证;一为阴损及阳,或气伤及血,为脾肾阳虚或气血两亏之证。故临证首当分清虚实,即可抓住辨证要领。

【文献出处】 逆经治验二例,陈敬楚,湖北中医杂志,1982年第2期。

崩 漏 案

李某某,女,17岁,农民,1979年9月11日初诊。半年前经期负重劳动致经崩不止,量多色鲜红,夹有瘀块,伴心烦,口渴思饮。经中西医治疗无效,投以避孕药来调整内分泌功能,服药期间尚有效果,但停药即崩,且药量日益增大。之后伴乌色血块,腹痛,脉弦数,舌质红,苔腻。诊为肾中水火交旺,夹有瘀血,治以清热凉血化瘀,并嘱停服避孕药。处方:生地、龟甲各 30 g,地骨皮、青蒿、地榆、牡蛎各 15 g,丹皮、黄柏、黄芩、茜草、延胡索各 9 g,白芍、川楝子各 12 g,服方 3 剂血量渐减,5 剂血止,但腹部稍有坠痛,仰前方加蒲黄、炒阿胶 15 g。续服 3 剂,诸症消失,仅现大便作坠,脉细缓,后以补中益气汤调理,再次月经基本正常。

崩　漏　案

蔡某某,女,42 岁,1980 年 11 月 11 日初诊。月经近半个月淋漓不止,妇科检查患子宫肌瘤,如鹅蛋大,伴有低烧,带下色黄而稠,口干,腹痛,脉细数,苔腻质红。诊断为崩漏、癥瘕。方用清经汤加减:沙参、生地、地骨皮、青蒿、玄参、麦冬、牡蛎、川断、地榆各 15 g,当归、白芍各 10 g,女贞子、墨旱莲、太子参各 15 g,3 剂。二诊:11 月 15 日,经量及黄色带下均见减少,仍有低烧、眩晕,脉苔如前,仰前方去玄参、地榆,加枸杞 10 g、菊花 9 g,续服 3 剂。三诊:11 月 20 日,月经仅见少量血迹,黄带微现,尚有低烧,头目眩晕,脉象细数,苔腻黄,方拟沙参、生地、地骨皮、山药、龟甲、牡蛎、白薇各 15 g,芡实 30 g,白芍 10 g,天冬、麦冬各 18 g,知母 9 g,炙甘草 6 g。四诊:11 月 25 日,经血已止,症有改善,仍宗前方加黄柏 15 g、首乌 15 g。此次加苦寒坚阴之黄柏 15 g,与知母等诸药相伍以降火滋阴,使热迫妄行之血趋凉趋静,并加首乌 15 g 增强扶正养血滋阴之效,此方续服 3 剂而病痊。再经妇科检查,仅子宫比正常稍大,余无明显不适。

【按语】　此二则为武汉市第三医院桂晓云医师治案。妇女崩漏症有虚损、血瘀、血热之别,临症时须详审其因,才能治疗得当,获得预期效果。清经汤来源于《傅青主女科》调经篇,用于治疗月经先期,其原文载:"妇人有先期经来者,其经甚多,人以为血热之极也,谁知是肾中水火太旺乎!夫火太旺则血热,水太旺则血多,此有余之病,非不足之症也。……然火不可任其有余,而水断不可使之不足,治之法但少清其热,不必泄其水也。方用清经散。丹皮(三钱),地骨皮(五钱),白芍(三钱,酒炒),大熟地(三钱,九蒸),青蒿(二钱),白茯苓(一钱),黄柏（五分，盐水浸炒）。水煎服，二剂而火自平。此方虽是清火之品，然仍是滋水之中，火泄而水不与俱泄，损而益也。"傅氏用方之旨，系清火而寓以滋水。在临床上对于此等证候，总以清经汤为主方，并可将熟地易为生地、去除茯苓。生地为清营凉血滋阴的要药，血证病中证属热迫血溢者，重用生地止血甚为精当，其余诸药皆不能胜任；又病在出血不止之际，应以止血为先，而茯苓为渗利之品，既不用炭药止涩而反佐以渗法，似有不妥。子宫肌瘤为西医病名，据其主症为月经量多及子宫包块，应隶属中医学之崩漏、癥瘕病门之中，临床尤以崩漏就诊者居多。其治法多以破血、消坚、理气、行滞为主，但从临床实践中看，其本质仍以月经不调为主症，或者兼有杂症。在不少病例中，其机理乃属于血热迫血妄行，若守常规，妄行攻破，势必损其阴血，使病情更为恶化，故在治疗中抓住热迫血溢这一本质，用滋清凉血、调经固经之法，可使月经趋于正常，从而使子宫肌瘤停止发展，使其缩小甚至消失。虽不治瘤而瘤自愈，此乃审证求因之例。

【文献出处】　崩漏治验，桂晓云，湖北中医杂志，1982年第1期。

痛　经　案

王某，女，20岁，未婚，1982年5月5日初诊。自诉痛经4年，自月经初潮以来，每次行经前后少腹剧痛，喜暖喜按，甚则卧床不起，经量少，色淡，经期正常，伴腰膝酸软，头晕耳鸣，面色无华，脉细，舌淡。曾多次中医治疗罔效，用药多是温经通脉，活血化瘀之品。遂采用洪老验方：枸杞、鸡血藤、炒杜仲、薏苡仁、白茯苓、淮山药各15 g，补骨脂、菟丝子、女贞子、淫羊藿、桑寄生各10 g，墨旱莲12 g（临证时可据病情加减）。日一剂，水煎分2～3次服，月经来潮前10天开始服药，至经潮止。连续治疗2个周期，服药近20剂后，痛经消失，余症亦除。

【按语】　此为麻城市中医医院江淑安医师运用名医洪子云验方治案。论治室女痛经，医多主张活血化瘀，或温经通脉，殊不知肾气虚弱，任脉不通，太冲脉虚亦是引起室女痛经的主要原因。洪子云老教授针对此因,以补肾通任为法,自拟治疗室女痛经验方。凡室女痛经较久,用温经通脉或活血化瘀等法治疗无效者,投以此方,多能获效。

【文献出处】 洪子云验方治疗室女痛经,江淑安,湖北中医杂志,1984 年第 1 期。

经期延长案

汤某某,女,25 岁,已婚,干部,1988 年 4 月初诊。患者 18 岁初潮,每届经来量少,色淡质稀,一般均需十天半月方净。每于经行,体倦乏力,畏寒,头晕耳鸣,小腹绵绵作痛,腰酸胀,尿多,色清,因慢性出血,血红蛋白长期低下,月经后白带少,质清稀。今适逢经转,舌淡苔薄,脉细弱,尤两尺为显。妇科检查:阴道通畅,分泌物少,宫颈光滑,子宫前位,发育欠佳,稍小,双侧附件正常。证属肾气不足,冲任不固。治宜补肾、益气、调冲、少佐活血。方药:生地、熟地、山药、枸杞、炙黄芪、太子参各 15 g,菟丝子 12 g,仙茅、淫羊藿、川断各 10 g,当归、香附、炙甘草各 6 g。复诊:经来 6 天即净,色量正常,精神振作而愈。

【按语】 此为湖北中医药大学胡传宝医师治案。本例患者由于肾气不足,天癸不能按时泌至,血海不充,故月经初潮较迟,且经期长、量少。对此类病症,笔者习用仙茅、淫羊藿、菟丝子之属,体会其益肾填精之功效满意,另随症加紫河车、巴戟天、龟鹿之品强壮命门,补精生血,暖宫,祛寒滞,使肾气充盛,精满血旺而月事按时以下。在月经欲下而又尚未下之际,少佐理气活血之品,如益母草、泽兰、延胡索等,意在行气理血,促经血畅行而下。如《医学正传》"况月经全借肾水施化,肾水既乏,则经血日以干涸",也说明了肾与月经关系密切的道理。

【文献出处】 妇科病运用脏腑辨证三则,胡传宝,湖北中医杂志,1990 年第 1 期。

更年期血崩案

刘某某,女,47岁,1986年8月26日入院。经潮如崩持续26天未净。3年前因劳累过度而骤然下血如崩,持续不止,诊刮内膜为增殖期子宫内膜,继用假孕疗法治疗半年有所好转。近1年病情加剧,此次经潮如崩已26天,经色红、有血块,伴头晕、心慌、腰酸乏力、面色萎黄、口干欲饮、自汗,舌淡红、苔薄白,脉细。予各种西药止血药均未见效,收治入院。证属脾肾亏虚,冲任失固。治拟补脾益肾、固冲止血。处方:党参、枸杞各12 g,黄芪、山药、阿胶、白芍、贯仲炭、仙鹤草、鹿衔草各15 g,生地炭、墨旱莲、海螵蛸各30 g。服药4剂,崩血即止。转予健脾滋肾以治其本,药用太子参、黄芪、白术、山药、熟地、山茱萸、墨旱莲、女贞子、龟甲、枸杞、白芍等续服。经2个月经周期调治,周期复准,痊愈出院。追访2年,经量如常。

【按语】 此为湖北中医药大学附属医院中医妇科黄莉萍教授治案。本例崩漏之疾,乃始于劳累伤脾,脾虚则不能运化水谷精气以充养肾,以致脾肾亏损,冲任失固,血不循经,经汛如崩。故初诊以党参、黄芪等补脾益气,意在使其统藏称职;又因气不摄血,血去而阴伤,故选白芍、墨旱莲、枸杞等重阴之品以滋肾养阴,崩血如此之多,必八脉空虚,故增添阿胶血肉有情胶质之品,以填补冲任;再以生地炭、贯众炭等凉血止血,以抑血之沸腾之势。全方脾肾双补,以致精血充足,冲任得固,而血自循经而行。

【文献出处】 顽固性崩漏治验二则,黄莉萍,四川中医,1991年第3期。

瘀结血崩案(子宫肌瘤)

陈某某,女,47岁,1983年10月20日初诊。月经过多10余年,近1年加重,每次用纸4~5刀,色暗红,有大血块,经行腰隐痛,25~27天一潮,经行8~9天干净,末次月经10月14日,现仍未干净。素头昏,腿软,纳差,心慌,口干喜饮,烦躁多汗,大便干结,小便黄。舌质黯淡,苔薄,脉细。今年 6 月妇科检查:子宫鸭蛋大,质稍硬,西医诊断为子宫肌瘤。中医诊断:瘀结血崩。治宜化瘀养阴,清热止崩。方用夏枯草 15 g、益母草 20 g、浙贝 15 g、生牡蛎 30 g、鳖甲 20 g、白芍 15 g、山药 15 g、冬瓜仁 15 g、枸杞 15 g、三七 5.5 g。二诊:1983 年 11 月 25 日,服约后月经于 11 月 10 日来潮,血块减少,经量亦减少,仅用纸 3 刀,大便正常,余症减轻,继服上方。服上药加减半年,月经量基本恢复正常,妇科检查:子宫稍大,B 超未发现异常。

【按语】 子宫肌瘤属中医学癥瘕范畴,由经行之时,血欲出之际,停于胞宫,经血蓄积,煎熬成瘀,瘀血占据血室,致血不归经而崩。瘀血日久化热化火,又经崩阴血大伤,阴虚生内热,热灼冲任,迫血妄行,故崩漏并见烦躁多汗、口干喜饮、便结、尿黄,其头昏、心慌、腿软,乃失血过多,血虚失养所致。可见阴虚瘀热是此病发生之重要机理,故治宜化瘀养阴,清热止崩。方用夏枯草气寒而味辛,凡结得辛则散,气寒清热,兼通血脉凝滞之气,有软坚散结之功;浙贝性寒,功能开郁散结、解毒化瘀;鳖甲咸平,补阴气、潜肝阳、消癥瘕,缪希雍《本草经疏》谓其"润下作咸……甲主消散者,以其味兼乎平,平亦辛也,咸能软坚,辛能走散,故《本经》主癥瘕坚积寒热";生牡蛎咸涩性凉,能软坚散结且有收涩固脱之功;重用益母草活血调经;三七既能化瘀血,又善止血妄行,乃理血妙品;用白芍养肝血;山药补脾阴;枸杞补肾养冲任。此方组成,虽下血如崩,但不止血,血不归经,徒止何益? 虽有癥瘕但不攻破,亦不用辛温助动之药,而重在软坚散结,不失通因通用之意;其软坚散结之药,亦选鳖甲滋阴而软坚,牡蛎软坚而固涩,夏枯草、浙贝软坚而清热解毒,四药同用使阴血得充,虚火得清,使离经之瘀结尽化其滞,未离经之血水安其宅。用山药、枸杞、白芍养肝脾肾三脏阴血,补阴而无浮动之虑,循血而无寒凉之苦。即便活血亦选用能止能化之佳品,如三七、益母草之类。

【文献出处】 黄绳武妇科经验集,梅乾茜,人民卫生出版社,2004 年 4 月出版。

月经先后不定期案

王某某,女,37岁,1983年4月23日初诊。月经先后不定期10余年。1969年曾患急性盆腔炎,经用中西药治疗后退烧,症状缓解,以后经常发生少腹隐痛,以左侧为甚,连及腰部,月经先后不定期,时提前10余天,时推后5～6天,经色先茶色,后转暗红,再转红,量时少时无,经行前后少腹痛甚,末次月经4月18日,再上一次3月11日。平时带下量多、色淡黄、无气味,素口干喜饮、心烦、头昏胀、小便黄,舌质红,苔薄,脉弦细。此肝郁气滞,气血不调。治宜疏肝肾之气,养血调经。处方:白薇10g,当归10g,白芍15g,丹皮10g,川楝子10g,生地15g,山药15g,丹参12g,香附12g,莲子心6g,桑寄生15g,炙甘草6g,薏苡仁15g,川芎9g。二诊:1983年5月23日。服药后月经于5月12日来潮,少腹痛明显好转,睡眠差、头昏、心慌好转,带下量减少,舌质红,苔薄黄,脉细。上方去川芎,加太子参15g,柏子仁10g。服上方50余剂,患者月经正常,腹痛基本消失,仅劳累后稍觉不适。

【按语】 经行时有时无量不均,周期超前错后时不定,少腹连及腰部疼痛,其病责之于肝肾。肝司血海而主疏泄,肝郁则木失条达,疏泄失司,血海失调而致经期错乱,张山雷曰:"肝家气滞则血病皆从此而生,肝气郁久,最易化火,伤及肝血,证见月经量少色黯、心烦、头昏胀等;责之于肾者,因肝肾一体精血同源,肾主胞宫而藏精液,经本于肾,肝郁及肾,肾郁则精血失化而胞宫失养,故经行紊乱,经少带多,腰痛。"治宜疏肝肾之气,养肝肾之精。方中当归、白芍之甘,养肝血柔肝木;生地壮肾水清肾热以疏肝郁;香附、川楝子行肝肾之气;丹皮、丹参凉血活血;川芎味辛行血气;莲子心清心火通小便;桑寄生补肾壮腰;山药、薏苡仁之甘淡以利肾水治其带下。全方使肝肾之气舒而通,肝肾之精旺则水利,郁既开而经水自有定期。此案妙在疏肝不用柴胡,而易之以白薇。柴胡乃疏肝解郁之主药,其疏肝之力最强,虽味微寒,但性升散助肝火,患者已头昏胀、心烦、口渴,火炎于上,故不用柴胡而用白薇,疏肝兼能滋阴,无升散助火之弊,且有利尿之功。再者既有肝郁化火之兆，为何用当归、川芎辛温助火之药？经行量少色暗，乃气血不畅，归芎辛温助动，有温养流动之机，与丹参、丹皮等清热凉血药合用，既可调经活血又可互制其偏。

【文献出处】 黄绳武妇科经验集，梅乾茵，人民卫生出版社，2004 年 4 月出版。

崩　带　案

族妹子英，年二十，患带症，时愈时发。后变血崩，与大剂阴药而愈。近因忧虑过甚，崩带并发，血去太多，肝风内动，周身战栗，医治无效。渐至头昏腹胀，食减腰痛，五心时热，泻痢不能起床。及延余诊，不特前证犹是，更加心慌手战，脉不应指。审症用药，方用：红丽参 6 g，朱茯神 8 g，淮山药 10 g，老芡实 12 g，真阿胶（另烊）10 g，女贞子 10 g，墨旱莲 15 g，地骨皮 10 g，川杜仲 10 g，金橘饼 3 枚。连服数剂，诸症俱减，唯手战未止。乃仰原方加紫丹参 6 g，炒玉竹 10 g。3 剂，手战顿止，服 10 余剂全瘳。此玉竹一味，在用之或不觉，其缓虚风之功甚神速也。

【按语】 此为清末民初荆楚名医卉而隐先生治案。此案崩带并见是妇科常见疑难重证之一。本证病带于先，后变血崩，虽经阴药塞流止血，但澄源复旧未继，机体已处于血偏不足的状态之中，再因忧虑过甚，劳乎于肝，亦伤真阴，精血屡伤，致肝肾亏损，冲任带脉失养，故而崩带再度举发莫制，由于血去太多，筋脉失养而风阳掀揭大动。渐至头昏腹胀，食减腰痛，五心时热，心慌手战，泻痢卧床等变症迭见。诊时脉不应指，斯时，不特血虚风动，奇经失护，又呈肾真心阴、中气脾阳一齐亏损，真乃症急势危，存亡难卜。有形之血，不能速生，生于无形之气，故用红丽参大补元气生血摄血；欲安风木，先补癸水，又用二至丸、真阿胶、川杜仲充阴和阳，调摄奇经；复入淮山药、老芡实、朱茯神、金橘饼配红丽参建运中气，以滋气血生化之源；方中地骨皮一味，去心肝肾虚热，泻以助补。诸药参化，庶几险浪复平，转危向安。唯手战未止，乃仰原方加紫丹参，以合"治风先治血,血行风自灭"之古义;又加炒玉竹,妙在绥靖虚风,实乃先生为发挥玉竹效用而别开生面,诚寓深意。

【文献出处】 卉而隐妇科医案四则,余惠民,浙江中医学院学报,1989 年第 2 期。

月经后期案

陈某某,女,22 岁,未婚,1979 年 6 月初诊。患者自诉常在水中作业,一年多来,月经后期,自今春以来,月经 2 个月一至,量少色红,夹白色稠浊如鱼脑状物,有腥臭味,经来少腹胀满疼痛,白带量多,伴头昏如裹,胸闷脘胀,饮食纳差,精神疲乏,舌淡苔白,脉滑。此为痰湿内阻胞脉所致。处方:石菖蒲、法半夏、浙贝各 10 g,枳实、牛膝、橘络各 6 g,茯苓 15 g,益母草 30 g,延胡索 12 g。4 剂,水煎服。嘱在经来前 5 天开始服,4 剂尽后,即经至,经中所夹白色稠浊之物较历次为多。嘱继服 4 剂后,经量渐少,1 周后即净,头昏、胸闷等症减轻,精神转佳。嘱下次经来时仿此法服用上方,共调治 3 个月余,月经周期恢复正常,经中白浊之物消失。

【按语】 月经的正常来潮除取决于血海能按时盈溢外,胞脉、冲任的通畅亦是重要条件。若其人素体肥胖,痰多湿盛,一旦痰湿阻滞于胞脉,则可致气血运行不畅而月经后期。临床症见月经推迟,月经中夹有如痰如涕或鱼脑状之物,伴带下量多或咳嗽吐痰,胸闷脘胀,治宜祛痰通络,健脾化湿。方用涤痰汤加减。

【文献出处】 试论痰病学说在妇科的临床运用,江淑安,新中医,1988 年第 6 期。

经月两潮案

卢某某,女,29 岁,工人,1984 年 3 月 27 日初诊。患者于 9 个月前开始口服避孕药,至 5 个月前虽按期服药,而月经却 1 个月来潮 2 次,第 1 次相隔 12 天,第 2 次相隔 18 天。经量不多,色暗红,夹有膜状物之小块,约一周净。经中西药治疗,未见效果。诊见面目略虚浮,嗜睡,梦扰纷纭,夜感口干,脉浮细,舌苔少,舌质稍红,间有瘀点。证属阴虚血瘀,治以滋阴活血为主,处方:紫丹参、生地、女贞子、鸡血藤、生山楂各 30 g,川芎、川牛膝各 10 g,赤芍 15 g,黄精 20 g,红花 3 g。上方连服 15 剂,4 月上旬未再出血(3 月 20 日来潮后仍按期口服避孕药),于中旬按期停服后月经如期来潮,这次经期缩短,未见膜状物排出。为巩固疗效,于 4 月底又服 5 剂。一年后随访未复发(一直按期口服避孕药)。

【按语】 此案为湖北省黄石市中心医院黎济民医师治案。本案与月经中期出血有相似之处,但后者多在月中第 12~16 天之间。本案第 1 次相隔 12 天,第 2 次相隔 18 天,此种因服用避孕药后规律性之出血,临床似属少见,其机理尚有待探讨。此案辨为阴虚血瘀,用上法治之,由于药症基本相符,故疗效较满意。

【文献出处】 妇科验案二则,黎济民,四川中医,1986 年第 11 期。

痛 经 案

张某,女,28 岁,已婚,2005 年 10 月 30 日初诊。患者痛经多年,曾经检查未发现有器质性病变,服中西药治疗效果不佳。经前小腹疼痛较剧,经来色暗,有血块,血块下则痛减,经量一般,6 天即净,经期较准,平时四肢发凉,纳食、睡眠可,舌暗红,苔薄,脉细弦。证属气滞血瘀,治当调经和血。药用:柴胡、当归、香附、桃仁、延胡索、龙胆草各 10 g,赤芍 15 g,肉桂 4 g,吴茱萸 3 g,炙甘草 6 g。6 剂,日一剂,水煎服。11 月 18 日二诊:月经已净,经前小腹仍痛,程度较轻,四肢渐温,药后大便利,饮食少,治当养血通经。药用:丹参 20 g,赤芍、白芍、当归、川牛膝、柴胡、白术、川断各 10 g,黄芩 6 g。7 剂。嘱其每周复诊 1 次,经治疗半年后,月经逾期 50 天未潮,患者厌食恶心,余无不适,诊脉后嘱查尿妊娠试验,结果为阳性,嘱其注意妊娠期调养。

【按语】 此为湖北中医药大学妇科名家黎烈荣教授治案。黎烈荣教授强调,在调经的过程中,要注意中医辨证施治原则,辨证与辨病结合,整体与局部互参,既要调节脏腑气血、阴阳,又要重视冲任督带的作用。虽急则治标,然女子以血为本,以气为用,要始终不忘养血滋阴固冲。还提出在生理发育的不同时期,治疗也应有所侧重。正如刘河间所言,"妇人童幼天癸未行之间,皆属少阴;天癸既行,皆从厥阴论之;天癸已绝,乃属太阴经也",青春期以治肾为主,育龄期重调肝固肾,更年期则需健脾益肾为法。遣方用药应顾及阴阳气血的互根互用、相辅相成。

【文献出处】 黎烈荣治疗月经病的经验,杨丹丹,山西中医,2007 年第 1 期。

痛经案(膜样痛经)

刘某,女,28 岁,已婚,1983 年 12 月 10 日初诊。自诉 14 岁月经初潮始,每次行经期间少腹呈持续性剧痛,瘀块排出后疼痛缓解,结婚三载,痛经未改善。末次月经为 12 月 8 日,经行不畅,经色暗红,少夹有瘀块,少腹两侧胀痛,腰臀酸楚,经前乳胀、胸闷不舒,舌苔薄黄,脉细弦数。西医诊断为膜样痛经,中医辨证为肝郁气滞、气血瘀阻。治宜疏肝解郁,活血调经,方用宜郁通经汤加减:白芍 15 g、当归 12 g、丹皮 15 g、白芥子 6 g、郁金 6 g、黄芩 3 g、香附 3 g、枳壳 7 g、益母草 15 g。日一剂,水煎服,另嘱配服逍遥丸,下次经前来就诊,并测基础体温。1984 年 1 月 6 日二诊,经水将临,乳胀减轻,心闷稍舒,余症缓解,舌脉同前,守上方去益母草、枳壳,加山茱萸 9 g、山药 15 g、巴戟天 9 g,继进 5 剂,缓缓图之,以防余瘀未化。1984 年 2 月 28 日因月经过期而来就诊,神疲肢倦,晨起有恶心感,查尿妊娠试验,结果为阳性,年底顺产一男婴。

【按语】 此为湖北省荆门市人民医院黎志远医师治案。膜样痛经是痛经中比较严重的疾病。对勘上论,举证虽不甚详,然推其发病之由,必首因肝气郁结,郁而化火所致,盖气辅血行,气滞则血瘀而流行不畅,化火则血被煎熬而色暗成块,血行既不畅通,故月经将潮而先腹痛剧,肝循胸胁,郁甚则胸乳闷胀等。本方实为标本同治之法,方中黄芩清解肝经气分之浮热,丹皮清泻肝经血分之郁火,柴胡舒肝,白芥子辛散宣通,协同香附、益母草、枳壳、郁金以开郁调经止痛,当归、白芍以养肝血。后期减少化瘀之品,增山药、山茱萸填补肝肾之精而养冲任,巴戟天辛甘温补肾元,从水中补火。综观全方,使郁开火降,气舒血和,肝肾得滋,则经得快畅,故有受孕之机矣。

【文献出处】 疏肝法在妇科临床上的应用,黎志远,中医药学报,1989年第5期。

崩 漏 案

邱某某,女,39岁,1991年3月15日初诊。患者以往月经尚调,末次月经1990年12月23日,至今82天未净。1991年1月21日取环同时诊刮,出血未止,继之用中西药治疗无效;1991年3月2日再次诊刮,血仍不止。近3天略增多,色暗,小腹时有扯痛,痛时出血量多,伴心烦失眠,胸部、乳房、腰背胀痛,舌暗红苔黄,脉虚弦。诊为瘀血内阻,血不循经之崩漏。治宜活血祛瘀,理冲止血。方用桃红四物汤加味:当归15 g,川芎9 g,赤、白芍各15 g,地黄炭9 g,桃仁9 g,红花9 g,牛膝9 g,蒲黄9 g,五灵脂15 g,刘寄奴12 g,土鳖虫15 g,穿山甲9 g,全蝎9 g,龟甲15 g,乌药9 g。5剂,水煎服,日一剂。3月20日二诊:出血明显减少,近2天仅有少量咖啡色分泌物,两侧小腹时有扯痛,其余症状消失,舌脉如前。守方5剂。3月25日三诊:阴道有少许红色分泌物,仍有腹痛,舌暗红苔灰,脉弦虚。仍守上方3剂,服1剂后血止,两侧少腹偶有扯痛,以原方出入,服药1周出院。1年后随访,月经复常,腹痛消失。

【按语】 此为荆州市中医医院妇科名家刘云鹏教授治案。崩漏属妇科疑难病证,瘀血崩漏,则获效更难。本案刘师根据出血日久,时多时少、腹痛时血量增多、舌暗红等症,认为属瘀血崩漏,处以桃红四物汤活血化瘀,养血调冲;失笑散、牛膝、刘寄奴化瘀止痛;瘀久阻络,非虫类搜剔则难通,因此用全蝎、土鳖虫、穿山甲以通络;气行则血行,加乌药行气并治乳胀腰痛;出血日久而阴伤,虚火上扰,用龟甲滋阴潜降,以治心烦失眠,《本草纲目》载龟甲可治漏下,破癥瘕,去瘀血,是在滋阴潜阳之中,犹有化瘀止漏之功。辨证契合病机,则服 11 剂而血止,可见瘀血致崩获效之难,若非成竹在胸,则难守方到底。

【文献出处】 刘云鹏用活血化瘀法治妇科疑难病的经验,冯宗义,山西中医,1994 年第 4 期。

闭 经 案

蒋某,女,20 岁,大学生,1994 年 5 月 4 日初诊。诉闭经 3 年,初潮 12 岁,一般 35~90 天 1 潮,3 天经净,量少,色暗红。3 年前因高考紧张致月事全闭,需服西药方能来潮,停药则经闭。平素精神欠佳,食少,睡眠多梦,舌黯淡,苔薄白,脉细缓。证属心脾两虚,治以养心健脾,生血通经,方用党参、焦冬楂各 15 g,白术、柏子仁、川牛膝、泽兰叶、卷柏、制香附各 10 g,川断、当归、茯苓各 12 g,山药 20 g。7 剂。二诊:1994 年 5 月 18 日。服药后精神、睡眠较前好转,月经尚未至,舌淡红,苔薄白,脉细缓,上方加熟地 30 g,白芍 15 g,7 剂。三诊:1994 年 5 月 30 日。服药后于 5 月 23 日行经,7 天经净,量中,色鲜红,无特殊不适,舌淡红,苔薄白,脉细。继用初诊方加减调理 1 个月,月经已自潮。随访半年,月事正常。

【按语】 本例患者因学习紧张,忧虑过度,致心气不足,心血无以下注于胞宫,故致闭经。心主血,心病则血不足,血不养心,神不守舍,故见睡眠多梦;心病不能养脾,脾失健运,故食少;血少气虚,则精神欠佳,舌淡苔白、脉细缓亦为心脾两虚之象。治以养心健脾,生血通经。方中柏子仁丸养心通经;党参、白术、山药、茯苓健脾补气;当归、川断养血活血;制香附、焦冬楂行气导滞,使补而不腻,补中有行,则气血自生。二诊服药后诸症减轻,说明药已对症,再加熟地、白芍以增补养心血之功,服后则月经来潮,继以数剂善后调理。

【文献出处】 此为湖北著名妇科专家毛美蓉教授治案。柏子仁丸治疗闭经琐谈,张娟,湖北中医杂志,1999 年第 2 期。

崩　漏　案

　　武昌张某之媳患血崩，邀往诊视。见患者一身尽肿，喘逆上气，在床头叠厚被坐靠，不得卧。血崩，前后逾半年，剧时每日多至一二碗，或半痰盂，脉微弱兼带慢而时有结止之象，色夭不泽，唇色惨白，指头冷，皮肤亦感冷沁，近月巳晕厥数次。因所服方系六味地黄丸重用熟地，加凉血、止血、利小便、消肿之品。予曰："上竭下厥，阴阳离绝，八脉不固，肾阳式微。"因拟：黄芪一两，当归二钱，芍药三钱，桂枝一钱五分，附子三钱，蒲黄三钱炒半黑，炙甘草一钱。时患者母亲在座，曰："小女从未服桂附等药，气喘用黄芪，是何深意？"予曰："此病气不统血，气血两不维系，当归合黄芪为当归补血汤，乃补气以摄血；桂枝协芍药则暖营建中，桂枝协附子则化气温下，固护真元。此病服阴柔药太多，阴气用事，经隧滋滞凝泣，血不归经。用蒲黄者，在本药性能是以止血者行血，而本方意义则是以行血者止血，合之为补气摄血，温固八脉，以升为降，以通为止。"药煎好，迟迟未敢服，入暮，又晕厥一次，无已，乃以予药姑试。初服二调羹，越二时许无恙，再服二调羹，又越二时，气喘略平，因将余药大半盅服下。夜半，患者曰："我倦甚，可将靠被撤去，令我稍平。"睡下后，熟睡一小时，月来未平卧者，居然平卧，未熟睡者，居然熟睡。醒后气渐平，崩渐少。翌日复诊，原方桂枝加为三钱，芍药加为六钱，去蒲黄，加桑螵蛸三钱，鹿角霜一钱，一星期气平崩止，后以当归内补建中汤、复脉汤等收功痊愈。

　　【按语】　患者血崩半年余，见上竭下厥，阴阳离绝，八脉不固，肾阳式微之病理，《伤寒·少阴病》有"下厥上竭为难治"之例。所谓"厥""竭"者，皆阴阳气血不相顺接，几欲离绝之危候。实践中治下厥须用温药，则有碍于上；治上竭须养气阴，则有碍于下，故曰难治。前医所用阴柔伤阳之剂，致"阴气用事，经隧滋滞凝泣，血不归经"，显系药误，故久延不愈。患者母亲见所用诸药，云皆小女未曾服过之药，是何深义？冉老指出，此病是气不统血，气血两不维系。当大脱血后，见脉微弱，肢凉肤冷，此不特阴血告匮，而阳气亦欲亡散。有形之血不能速生,无形之气所当急固。今用当归补血汤,补气以摄血,桂芍暖营建中,桂附化气温下,固护真元,且消前所服阴柔寒凉药物,凝泣隧络、致血不归经之药害。并伍蒲黄以治标,立方大意如斯。经此剖析,患者家属仍不醒悟。追晕厥复作,于无奈之时试服,竟获奇效。患者安寐一时许,气平漏少。次日复诊,于上方加重温补阳气之品,更增鹿角霜、桑螵蛸等温煦及阴阳两补之剂以善后。从而可证冉老学识渊博,成竹在胸,虽病家质疑,仍坚定不移,果获痊愈。

【文献出处】 此为名医冉雪峰先生治案。冉雪峰崩漏医案赏析,彭应涛、彭慕斌、彭景星,中医文献杂志,2017 年第 6 期。

经断复来案

余某某,女,51 岁,农民,1982 年 1 月 10 日初诊。患者 1979 年 3 月停经后,于 1980 年 12 月 29 日突然阴道出血,量多,色红有块,五心潮热,心悸而烦,小腹坠胀,腰酸不得站立,头昏,记忆力减退,舌质暗红,脉沉细而数。经妇科检查未发现异常,宫颈活检未见癌变。证属阴虚肝旺,冲任不固。治以养阴清热,平肝固冲。方以清热安胎饮加减,处方:山药 10 g,石莲子 10 g,黄芪 10 g,黄连 5 g,阿胶 15 g,女贞子 15 g,墨旱莲 15 g,川断 15 g,白芍 15 g,生牡蛎 15 g,珍珠母 15 g,生地 10 g,菟丝子 10 g。日一剂,水煎,日服 2 次。服上方 4 剂后,诸症减轻;继服原方 5 剂,仅有少量血丝,余症消失;再进原方 3 剂,阴道流血停止。后用左归饮炼蜜为丸,以善其后,随访近两年,未见复发。

【按语】 此为湖北省黄冈市人民医院孙贵洲医师治案。清热安胎饮一方,出自《刘奉五妇科经验》一书,主要由山药、石莲子、黄芩、黄连(或马尾连)、椿根白皮、侧柏炭、阿胶七味药物组成。刘老原用此方治疗胎漏(先兆流产),此案中以此方为基础随症加减,用于经断复来证候,取得较好疗效,体现了中医异病同治的思想。

【文献出处】 用清热安胎饮治愈经断复来,孙贵洲,中医杂志,1983 年第 5 期。

月经后期案

　　许某,女,30 岁,2009 年 5 月 16 日初诊。主诉:月经后期 1 年。现病史:患者 1 年来月经后期,推迟 15～20 天,经量渐少,原用黄体酮等药物则至,后无效。妇科检查结果示:多囊卵巢综合征。西医建议手术治疗,因不愿手术,遂求治于门诊。患者末次月经 3 月 3 日,量少,色暗,血块多,3 日净,伴左侧少腹刺痛,平素畏寒,时有小腹冷痛,喜温喜按,白带量多,清稀,腰背酸痛,两肋下不适,纳差,食多则胃胀隐痛,大便日 1 行,质稀,郁郁不乐,精神疲惫,面色㿠白,舌质暗,边有瘀点,苔白滑,脉沉弦无力。既往史:患者 2005 年结婚,2006 年因胚胎停止发育流产 1 次,至今未孕。综合辨证为肝胃虚寒,气滞血瘀湿阻。处以加味橘核丸合生化汤加炒白术 15 g,薏苡仁 30 g,7 剂后,轻度腰背酸胀,乳房胀,精神可,大便日 1 行,成形。继服第 5 剂后,月经 5 月 29 日至,嘱停药观察。经期小腹隐隐疼痛,经色暗,有血块,手脚冰凉,量可,4 日净。给予平时用方:党参 15 g,炒白术 15 g,茯苓 15 g,炙甘草 6 g,黄芪 30 g,龙眼肉 15 g,广木香 6 g,当归 15 g,橘核 10 g,荔枝核 15 g,草果仁 6 g,青皮、陈皮各 10 g,山药 30 g,桂枝 6 g,生牡蛎(另包先煎)20 g,海藻 15 g,薏苡仁 30 g。经前服用方:当归 15 g,川芎 6 g,红花 6 g,炮姜 3 g,炙甘草 6 g,白芍 20 g,延胡索 15 g,丹参 15 g,橘核 10 g,荔枝核 15 g,香附 15 g,青皮 10 g,小茴香 3 g,焦山楂 20 g,乌药 6 g。继续调理 4 个月后,月经周期准,量可,4 日净,无血块,无痛经,白带正常。妇科检查结果示:双侧卵巢大小结构正常。激素测定:LH/FSH 比值正常。处下方:丹参 15 g,炒白术 15 g,茯神 15 g,炙甘草 6 g,黄芪 20 g,龙眼肉 15 g,广木香 6 g,当归 15 g,川芎 3 g,白芍 15 g,熟地 20 g,砂仁 3 g,淫羊藿 15 g,覆盆子 15 g,炒菟丝子 15 g。继续调理 2 个月余,怀孕,2010 年 9 月足月顺产一男婴。

　　【按语】 妇科瘀血证与肝经瘀滞密切相关,化瘀药均入肝经;另血液贵在温通,遇寒则凝,因此活血化瘀药配用温肝理气药,疗效可明显提高。根据瘀血积滞的程度,分别选用和血、活血、破血药,常用四物汤、桃红四物汤、失笑散、生化汤、桂枝茯苓丸、下瘀血汤。其中虫类破血逐瘀药多伤阴动火,不宜久用。妇科病以调理气血为主,而气血功能与脏腑密切相关,其中调理肝脾是重要的治法。肝寒气滞不仅影响脾之运化,且可化生痰湿下注;或血瘀日久,血水同病;痰凝结滞形成痰核、包块、积液等使病情更加复杂,缠绵难愈,见带下、月经不调,甚至经闭、不孕等,应辅以健脾化痰除湿、软坚散结为治。常用薏苡仁、苍术、法半夏、茯苓、泽泻、浙贝、昆布等药。

【文献出处】 此为湖北名医田玉美教授妇科治案。田玉美教授运用温肝理气活血法治疗妇科疾病的临床经验,桑红灵,中医药通报,2011年第1期。

痛　经　案

付某,女,37岁,2010年4月12日初诊。主诉:经前经行腹部胀痛3天,进行性加重。患者13岁月经初潮,无痛经,近3年无明显诱因出现行经前1周腹痛,并呈进行性加重,需服用止痛药治疗。月经周期正常,月经量大,色暗红,肛门坠胀不适,伴腿软,恶心,面色无华,神疲乏力,偶便溏,舌淡胖,边尖有瘀点,苔白,脉细涩。末次月经2010年4月7日,有多次人流清宫史。妇科检查:子宫呈均匀性增大,可触及上壁局限性结节隆起,质硬有压痛。彩色阴式超声:子宫宫体大小6.3 cm×6.2 cm×7.0 cm,子宫内膜厚0.7 cm,子宫前壁见子宫腺肌瘤,2.1 cm×2.3 cm,提示子宫腺肌症合并腺肌瘤可能。西医诊断:子宫腺肌症合并腺肌瘤。中医诊断:痛经、癥瘕。辨证:气虚血瘀证。经后1周治当益气温阳,活血化瘀。方投黄芪30 g,枳壳10 g,川断20 g,杜仲20 g,三棱10 g,莪术10 g,鸡血藤30 g,三七10 g,当归10 g,川芎10 g,川牛膝6 g,桂枝10 g,乌药10 g,炙甘草6 g。二诊:患者自觉神清,精神可,偶便溏,拟第2阶段治疗,宜在上方基础上加破血逐瘀、软坚散结药物,配伍健脾益气药。方投:川断20 g,杜仲20 g,桑寄生20 g,三棱10 g,莪术10 g,鸡血藤30 g,三七10 g,当归10 g,川芎10 g,川牛膝6 g,桂枝10 g,乌药10 g,炙甘草6 g,生蒲黄10 g,五灵脂10 g,水蛭5 g,穿山甲6 g,山慈菇20 g,黄药子15 g,炒白术30 g,云茯苓10 g。

三诊:患者腹部隐痛,面部色黯,治当补肾温经、化瘀止痛为主,兼以理气。方投川断 20 g,杜仲 20 g,桑寄生 20 g,肉桂 5 g,附片 10 g,小茴香 10 g,乌药 10 g,阿胶 10 g,生蒲黄 10 g,五灵脂 10 g,当归 10 g,川芎 10 g,柴胡 6 g,苏梗 10 g,竹茹 10 g,陈皮 6 g,血竭粉 3 g,炙甘草 10 g。四诊:患者月经 5 月 6 日来潮,痛经程度减轻、时长明显缩短,恶心及肛门坠胀感失。予龙血竭片和加味生化颗粒,经行期间服用。经后彩超检查示子宫体大小:7.0 cm×5.1 cm×5.4 cm,较前略缩小。

【按语】 此为原武汉市中医医院妇科主任王加维教授治案。本案后期依据月经周期分阶段治疗,在治法上打破了既往将活血化瘀作为基本方法贯穿治疗全过程的思路,而是在临证中在症状基础上灵活辨证分型,对于痛经这一腺肌症最主要的症状取得了立竿见影的效果,但若要完全消除瘀血病灶,仍需坚持治疗。

【文献出处】 王加维教授治疗子宫腺肌症的经验,王鸥鹏,云南中医中药杂志,2012 年第 2 期。

崩 漏 案

王某某,女,32 岁,工人,1987 年 9 月 4 日初诊。1984 年刮宫后即月经量多,带血块,每月需用 5、6 刀甚至 8 刀纸,曾几次(每年均在 1、2、3 月)大出血后住院清宫治疗。现面黄体瘦,倦怠乏力,食少,大便 2、3 日一行,脉细弱。治以养血化瘀:当归 20 g,川芎 10 g,杜仲 10 g,川断 10 g,香附 10 g,红花 6 g,阿胶 20 g,陈皮 10 元,北黄芪 20 g,桃仁 10 g,墨旱莲 20 g,仙鹤草 20 g,炒三仙各 10 g,炒白术 10 g,炒酸枣仁 20 g,夜交藤 20 g。二诊(1987 年 9 月 16 日):药后月经来潮,5 日完毕,只用 1 刀纸,仍有血块,每日可大便,饮食略加,守初诊方红花加至 10 g,桃仁加至 15 g,另加枳壳 10 g。三诊(1987 年 10 月 6 日):本月经 1～6 日来潮,用 1 刀多纸,腰腹痛,守初诊方去枳壳,加天麻 10 g。四诊(1987

年11月6日）：10月26～30日又来月经，用1刀多纸，现身烦，腰及右小腹疼，白带多。瘀浊排出，气血渐通，法当继续排瘀清降：当归20g，川芎10g，杭白芍10g，桂枝6g，红花6g，桃仁15g，枳壳10g，陈艾10g，阿胶10g，枸杞20g，柏子仁20g，杜仲10g，川断10g，薏苡仁30g，桔梗15g，炒三仙各10g。药已对证，守四诊方随症加减增损，继服21剂。末诊（1987年12月26日）：上药服后白带减少，腰已不疼。11月19～25日来月经，用1刀纸。12月15～20日来月经，用1刀半纸。月经已对期，唯感腰酸，仍有白带。守四诊方去杭白芍、桂枝、枳壳，加仙鹤草20g，墨旱莲20g，北黄芪20g。以后月经正常，每月1次，每次5天左右，用1～2刀纸。1988年随访3个月未发病。

【按语】 此为湖北妇科名家王梧川教授治案。王老认为，血在正常情况下输布营养全身，是人体生命活动不可缺少的物质基础；一旦脏腑经络功能失调，则易变而为害，血液离经则成为瘀血，引起各种疾病的发生。当瘀血形成后，必定阻碍血液流通，使血不循经而外溢，这就是一般血证的症结所在。故王老在治疗内伤血证时，十分注意对瘀血的处理，妥善解决止血与活血化瘀的关系。他用禹和鲧分别用疏导和堵塞的方法来治理洪水的事例，比喻活血化瘀治疗血证的道理，实践证明这是一个行之有效的方法。瘀血在临床上有确定表现，如望诊见舌质青紫，舌下络脉怒张，牙床青紫，唇色枯暗，面色黄褐或黧黑，目中白睛有斑点或目下发青，肌肤甲错，有蜘蛛痣；问诊知身有疼痛，痛有定处，口干燥而渴，肢体麻木、厥冷，伴见善忘、多梦或狂躁等精神症状；切诊见脉涩（多为弦涩或细涩）。凡是反复出血的患者，血色紫暗，兼有以上一种或多种情况，均可考虑有瘀血。王老认为，妇女月经不调多与瘀血有关，因女子以血为本，按时而下，一旦发生错乱，势必形成离经之坏血或瘀血，造成疾病。同时，王老在运用活血祛瘀法时，并非单用活血药孤军作战，往往根据病证的寒热虚实，或兼温、兼清、兼补、兼行。

【文献出处】 王梧川血证验案举隅，王晓萍，湖北中医杂志，1988年第6期。

痰隔闭经案

张某,女,34 岁,会计。患者有慢性肝病史多年,月经逐渐稀少,继而闭经 6 个月。常感胸闷心烦,两胁肋及小腹胀满,口中痰涎黏腻,形体日渐肥胖,厌油腻腥荤,大便稀溏,白带连绵,面浮头重,精神困顿,舌质淡,苔白腻,两脉沉滑。辨证为肝郁痰阻冲任之闭经,法宜疏肝化痰,佐以行气通脉为治。方投柴胡 6 g,郁金 6 g,制香附 10 g,茯苓 10 g,白术 10 g,半夏 15 g,广木香 6 g,陈皮 10 g,路路通 10 g,桂枝 10 g,炒吴茱萸 10 g,焦山楂 20 g,浙贝 10 g。服上药 10 剂,胸闷、腹胀及两胁肋胀满减轻,口中痰涎渐少,精神振作。投药既已中病,不须改弦易辙,守原方 10 剂,体重减轻,月经来潮,但量少质稠。根治久病,须守方常服勿怠,嘱继续服原方 15 剂,约 3 月后,患者欣然来告,月经已正常,诸症悉除。

【按语】 方中柴胡、郁金、制香附疏肝解郁化痰;肝病先实脾,故用白术、茯苓健脾化痰渗湿;半夏和胃化痰;焦山楂祛脂化痰;广木香、陈皮行气化痰,再加浙贝、路路通增强其化痰湿及解郁通闭之力。上药合而成方,共奏疏肝化痰,行气通脉之功。肝失疏泄,郁而生痰,妇女肝失疏泄者多,因而常常导致水湿代谢不及,或肝郁脾陷,精微化失其正,则聚而为痰。痰湿流注下焦,滞于冲任,阻隔经脉,而致闭经,法宜疏肝化痰,佐以行气通脉为治。

【文献出处】 妇科病从痰治七法说约,王宗铁,中医药学报,1986 年第 2 期。

闭 经 案

张某,女,25 岁,1982 年 8 月 19 日初诊。因父母双双谢世而悲哀太过,加之弟妹幼小,故情怀忧郁不畅,闭经已年余。曾多次服中药治疗无效,察其前方,多是逍遥散、八珍汤之属,或佐红花、桃仁之类。诊见头痛,胸闷,心烦躁,夜寐多梦,小腹隐痛,颌下、腋窝扪及瘰疬数个,小便色黄,脉左右皆弦,舌淡。此肝气郁结,痰瘀阻滞经脉所致,治宜舒肝散结,疏通经脉。处方:生龙骨 20 g,生牡蛎 20 g,柴胡 6 g,赤芍 12 g,白芍 12 g,当归 15 g,枸杞 15 g,酸枣仁 12 g,玄参 18 g,茯苓 15 g,白术 10 g,王不留行 10 g,鸡内金 10 g。服上方 8 剂,月汛来潮,但量少色紫。守原方继服 8 剂,瘰疬渐小,诸症减轻。再进 8 剂,月经按时而至,色量正常,瘰疬消而病愈。

【按语】 闭经虽分虚实两端,但皆因冲任闭塞,经脉不通所致,其立法遣药,唯补养通调。龙骨、牡蛎具有双向调节作用,用于虚证闭经,有寓补于通之性,与补益气血之药相伍,使补中有疏,补中有调;用于实证闭经,有寓通于补之性,与活血化瘀等药相伍,使破中有补,破中有调。冲任闭塞之疾,投以开通经脉之品,何患其病不愈哉。

【文献出处】 龙骨牡蛎在妇科病中的运用,王宗铁,广西中医药,1986 年第4 期。

月经先期案

钟某某,女,经来先期,量多色紫,自觉血热如沃,脉实大鼓指,兹当汛期,面红、心烦、口干不渴。此乃血中伏热过盛,法宜泻火凉血,佐以止血,方投生地 30 g,白芍 10 g,黄芩 10 g,栀子 10 g,当归 10 g,蒲黄炭 10 g,侧柏炭 25 g,白茅根 25 g,阿胶珠 15 g,海螵蛸 15 g,茜草 15 g。服药 3 剂,各恙皆平,复潮时,经期正常,经量减少,仍宗原方加生黄芪、南沙参、麦冬、丹皮浓煎收膏善后。

【文献出处】 此为湖北著名医家张梦侬先生治案。临证会要,张梦侬,人民卫生出版社,2006 年 12 月出版。

月经后期案

某患者,经期推后,月经量少,色淡或紫暗,或如屋漏水,甚者绵延日久,常伴纳差,神怠,腰痛,便溏等症。此乃下元亏损,血海不充所致。治当补肝肾、益冲任。方用当归、熟地、茜草、炮黑姜、补骨脂、白芍、艾叶炭、炙甘草各 10 g,龙眼肉 30 g,鹿角胶 15 g,阿胶珠 15 g,桂枝 6 g。水煎,分 3 次温服。每逢经期连服 3～5 剂,以愈为度。

【按语】 此为湖北著名医家张梦侬先生治案。证属下元虚冷,命门火衰,肝血不足,冲任脉虚。故以当归、熟地、白芍及龙眼肉、鹿角胶、阿胶珠等补肝肾、益冲任,以炮黑姜、艾叶炭、桂枝、补骨脂诸药温下元、通经脉,茜草入肝走血,能止能行,炙甘草调和诸药。全方具有温阳益阴,养血调经之效。

【文献出处】 临证会要,张梦侬,人民卫生出版社,2006 年 12 月出版。

崩　漏　案

杨某,女,51 岁,干部。患者近 3 年来,月经逐月增多,每行则 7～10 日始净,有时延至 2 周,有时量多如崩,有时点滴不净如漏。妇科检查示子宫肌瘤,如鸡卵大。面色㿠白,精神不振,语言无力,脉弦细无力,舌黯淡,苔薄白。辨证:气血虚弱,冲任受损,气不摄血,血不归经。治法:补血固冲。处方:白术 10 g,党参 10 g,黄芪 15 g,当归 10 g,炙甘草 8 g,茯神 10 g,远志 9 g,酸枣仁 10 g,龙眼肉 10 g,大枣 5 枚,椿根皮 10 g,阿胶(烊化)10 g,5 剂。二诊:服药 25 剂后精神好转,面色转润,但经来如注,数日后又恢复原状,如此 3 个月见效不显,章老考虑本病虚中夹实,血虚有瘀,乃采取攻补兼施之法,经净以攻瘀为主,经行以止血固冲为先,乃出二方交患者自行掌握。

处方①攻瘀方:当归 10 g,川芎 8 g,益母草 10 g,桂枝 8 g,茯苓 10 g,丹皮 10 g,桃仁 8 g,赤芍 10 g,红花 10 g,丹参 10 g,香附 10 g,郁金 10 g。

处方②止血固冲方:阿胶(烊化)10 g,艾叶炭 10 g,熟地 15 g,当归 10 g,白芍 10 g,黄芩炭 10 g,椿根皮 10 g,黄芪 15 g,侧柏炭 10 g,茜草 10 g,仙鹤草 10 g,龟甲 10 g。

患者灵活应用上述二方已经半载,从未崩血,亦无任何不适,并且月经量逐月减少,间隔时间亦延长,因年龄已越五旬,可望不久将绝经矣。

【按语】 此为武汉市中医医院著名中医章真如教授治案。血虚当补此为常法,而患者首用补剂并不见效,改用攻补兼施法,崩血竟然已止,并见经量逐步减少,此方为《金匮要略》之桂枝茯苓丸加味,破癥攻瘀。章老用之得当,故获效也。

【文献出处】 章真如老中医妇科医案四则,章汉明,黑龙江中医药,1988年第6期。

老年血崩案

李某,女,56岁,退休干部,1989年5月6日初诊。自诉绝经5年余,突然于今年2月25日阴道出血,量多色紫,伴小腹坠胀,延10余日不止,后曾在某县医院住院诊治,经诊刮及理化检查,确诊为子宫内膜增殖症,经中西药(药物不详)治疗2个月余,效果不显。刻诊:阴道出血,时多时少,时断时续,血色暗红,偶夹瘀块,小腹无明显疼痛,伴头昏,神疲纳差,口干不欲饮,五心烦热,面色少华,舌淡略暗,苔薄,脉沉细略数,按之无力。证属脾肾两虚,冲任不固。当即投以固冲止崩汤加减:黄芪、党参、白芍、鹿角霜、益母草、煅牡蛎各15 g,白术、茯苓、当归、白三七、茜草、黄柏各10 g,阿胶珠12 g,墨旱莲30 g。日一剂,水煎服。服药2剂出血即止,继服3剂诸症悉减,后以补中益气丸与杞菊地黄丸交替服用,三七片每日6片,调理月余,其病告愈。

【按语】 此为湖北恩施名医赵昌基治案。此案乃病久体弱,脾肾气虚,阴血耗损,冲任受伤所致。治当健脾益肾,坚阴固冲,佐以止血。方中党参、黄芪、茯苓、白术益气健脾以摄血,当归、阿胶珠、白芍、墨旱莲养血滋阴以固冲任,茜草、鹿角霜、益母草、白三七、煅牡蛎固冲塞流,黄柏苦寒坚阴。全方健脾而不温燥,养阴而不碍脾,有固本塞流之功,故取效神速。

【文献出处】 赵昌基老中医治妇科杂症验案举隅,赵晓琴,国医论坛,1992年第4期。

痛 经 案

　　吴某某,女,35 岁,售货员。13 岁月经初潮,婚后顺产一男孩。28 岁时突然发生痛经,此后每年必痛经 2 次,但月经周期、经量、经色基本正常,其痛经一次在立冬后 10 日,一次在立春后 10 日,剧痛如时钟样,届时而至,7 年来从不变更。痛发少则 7 日,多则 10 日,此时经量极少,血色暗紫有块,剧痛甚时可至休克。中西药多番治疗无效,皆无法止痛,经多种检查均未发现异常。1988 年 10 月 9 日初诊,视其身形臃肿,皮肤粗糙,脉滑舌紫。处方:水蛭 15 g,制乳香、制没药各 6 g,茯苓 80 g,炒吴茱萸 15 g,炙甘草 10 g,大枣 60 g,3 剂。每剂药一次煎好,2 天内分多次随意服下,但一定要热服。一周后二诊,言其服药无不良反应,食欲颇佳,嘱其续进 10 剂。每剂药仍一次煎好,放入冰箱内,每天服 2 次,每次 50 mL 即可,但每次必须用沸水烫热后方能服下。1989 年 4 月 28 日三诊时相告,药后未曾发作痛经,欣喜之情溢于言表,嘱其再按上方服 1 年,即从仲秋开始服药,至次年春末停药,经期和身感不适时停服 2～3 天。1992 年 5 月 27 日前来告谢,言其服药至 1990 年 5 月中旬停药,2 年多来从未痛经,胃口亦很好,语声清脆,表情乐观,皮肤较前细嫩,形体亦转为苗条。

　　【按语】　此为湖北中医药大学著名医家朱曾柏教授治案。痛经一症,凡血少、质稠、色暗者,多属瘀血夹寒为害,本症亦然。形体臃肿、皮肤粗糙,既是血瘀之候,又是肌肤缺少血液濡润之征,故在辨证施治基础上,突出水蛭以破血行血,重用茯苓,是取桂枝茯苓丸义。血水并调,故收效快。

　　【文献出处】　水蛭治癌、治痛举隅,朱曾柏,中医杂志,1993 年第 5 期。

月经后期案

　　马某,女,25 岁。18 岁月经初潮,月经推迟 1 个月至 1 年方至,经期腰痛、乳胀、量少,5～6 天干净,面部及背部生痤疮,舌苔薄白,脉缓。梅师认为,该患者先天之肾精、肾气不足，故18岁月经方初潮，月经后期，量少，又此患者体内有热而致痤疮，故需以补肾益精为主，兼以清热。用肾气丸合五子衍宗丸加减，书方如下：生地10 g，山药10 g，山茱萸10 g，枸杞10 g，菟丝了10 g，覆盆子10 g，五味子10 g，车前子10 g，黄芪30 g，当归10 g，淫羊藿30 g，仙茅15 g，蛇床子20 g，鸡冠花10 g，绿萼梅10 g，月季花10 g，益母草10 g。患者服用本方半年余，月经推迟时间缩短，痤疮基本消失。

【按语】 此为国医大师梅国强教授治案。《黄帝内经·素问·上古天真论》明确提出"女子七岁，肾气盛，齿更发长，二七而天癸至，任脉通，太冲脉盛，月事以时下"。这是以7岁为律，按女性生理特点分期的最早记载，并探讨肾气的盛与衰，天癸的至与竭，冲任的充与少诸方面都与月经有密切关系。《黄帝内经·素问·金匮真言论》曰："精者，身之本也。"《黄帝内经·素问·奇病论》："胞络者，系于肾。"《傅青主女科》谓"经本于肾""经水出诸肾"，均说明了肾气、肾精在月经产生过程中起主导作用。若阳气不足或肾精亏虚，冲任损伤，可致月经过多、月经过少、月经先期、月经后期、崩漏、痛经、闭经等多种月经病。梅师常以肾气丸加减化裁治疗，基本方包括生地、山茱萸、山药、茯苓、泽泻、丹皮、制附片、桂枝、月季花、鸡冠花等。此方稍加变化，便成一方三法。基本方为法一；法二为肾阴虚者去制附片、桂枝，另加二至丸；法三为肾阳虚而不宜桂附之温燥者去桂附，加仙茅、淫羊藿、蛇床子等。对于女子月经来潮较晚，月经后期者，常用五子衍宗丸以补益肾精。案中此患者以虚为本，用缓补之药，未用峻补之品，是以谨防温补太过反生变证。同时，梅师常常用能够美容养颜的"四花"（即玫瑰花、鸡冠花、绿萼梅、月季花）治疗痤疮、黄褐斑，收效理想。

【文献出处】 梅国强教授治疗月经病经验述要，高黎、梅国强，光明中医，2012年第1期。

◎带下病医案

白带下多案

陈某某,女,29岁,农民工,已婚,1982年9月23日初诊。主诉:白带多,小腹痛已半年。1982年1月孕2个月人工流产术后,阴道出血半月方净。往后经常小腹两侧胀痛,白带多,色黄而臭,月经尚正常,经期小腹胀痛加重,至今未孕,纳可,二便正常,末次月经为9月19日,脉弦细,苔黄薄腻。妇科检查:宫颈轻度糜烂,子宫后位,大小硬度正常,活动受限,子宫体有压痛,双侧附件增厚,有明显压痛,诊断为慢性盆腔炎。慢性盆腔炎引起继发不孕者甚多,此患者因人工流产后湿毒之邪内侵,损伤任带二脉,故白带多且色黄而臭;少腹为厥阴之界,湿热内蕴,肝经气机受阻,故少腹胀痛。治则:疏肝解郁,清热利湿。方用逍遥散加减。处方:当归12 g,赤芍、白芍各12 g,柴胡6 g,云茯苓15 g,生地12 g,丹皮9 g,红藤15 g,蒲公英15 g,败酱草15 g,川楝子12 g,香附12 g,延胡索9 g,路路通12 g,薏苡仁20 g。患者服上方20剂,于10月15日月经来潮1次,后诸症减轻而受孕。

【按语】　逍遥散出自《太平惠民和剂局方》,由八味药组成,是妇科常用的有效方剂,适用于肝郁血虚所引起的月经不调、痛经、不孕等疾病,方中用当归、白芍等养血柔肝,白术、茯苓、炙甘草健脾和中,柴胡疏肝解郁,配以少量薄荷加强疏散条达之功,生姜健胃,共同组成疏肝解郁,健脾养血之剂。

【文献出处】　逍遥散在妇科病中的应用,湖北医学院学报,郭家珍,1983年第4期。

绿 带 下 案

余某某,女,32岁,1984年4月26日初诊。主诉:黄绿带下量多,有腥臭味2~3年,伴月经量多、经期提前年余。1981年检查有宫颈重度糜烂,带下量多、色绿,无阴痒,经中西医药治疗均无明显疗效。自1982年上环后,月经先期,经量较前增多,每次用纸近2刀,伴腰痛、口苦、头晕,小腹时痛,牵引腰背,眠差。末次月经4月1日,提前7天,量多,颜色先紫后红,有血块,经行腰腹痛,平素心烦易怒,手足心发热,大便干,夜尿多,四肢颜面肿,时有牙龈出血,舌淡,苔腻,脉细。此肝郁脾虚,湿热下注。治宜养肝健脾,清利湿热。处方:党参15 g,白术10 g,当归10 g,白芍15 g,生薏苡仁15 g,青蒿10 g,生地15 g,莲子心6 g,川楝子10 g,桑寄生12 g,炙甘草6 g,荆芥炭12 g,山药15 g。二诊:1984年5月12日。服药后带下由绿转白,量亦减少,无明显气味,末次月经4月29日,腰腹痛不明显,舌黯淡,苔薄黄,脉细。继服上方。三诊:1984年5月19日。服药后带下量明显减少,腰痛亦减轻,牙龈出血未作,但仍感心慌、心烦、口干不欲饮,舌嫩、中有裂纹,脉细。此为湿热渐退,阴液渐伤之象,继服上方加麦冬12 g。四诊:1984年6月10日。服药后,带下正常,无心慌、心烦,诸症减轻,舌正常,苔薄,脉细。继服上方。

【按语】 傅青主曰:"夫带下俱是湿症。"《济阴纲目》提出带下五色理论,五脏各有其带,曰:"若伤足厥阴肝经,色如青泥。"青带多以肝经湿热立论,其湿热从何而来?乃因肝者木脏,最喜水涵,肝气先郁不能制脾,而脾气反侮,即所谓"木病则土气乘之",脾喜燥而肝恶燥,所喜与所恶合,互相交争,则肝郁益甚,郁久化热,湿热互结,胶着难分,肝气欲升不能升,湿气欲降不能降,互相牵制留于中焦,此即先肝郁而后脾湿乘之,致湿热留于肝经而下为青绿带。就本案患者辨证来看,心烦易怒、头昏、口苦、纳差、面肿、苔腻、青绿带下,说明肝郁、脾虚、湿热下注皆有之,但又不可纯以湿热实证立论。患者青绿带下2~3年,虽无疼痛之苦,却有暗耗之害,况其月经量多,重伤精血,而伴有头晕、纳差、心慌、手足心热、腰酸、脉细等肝肾阴血不足之象。对青绿带下者本应清热利湿,但对此虚实夹杂之证,又不可过于清热渗利,以重虚其虚。方中疏肝不用柴胡,因其升散提肝火,故易以青蒿亦入少阳经,舒肝气,性味苦寒,气禀芳香,适用于血虚肝郁之人,而无劫阴升肝阳之弊;又助以川楝子疏通肝气;当归、白芍养肝血;党参、白术、山药健脾益气,提系带脉;生薏苡仁利湿解毒;又资以生地滋肾水,恐其渗利伤阴;用荆芥炭利湿止带,以风能胜湿是也,用炭又能止血引血归经,治其月经量多;少佐莲子心清泻心火。全方重在疏肝健脾,疏肝以养肝为主,疏在其中。清利湿热,但不过用苦寒渗利,意在扶正以祛邪,待正复而邪自去。三诊时青绿带已愈,色转白,量亦减少,但患者仍感胸闷、心慌,观其由舌苔腻渐至舌嫩中有裂纹,此湿热已去,阴血渐伤之象,故在上方中加麦冬养心阴,药后诸症减轻。由此可见,治此等湿热伤阴之证,既要去湿热又要顾护阴液,一旦湿热将去,阴伤之象显露,就应即时随证化裁,切不可拘泥,否则其结果必将功未获奏,害已随之。如此用药轻重缓急之分寸,非临床经验娴熟者不可至此。

【文献出处】 黄绳武妇科经验集,梅乾茵,人民卫生出版社,2004 年 4 月出版。

黄 带 下 案

顾某某,女,26 岁,1982 年 10 月 7 日初诊。自去年 5 月份人流术后,带下量增多,色黄白相间,质稠有气味,甚至每天都要换内裤,每于月经前后带下量更多,无阴痒,纳差乏力,腰部有下坠感,月经对期,量中等,每逢经前乳微胀痛,腹隐痛,末次月经 9 月 13 日。素口干喜冷饮,小便黄,大便尚可,舌红,苔薄,脉细。白带常规:未见滴虫、真菌。妇科检查:宫颈中度糜烂。处方:党参 12 g,白术 10 g,山药 15 g,芡实 15 g,炙甘草 6 g,黄柏 12 g,炒荆芥 4.5 g,车前子 9 g,白芍 15 g。二诊:1982 年 10 月 25 日。服药后白带量明显减少,色白,质稀,近几天如蛋清样,无气味,舌质正常,脉细。继服上方。3 个月以后复诊,自服中药后带下一直正常,饮食亦增加,精神较前明显好转,妇科检查:宫颈轻度糜烂。

【按语】 患者自人流术刮宫后发为黄带,流产刮宫损伤冲任,黄带乃任脉湿热为病,《素问》有曰:"任脉为病……女子带下瘕聚",可见其说有本。又患者伴纳差、乏力、腰部下坠之症状。沈金鳌曾云:"是知一身上下,机关全在于带,带不能自持其气,其症皆陷下而不上矣。"带下病多是带脉弛缓不能约束诸经所致。《女科证治约旨》曰:"若外感六淫,内伤七情,酝酿成因,致带脉纵弛,不能约束诸经脉,于是阴中有物淋漓下降,绵绵不断,即所谓带下也。"然带脉附于脾,居中焦与脾同位,《奇经八脉考》中引王海藏云:"带脉行于厥阴之分,而太阴主之。"又带脉主要功能是提系,而脾升补中焦之气亦可提系带脉。《女科经纶》中引缪仲淳言曰:"盖以白带多属气虚,故健脾补气要法也。"此患者既有脾虚带脉失约,又有任脉之湿热,故治拟完带汤合易黄汤二方加减。方中完带汤之主药白术、山药二味之甘,一温一平协同以健脾土而扶其冲和之气;助以党参补益中气,炙甘草和中,得此则湿邪有制,中州之气陷自举;以芡实配易黄汤之君药山药,山药味甘入肺脾肾三脏,芡实味甘苦涩亦入肺肾,肺为水之上源而主治节,脾主转输,肾主收藏而布津液,水气通调赖此三脏,山药、芡实能直接补之,则脏气平调而水气自利,并非二药直接能利水也;又稍佐舒肝之品以解肝郁,此方仅用荆芥炭,气味清芬,舒肝达郁,升提肝木之气;虽肝属木,法当升散,但不宜太过,使风木鸱张,故加白芍酸收以养血柔肝,使全方散中有敛,如此则肝郁得舒,风木自平;又加黄柏泻肾火治其带下臭秽,车前子淡渗利下,分消水气。全方着眼于治湿,但不循利湿之套法,而是补、散、升、消,均为湿邪开辟出路,由此可见其制方之奇特。

【文献出处】 黄绳武妇科经验集,梅乾茵,人民卫生出版社,2004 年 4 月出版。

带下如水案(宫颈炎)

徐某某,女,30 岁,1981 年 4 月初诊。自诉得带下病数年,近年病情逐渐增剧,曾经中西医多方治疗,但病症有增无减,痛苦异常。白带如水,偶见黄色而腥臭,多则如水流至大腿,终年用月经带,小腹坠胀,腰骨酸软,形貌瘦弱,精神疲倦,纳差,性情忧郁,经常卧床不起,无法坚持工作,脉沉弦无力,舌苔白薄。妇科检查:宫颈糜烂,其他未见异常。证属肝郁不畅,脾虚湿热下注。拟用完带汤加味,以疏肝健脾益气为主,兼清热利湿。投柴胡 3 g,香附 6 g,白芍 15 g,白术、山药各 30 g,薏苡仁 24 g,萆薢 12 g,土茯苓、败酱草各 20 g。经投上方增损 36 剂,诸症消失,改用逍遥丸和参苓白术丸善后。

【按语】 宫颈炎多属中医带下症范畴,本病多由肝郁木横,乘侮脾土,脾伤及胃,中气无权,津液不能四布而下渗为带,其治重在大补脾胃之气,稍佐以舒肝之品。方中重用白术、山药二味之甘,共起协同,以健脾土而扶其冲和之气;取柴胡、香附舒肝达郁,开提肝木之气;佐白芍之酸以养血柔肝,使其柔而不滞、敛中有散;配土茯苓、败酱草、萆薢旨在清下焦湿热;又必让湿有去路,故用薏苡仁以洗渗分清水气。观其全方,配伍严谨、面面俱到、补中有散、升中有消。

【文献出处】 疏肝法在妇科临床上的应用,黎志远,中医药学报,1989 年第 5 期。

痰湿白带案

骆某,女,38 岁,农民。患带下病多年,近 1 年来形体增胖,白带如涕如唾,有异味,胸闷泛恶,纳谷不香,嗜卧倦息,身体困重,舌淡苔腻,脉濡而滑。证属脾气虚弱,痰湿下注,法宜健脾束带,化痰除湿。方投党参 15 g,白术 15 g,茯苓 20 g,苍术 10 g,陈皮 10 g,半夏 10 g,炒黄柏 6 g,川芎 6 g,川断 15 g,鹿角霜 12 g。方中党参、白术、茯苓补益脾气,脾气健运,自能运化痰湿;苍术、陈皮、半夏化痰除湿;用川芎一味,启肝木之气,使脾运化之功更宏;佐以黄柏苦坚,以祛下焦之痰湿,并清解秽气之毒;川断、鹿角霜温补肾气,强督以束带,全方寓补于散之中,寄消于升之内,健脾束带,化痰除湿,用于斯疾,当有效焉。服药 6 剂,白带显著减少,饮食增加,精神稍振,此脾气渐复之佳兆。守原方 10 剂,白带已净,诸症向安,之后大法不变,药物略有增减,复诊 3 次,痰湿带下症痊愈。

【按语】 痰湿白带,多因脾气虚衰,运化功能减弱,水谷精微不能正常运行,则聚而为痰。痰湿流注下焦,带脉失约,以致带下量多,质黏如痰。法宜健脾束带,化痰利湿。

【文献出处】 妇科病从痰治七法说约,王宗铁,中医药学报,1986 年第 2 期。

带 下 案

李某某,女,45 岁。患带下症已半年,带下清稀,有时黄稠,浸秽衣裤,间有腥臭气味,甚为痛苦,脉沉细,舌淡,苔薄黄。辨证为脾虚不能固摄,并有湿热下注。治当健脾固涩,化湿清热。处方:太子参 15 g,苍术、白术各 10 g,茯苓 10 g,生甘草 8 g,黄芪 15 g,生龙骨、生牡蛎各 20 g,山药 15 g,椿根皮 10 g,金樱子 15 g,黄柏 10 g,薏苡仁 30 g,郁金 10 g,5 剂。二诊:带下显著减少,原方再进 15 剂而愈。

【按语】 此为武汉市中医医院著名中医章真如教授治案。古云"十女九带",乃言其发病多也,带下症病因很多,常见的为脾虚失固,湿热下注,本案正符合此辨证,法用健脾固涩佐以化湿清热,故获效甚速也。

【文献出处】 章真如老中医妇科医案四则,章汉明,黑龙江中医药,1988 年第 6 期。

◎妊娠病医案

妊娠心烦案

姚某某,女,28 岁,工人,已婚,1985 年 4 月初诊。怀孕 2 个月,阴道少量出血,色如浅咖啡样,腰酸胀。在停经 42 天后即感恶心呕吐,厌食,心中烦闷,坐卧不安,头晕目眩,夜眠多梦,情绪急躁,便结溲黄,面赤唇红,舌红苔黄干,脉滑数。证属心火偏旺,冲任不固。治宜清热养阴,安神除烦。方药:玄参、生地各 20 g,麦冬、白芍、制首乌各 15 g,知母、阿胶、杏仁、竹茹、茯苓、仙鹤草各 12 g,黄芩 10 g,炙甘草 6 g。5 剂后,神安、烦去、血止。复诊:唯便稍有酸胀。继守上方加减:生地 15 g,桑寄生 15 g,菟丝子、白芍、山药各 12 g,川断、枸杞各 10 g,炙甘草 6 g,以调冲安胎。服 20 余剂后,足月顺产。

【按语】 此为湖北中医学院胡传宝医师治案。怀孕 2 个月而见阴道出血,属胎漏之先兆。舌红苔黄,脉滑数为心火亢盛,肾水不能上乘于心,使肾失封藏之职,热扰冲任,胎元受损之病变。故首用滋阴降火法治之,血止、烦去及胎损诸症减,再以张锡纯之寿胎丸安胎而收效。

【文献出处】 妇科病运用脏腑辨证三则,胡传宝,湖北中医杂志,1990 年第 1 期。

妊娠恶阻案(呕血)

叶某某,女,26 岁,1972 年 1 月 10 日初诊。停经 50 余天开始恶心呕吐,不能进食,并感头昏、心慌、畏寒,昨天下午 2 时许出现恶心,呕吐鲜血三四口,晚 8 时许出现心口痛,吐暗红色血一口,以往无胃痛史,近 1 周来未解大便,小便短少,神情乏力,舌质稍红,苔薄白,脉细滑。妇科检查:子宫右前位,长圆形,活动度可,质软,无压痛,附件正常,无阴道出血。西医检查:心肺正常,肝脾未触及,剑突下轻度压痛,无反跳痛,无腹肌紧张,面部及下肢轻度凹陷性水肿,BP 120/70 mmHg。证属冲气上逆,脾胃气伤。治以健脾和胃,止血安胎。处方:党参12 g,砂仁9 g,陈皮6 g,姜半夏6 g,炒白术10 g,山药15 g,茯苓10 g,炙甘草6 g,仙鹤草15 g,阿胶(另包烊化)12 g,白芍15 g。二诊:1973年1月13日。服药3剂,呕吐减轻,呕吐物中无血性分泌物,已能进食,但食欲不佳,舌稍红,脉滑。拟用调肝扶脾,养阴清热之剂。处方:竹茹12 g,山药15 g,黄芩10 g,炙甘草3 g,白芍12 g,川断12 g,桑寄生12 g,黄连2 g,苏叶6 g,沙参12 g。三诊:1973年1月17日。服药3剂,呕吐停止,出院,继带以上中药5剂。

【按语】 妇人之身,有余于气,不足于血,孕后阴血养胎,阴分必亏,无以摄纳肝阳,肝阳过升,则饮食自不能入胃,反上逆作呕。又患者素体脾胃虚弱,孕后腹中遽增一物,脏腑之机栝为之不灵,津液聚为痰饮,脾阳不运,痰湿停滞随腻浊上泛而呕恶,呕甚则伤及脉络而吐鲜血数口。脾虚则运化乏力,饮食停滞,故胃脘痛,下肢浮肿。脾为中土,脾病则心不能主,脑不能充,大肠传导不利,四肢不得温煦,故患者心慌,头昏,大便不解,畏寒。患者本脾胃已虚,又妇人受孕碍脾,脾运迟则停湿,湿伤脾,更虚其虚,虽此时患者仍是肝脾受病,但吐甚则更使脾胃气伤,脾胃气伤则恐堕胎。《万氏女科》云:"养胎全在脾胃,譬之钟悬于梁,梁软则钟下坠,梁断则钟下堕。"四川名医沈绍九亦曰:"妇人重身,首重安胎,胎隶于阳明,得母气而生长,土为万物之母,故应培土。"故首先宜健脾益气,化浊降逆,佐以止血。方中用香砂六君子去木香醒脾和胃,这里不用木香因其性降,恐有动胎之弊,清代黄宫绣在《本草求真》中论木香曰:"木香,味辛而苦,下气宽中,为三焦气分要药……况此苦多辛少,言降有余,言升不足,言散则可,言补不及。"山药补脾益气,养脾之阴,仙鹤草、阿胶止血,仅用白芍一味,柔肝降逆气。二诊时,服上药已3剂,呕吐减轻,呕吐物中已无血性分泌物,且能进食,可见脾胃之气渐健,但肝气未平,肝阳仍旺,故饮食虽能进,但进不多,仍时有呕吐,更拟调和肝脾,养阴清热方以善其后。方中黄连、苏叶抑肝和胃,竹茹化痰止呕,黄芩清热,山药、沙参养阴,白芍、炙甘草酸甘化阴,川断、桑寄生固肾安胎。

【文献出处】 黄绳武妇科经验集,梅乾茵,人民卫生出版社,2004 年 4 月出版。

胎动不安案

刘某某,女,27 岁,1975 年 6 月 26 日初诊。停经 47 天,阴道出血 3 天,今晨开始出血量增多,色鲜红,伴下腹部胀痛,查晨尿,HCG(+),近来纳差、头昏、乏力,时而恶心呕吐,口干口苦,舌质红,苔薄,脉细滑而数。妇科检查:外阴正常;阴道有血性分泌物;宫颈光滑,着色,口未开;子宫前位,孕 40 余天大小,质软,活动度好;附件正常。证属冲任虚损,胎元不固。治宜滋阴清热止血,固肾安胎。处方:生地炭 30 g,川断 12 g,桑寄生 12 g,白芍 15 g,黄芩 10 g,山药 15 g,墨旱莲 24 g,侧柏炭 12 g,太子参 15 g。二诊:1975 年 7 月 3 日。服上方 7 剂,阴道出血停止,仅有时感下腹作胀,白带多,色白,无特殊气味,饮食稍有增加,但仍偶有恶心感,舌脉同前。继服前方去侧柏炭,加玉竹 12 g,竹茹 12 g。服二诊方 5 剂,阴道未再出血,无腰腹不适,纳可,白带量减少,出院。

【按语】 《胎产心法》云:"胎动胎漏,皆能下血,胎动腹痛,胎漏腹不痛。"患者停经 40 余天,阴道流血,出血量多,下腹胀痛,此乃胎动不安。《女科经纶》中引《女科集略》云:"女之肾脏系于胎,是母之真气,子所赖也。"傅青主亦曰:"大凡妇人之怀妊也,赖肾水以荫胎,水源不足,则火易沸腾。"胎动不安的治法以安胎为主,而安胎之法,古人主张养血清热,以血为本。胎前用药宜凉,血液清凉不致妄行而能养胎,又患者兼见舌质红,脉细数,口干口苦,出血色鲜红等阴虚有热之象,故治宜一方面滋肾以固胎,一方面养精血清胎热,以止血安胎。方中川断、桑寄生滋肾养阴;生地炭、白芍、墨旱莲养阴清热止血;侧柏炭、黄芩清热止血;山药、太子参健脾益气。此方中没有用白术,白术虽被世人称之为"安胎圣药",但应视患者症状而论,此案不用,因其性燥易伤阴故也。二诊时诊阴道出血已止,故去侧柏炭而加玉竹、竹茹,着重养阴清热止呕之功。

【文献出处】 黄绳武妇科经验集,梅乾茵,人民卫生出版社,2004 年 4 月出版。

妊娠腹痛案

杜某某,女,23 岁,1965 年 5 月 24 日初诊。末次月经 2 月 24 日,停经 40 余天,头昏,食欲不振,心悸,并伴有阵发性腹痛,痛无定处,如转气痛,痛甚时自述不能忍受;平时烦躁易怒,两胸胁胀痛,大便 2～3 日一行,小便色黄,口干喜冷饮,乍冷乍热,腰痛不明显;舌质淡红,苔薄白,脉弦滑。妇科检查:外阴、阴道正常;宫颈光滑,着色;子宫前位,呈手拳大,质软,活动度可;附件未见异常。去年 6 月曾做剖腹探查手术,术后诊断为双侧卵巢滤泡囊肿、急性输卵管炎。证属妊娠气郁腹痛。治宜舒肝解郁,理气行滞。处方:柴胡 6 g,白术 10 g,茯苓 10 g,当归身 10 g,黄芩 9 g,白芍 10 g,陈皮 6 g,苏梗 6 g,炙甘草 6 g。服用上方加减 22 剂后,一般情况尚好,宫底脐下三指,无阴道出血,无宫缩,亦无明显腹痛,大便隔日一次,食欲尚好,无先兆流产之征。带固肾安胎之剂出院。处方:川断 10 g,杜仲 10 g,桑寄生 10 g,菟丝子 10 g,黄芪 10 g,桑椹 10 g,砂仁 6 g。

【按语】《医宗金鉴》云:"孕妇腹痛,名为胞阻。"其病因病机主要是胞脉阻滞,不通则痛。此案患者禀性急躁,孕后血以养胎,肝藏血,肝血不足,则肝气易郁,又加之孕后腹中增一障碍,升降之气必滞,肝郁气滞则血行不畅,因此患者烦躁易怒,两胁胀痛,阵发性腹痛,痛无定处,如转气痛,气郁化火则便结、尿黄、口干喜冷饮。此乃气郁腹痛,治宜舒肝解郁,调理气血,气机调畅则胎自安。名医沈绍九曾说过:"疏得一分气,养得一分胎。"《褐塘医话》曰:"妇人善怀而多郁……肝经一病,则月事不调,艰于产育。"叶天士亦曰:"女子以肝为先天,阴性凝结,易于拂郁,郁则气滞血亦滞。"既是肝郁为病,治疗上首先要顺其条达之性,开其郁遏之气,选用何方?《医贯·郁病论》曰:"予以一方治其木郁,而诸郁皆因而愈,一方者何? 逍遥散是也。"故以逍遥散化裁。方中柴胡乃肝胆要药,功能疏肝达郁;当归身、白芍养肝血以柔肝;白术、茯苓、炙甘草健脾,助土以升木;黄芩清热;苏梗、陈皮宽中理气,苏梗又为安胎之要药。用上方 20 余剂,腹痛好转,余症消失,故拟固肾安胎之剂以善其后。

【文献出处】 黄绳武妇科经验集,梅乾茵,人民卫生出版社,2004 年 4 月出版。

滑 胎 案

韩某某,女,37 岁,1975 年 1 月 14 日初诊。末次月经 1974 年 11 月 21 日,现停经 54 天,近来感腰痛,小腹阵发性隐痛,头晕,气短,手足发软,畏冷。1 月 5 日发现白带呈红色,口干口苦,喜饮,纳差,干呕,小便短黄,大便调,舌质正常,苔薄黄欠润,脉微滑,关软尺弱。自 1969 年至今已孕 7 次,流产 6 次,均在孕 45～50 天时流产,曾人工流产 4 次,有高血压病史,现血压 142/94 mmHg。因阴道出血未作妇科检查。证属脾肾两虚,冲任受损。治宜补肾益气,佐以安胎止血。处方:川断 12 g,桑寄生 12 g,菟丝子 12 g,阿胶 12 g,黄芪 15 g,白术 10 g,黄芩 10 g,炙甘草 6 g,墨旱莲 24 g。二诊:1975 年 1 月 30 日。服上方 6 剂,食欲增加,阴道已无出血,但仍时有恶心感,呕出清水样物,口干,腰痛不明显,有时小腹隐痛,血压 130/90 mmHg。处方:太子参 12 g,黄芩 10 g,白术 10 g,川断 12 g,桑寄生 15 g,菟丝子 10 g,苏叶 3 g,竹茹 10 g,陈皮 10 g,山药 24 g,麦冬 12 g,墨旱莲 30 g,黄芪 15 g。三诊:1975 年 2 月 24 日。服上方 25 剂,一般情况尚好,无特殊不适,近日来有点咳嗽,苔薄白,脉细滑。处方:黄芪 15 g,党参 12 g,白术 10 g,黄芩 10 g,川断 12 g,桑寄生 15 g,菟丝子 10 g,竹茹 10 g,陈皮 10 g,山药 15 g,枇杷叶 10 g,桔梗 6 g。四诊:1975 年 3 月 12 日。服上方加减 10 余剂,无咳嗽,无恶心感,已无阴道出血,有时感腰腹隐痛。继服上方去竹茹,加白芍 15 g,炙甘草 6 g。五诊:1975 年 3 月 20 日。服上方 8 剂,诸症消失,无明显不适感,现已孕约 4 个月,胎象稳定,予以出院。

【按语】 患者 1969 年至今孕 7 流 6 产 0,曾先后人工流产 4 次。屡孕屡堕者,古人喻之以枝枯则果落,藤萎则花落是也,此乃先天肾气不足,后天失养,又重伤冲任。现患者停经 50 余天，又开始腰腹疼痛，阴道出血，如将堕之状。古人认为胞胎者系于肾，肾乃冲任之本，冲为血海，任主胞胎，二脉相滋，乃能成孕。胎孕之成靠先天肾气之旺，长养胎儿赖后天脾胃之强，先天肾气与后天脾气相互调摄，胎儿才能正常生长发育，庶无陨堕之虞。此例屡孕屡堕，脾肾虚衰，冲任受损已可概见。当此之时应以保胎为要务，至于保胎之法，朱丹溪谓"大补气血"，傅青主谓"重补脾胃"曰："安胎重脾胃，补其气不足，泄其火之有余。"黄老结合患者腰痛、畏冷、纳差、气短、手足发软等症，分析出本病在脾肾，肾虚则根怯，脾虚则本薄，脾肾亏虚则胎元失固；又孕后阴血下注养胎，肝血不足，肝阳偏旺，而见口干、口苦、作呕，尿黄，苔黄欠润，故治以寿胎丸加减。方中菟丝子、川断、桑寄生补肾强筋骨，使肾旺能载胎养胎；阿胶滋阴补肾，养精血固冲任，使肾中精血旺盛，则能荫胎；白术、炙甘草、黄芪健脾益气，资其化源，脾血足则能养胎，气盛则能载胎；黄芩清热安胎，墨旱莲养阴清热又可止血。治疗 3 个月余，虽随证药味稍有变化，但终不离补脾肾之大法。出院时已孕约 4 个月，胎象情况正常。

【文献出处】 黄绳武妇科经验集，梅乾茵，人民卫生出版社，2004 年 4 月出版。

子 嗽 案

虞某某，女，26 岁，1983 年 3 月 15 日初诊。停经 53 天，慢性咳嗽加重 2 周，阴道出血 1 天。患者末次月经 1983 年 1 月 20 日，停经 33 天时，查 HCG 阳性，诊断早孕。患者自 1981 年开始即有慢性咳嗽病史，曾多次中西药治疗，效果不理想。自怀孕后咳嗽加重，少痰或干咳无痰，伴有胸闷不适，近两周咳嗽更剧，有时呛咳数分钟，从昨日起，阴道开始少量出血，感腰痛。现患者咳嗽频作，入夜尤甚，少痰，胸闷，头痛，畏寒，咽痒，小便黄，大便可，舌淡红，苔薄白，脉细滑。此肺阴虚兼有外邪。治宜养阴润燥，宣肺止咳。处方：苏叶 4.5 g，白前 6 g，前胡 6 g，沙参 15 g，山药 15 g，桑叶 9 g，杏仁 9 g，桔梗 6 g，炙甘草 6 g。二诊：

1983 年 3 月 24 日，服上药 8 剂，咳嗽已愈，阴道未再出血，余症亦减轻。但大便干结，口干喜饮，舌淡红，苔薄白，脉细滑。改服滋阴养血，补肾固胎之品。

【按语】　患者素有慢性咳嗽病史，自孕后咳嗽逐步加重，咳嗽致腰痛、阴道少许下血，此乃因病而引起胎动不安，治以祛病为主，病去而胎自安。然此咳嗽因孕而加重，孕后血聚养胎，肺金失养，肺燥津伤则干咳少痰。患者虽有久咳病史，现畏寒、头痛、咽痒必兼有表证，肺为娇脏，一物不容必咳，毫毛只受得本然之正气，受不得外来之客气，不耐寒热。外邪犯上，首先犯肺，肺喜润恶燥，肺燥失养，必久咳不已。此乃肺燥阴伤兼有外邪，治宜解表之中略行滋阴之法。治表之药不宜静，静则留邪，肺欲辛者是也；滋阴不宜重浊，贵在清润。方中苏叶辛温发散风寒，行气宽中，配辛凉之桑叶增其宣肺解表之力，又可制苏叶温性；白前辛甘微温，《本草经疏》谓其"甘能缓，辛能散，温能下"，将其列为肺家之要药，配苦辛微寒之前胡，清肺化痰，二药合用长于利肺气止咳，作用平和，又无过寒过热之弊；桔梗升提肺气止咳，与炙甘草合用成甘桔汤，专于利咽止咳；杏仁润利下行，长于降气，降气故能止咳；沙参、山药乃两味脾肺双补之药，沙参润肺止咳，养胃生津，《本草纲目》谓沙参"甘淡而寒，其体轻虚，专补肺气"，山药能滋阴又能利湿，能润滑又能收涩，补肺脾肾三脏。全方用药重在治肺，兼顾治脾，土能生金，子受母荫自然滋长。用药轻灵，无过寒热，合于肺脏。肺为华盖，乃娇脏，用药必须清轻，对初起咳嗽不宜滋腻，不宜太凉，最忌苦寒，恐遏邪入里；久咳伤阴，滋阴亦不能太过，虽肺喜润恶燥，但润之太过必聚湿生痰。况患者妊娠后所病较常人复杂，处理上更应慎重，以使胎得安宁。

【文献出处】　黄绳武妇科经验集，梅乾茵，人民卫生出版社，2004 年 4 月出版。

妊娠腹泻案

杨某某，女，30 岁，1984 年 12 月 4 日初诊。患者现停经 47 天，停经 40 天时查 HCG 阳性，停经 41 天时阴道少许出血 3 天，现已止。近一周来胃口差，稍吃油腻即胃中不适,前两天喝排骨汤后拉肚子,泻下水样大便,每日 5～6 次,无腹痛,无里急后重;时有恶心感,口干,口淡无味,小便黄,畏寒,乏力,带下色黄,量不多,头昏,心慌,面色㿠白,眼睑浮肿;舌黯淡,苔薄,脉细滑两尺弱。证属脾肾亏虚。治宜健脾止泻,固肾安胎。处方:砂仁 4.5 g,炒扁豆 12 g,熟地 15 g,炒白术 15 g,焦山楂炭 10 g,党参 12 g,枸杞 15 g,桑寄生 12 g,川断 12 g,白芍 12 g,竹茹 10 g。服上方 5 剂,未再见阴道出血,大便成形,日一次,恶心感消失,但时头昏、乏力、纳差,舌淡,苔薄,脉细。继服上方以巩固疗效。

【按语】 泄泻者必碍胎元,况患者本有阴道下血,胎元不固。在胎儿的形成和生长过程中,脾肾两脏起着极其重要的作用。肾者系胎,脾者护胎,如脾肾亏虚必致胎元不固。而妊娠泄泻之因,《女科经纶》中肖慎斋阐述最详:"妊娠泄泻,必原其由,大抵不外脾肾二脏虚者居多。夫血统于脾,血壅胎元,则脾阴虚而食不运化,水谷难消而作泻。胎系于肾,肾气弱,命门火衰,胎窃其气以拥护,而肾间之阳不能上蒸脾土,则为泻,此妊娠泄泻之由也。"可见患者胎动不安、泄泻之因都缘乎脾肾,互为因果,相损益深,更何况患者兼见纳差、乏力、恶心呕吐、眼睑浮肿、畏寒、腰痛等脾肾不足之象。此患者泄泻次数虽多,但无腹痛或里急后重,可见不是痢疾;泄泻如清水,伴头昏、畏寒,乃虚性泄泻。故治以健脾益肾为主,健脾止泻以护胎为当务之急,虽阴道出血复止,但泄泻既甚,必致再度出血,更何况患者腰痛绵绵,不可不防,张仲景曰,"上工治未病",故治脾兼以治肾,滋肾更能健脾。方中党参、炒白术健脾益气止泻;不用茯苓因其淡渗下行,防其流产,代之以炒扁豆,既健脾止泻,又无渗利下行之弊;砂仁辛温,调中行气,温脾止泻,并有安胎之功;妙在用焦山楂炭,因其吃排骨汤致泻,焦山楂炭消食导滞,炒炭乃寓行于止,以防再次出血,且焦山楂炭与冬山楂不同,前者寓行于止,后者活血作用强,孕妇应慎用;方中熟地、枸杞、桑寄生、川断养精滋肾,固护胎元;白芍敛阴;竹茹止呕。全方健脾滋肾之功并举。

【文献出处】 黄绳武妇科经验集,梅乾茵,人民卫生出版社,2004 年 4 月出版。

妊娠眩晕案

项某某,女,27 岁,1972 年 11 月 22 日初诊。孕 6 个月余,眩晕 45 天,卧床不起,曾住院 10 余天,诊断为"梅尼埃病"。经治疗无效,即到我院求治,现仍眩晕,卧床不能翻身,视物旋转,不能睁眼,恶心呕吐痰涎,眩晕甚则呕吐不止;伴心慌多梦,不思饮食,口苦咽干,大便干结,小便深黄,面部潮红,心烦不适;血压 150/100 mmHg,胎心音正常;舌红,苔薄黄,脉滑。证属阴虚肝旺,风痰上扰。治宜养阴平肝,化痰止呕,佐以安胎。处方:生地 15 g,白芍 15 g,生牡蛎 30 g,制首乌 15 g,竹茹 12 g,夏枯草 15 g,墨旱莲 20 g,女贞子 15 g,法半夏 9 g,黄芩 9 g,炒栀子 9 g,桑寄生 12 g。二诊:1972 年 12 月 2 日。眩晕、恶心呕吐大有好转,已能下床活动,仍面赤发躁、口鼻发干,口渴,舌尖红,苔薄白欠润,脉滑。继服上方加莲子心 4.5 g。三诊:1973 年 1 月 10 日。眩晕基本好转,个人生活已能自理,仍大便干、口干喜饮,舌质红,苔薄,脉滑。处方:生、熟地共 30 g,白芍 15 g,竹茹 12 g,黄芩 9 g,麦冬 15 g,墨旱莲 20 g,制首乌 15 g,生牡蛎 30 g,桑寄生 12 g,山药 15 g。1973 年 2 月 8 日顺产一男婴。

【按语】《黄帝内经》曰:"诸风掉眩,皆属于肝",肝主风,赖肾水以养,所以眩晕多与肝肾有关,先哲强调"无虚不作眩",以眩晕一证多虚,且以阴虚为主,阴虚则肝风内动,血少则脑失濡养,精亏则髓海不足,《黄帝内经》又云,"上虚则眩""肾虚则头重高摇,髓海不足则脑转耳鸣",皆不足而致;张仲景以后至刘河间、朱丹溪,皆主"无痰不作眩,无火不作晕"。综而观之,前言虚,言其病根,后言实,言其病变。此案患者眩晕发生在妊娠后期,一则胎儿日长,血聚荫胎,肝血不足,阳失潜藏,风从内生,风火上扰则口干口苦、颜面潮红,并见心慌、失眠、便结等阴血不足之象;一则孕后腹中遽增一物影响气机升降,易成气滞痰郁,痰涎上逆,症见恶心、呕吐痰涎。下虚肝木失养,风火相煽,痰浊上扰,故作眩晕。此风生而眩,痰逆而晕,正如朱丹溪曰:"痰在上,火在下,火炎上而动其痰也,然此火乃虚火耳。"此案虚实夹杂,以虚为主,治宜养肝肾之阴,泻肝胆之火,佐以祛湿化痰。方中用生地壮肾水,女贞子、墨旱莲养肾阴,制首乌滋肝肾并润肠通便,白芍养肝血,黄芩、炒栀子清泻肝胆之火,治其口苦心烦。以上滋阴泻火同用,补不足之阴以配阳,泻有余之火以护阴。滋阴降火虽属正治,但阳浮于上,必以金石镇坠之品沉降之,以平在上之风阳,故选生牡蛎平肝潜阳,使上浮之火下潜于水;又风木太过,风火流行,心火必受其邪,故二诊加用莲子心清心火且助炒栀子治其心烦;妙在用竹茹清胆化痰止呕,用法半夏燥湿祛痰亦有止呕之功,二者同为化痰止呕之药,一温一凉,互治其偏;以防因病而碍胎,用桑寄生安胎以防其未然。全方滋阴降火而带抑肝之剂,化痰导湿稍佐安胎之品,俟阴生火灭,痰祛呕止,则眩晕既止,胎元自安。

【文献出处】 黄绳武妇科经验集,梅乾茵,人民卫生出版社,2004 年 4 月出版。

胎中吐涎案

余女弟子金淑媛,年三十余。怀孕六七个月。患口吐清涎,日计碗许,日甚一日,夜不能寐,饮食不进,医药无效。乃余诊视,身倦懒言,卧床不起,脉沉弦。是胎气阻遏水气上逆而吐。议以苦辛通降法,当疏川黄连、半夏、苏叶各 3 g。齐笑之,曰:"病重药轻,恐不胜任。"余谓:"姑服之再议。"一剂减半,食炒米一碗。两剂全止,其效神捷。乃仰原方加西洋参、茯神、杭白芍、黄芩、广木香数剂,精神如旧,起坐如常。

【按语】 此为清末民初荆楚名医卉而隐先生治案。此案胎中吐涎,当属恶阻范畴。是案患病之由,当责肝胃。盖肝主藏血,冲脉起于胞中而为血海,二者关系至为密切。妊后经血专注养胎,肝血少藏,肝气、冲气每冲逆为病,上犯胃腑,致胃失和降,水气不化而吐涎不止。先生主以苦辛开降之法,选药精简,意在轻剂缓投,务以患者能受纳运化为前提。方中苏叶顺气安胎,辛开将顺肝木之性;半夏降逆止吐以化水气;川黄连苦寒抑降,清热燥湿。使肝胃两和,逆气平降则吐止食进,继以清养胎元以竟全功。正如先生所谓:"药不在多,只要中肯耳。"

【文献出处】 卉而隐妇科医案四则,余惠民,浙江中医学院学报,1989 年第 2 期。

子 痫 案

彭裕和室,年二十,农耕为业。孕已八个月,新春劳作田间后倏尔动风,手足搐搦,神昏内闭,是夜胎损。天明余诊,视之周身洪肿,口干溲短,四肢微搐,神识似清似昧,喉中痰鸣如曳锯,舌红苔白腻,脉弦细而滑。诊为子痫,极重之证也。拟养血平肝,扶脾渗湿,豁痰开闭之法,方投全当归 6 g,川芎 4 g,杭白芍 30 g,白术 10 g,连皮茯苓 15 g,福泽泻 12 g,钩藤梗 12 g,杭白菊 10 g,东白薇 15 g,石菖蒲 6 g,陈胆南星 10 g,琥珀末(另吞)3 g。连服 2 剂,风息闭开,脉转缓象,但恶露不行,仰原方加桃仁、泽兰叶、焦山楂。一剂畅行,两剂神清食进,但咳不已,余谓闭开气升,故咳,用止咳降气之药,平调数剂而廖。

【按语】 此为清末民初荆楚名医卉而隐先生治案。此案子痫,其症最暴且急,如不及时救治,母子俱损堪虞。本案孕已八个月,仍耕作不辍,从脉症推究病因,诚以体素屡弱为滥觞,推病之初,必有内风欲动,土伤水滥征兆而显头目眩晕,肢面浮肿之候。怀妊日延,精血聚以养胎,肝肾匮乏,木少水涵则阳扰风旋,兑犯中土则健运失司,津液不归正化而痰浊泛溢,再受外风袭之,内外相引,风痰纠结,冲激元神而致病。案中方药,先生似宗唐容川"子痫者……乃孕妇血虚,风邪入肝之所致……逍遥散小柴胡,皆可借治"之训,以当归芍药散增味养血平肝、健脾渗湿、豁痰开窍以应其机,终收风息闭开,神清食进之效。

【文献出处】 卉而隐妇科医案四则,余惠民,浙江中医学院学报,1989 年第 2 期。

妊娠下痢案

朱氏,年三十四岁。秋痢,食减,腹痛如刀刺,已有三个月余矣。医散补攻下,罔效。余诊其脉,象见滑数,确然有孕。议用清热调气安胎治之。方用炒栀子仁、川楝子、净前仁、杭白芍、制香附、淡木香、麸枳壳、扁豆皮、炒谷芽、淡黄芩,及陈小麦杆烧灰添水滴汁一杯为引。服一剂大减,五剂痊愈。后六月,生一女。

【按语】 此为清末民初荆楚名医卉而隐先生治案。此案妊娠下痢致病原因,当缘于外受暑湿兼挟积滞酝蒸肠胃之间,至秋而发。先生诊之,脉见滑数,主以清热渗湿安胎之法。方中炒栀子仁、川楝子、净前仁解热渗湿;淡黄芩除清肠止利外,更有"安胎圣药"之称;杭白芍和营敛阳,缓急止痛;淡木香、麸枳壳、制香附调气破滞,疏畅枢机;扁豆皮、炒谷芽扶养胎元。妙在以陈小麦杆烧灰加水滴汁一杯作舟楫之任,取其入心养血,甘平安中之效。众药冶于一炉,颇合丹溪"胎前诸疾,当清热养血为主"之旨。绵延三个月余之疾而愈之霍然,且母健子安。

【文献出处】 卉而隐妇科医案四则,余惠民,浙江中医学院学报,1989 年第 2 期。

胎动不安案

阮某某,女,26 岁,已婚,营业员,入院日期:1979 年 10 月 27 日。主诉:停经 50 天,伴阴道不规则出血 17 天。现停经 50 天,末次月经为 1979 年 9 月 8 日,以往月经一贯正常,停经后有恶心呕吐、厌食等早孕反应,于 10 月 3 日抬重物后,出现阴道出血,量较多,血色始淡后转为红色,无血块,并伴有腰疼及小腹坠痛,曾作先兆流产治疗,经用西药安胎止血后,阴道出血量减,但淋漓不尽,时有时无,至今已有 17 天。现感头昏,胸闷,纳差,口苦口干,腰腹疼痛,脉细数,舌红苔薄黄,曾作妊娠试验三次均为阳性。月经史:13 岁月经初潮,周期 23~28 天一行,持续 3~4 天,量中等,无痛经史。婚产史:25 岁结婚,爱人身体健康,孕 2 产 0。曾于 1979 年 5 月,孕 2 个月而流产。妇科检查:外阴阴道有少许血性分泌物;宫颈光滑,宫口未开,有少许淡黄色分泌物;子宫前位,大小与妊娠月份相符,质软。《黄帝内经》云,"胞络者,系于肾",肾气盛,则胎有所载,胞有所养,肾虚则冲任不固,胎失所养,而致胎动不安,患者孕 2 产 0,今复见腰酸疼痛,阴道下血,时有时无,为肾虚冲任不固证候,治以补肾安胎为主,且见口苦口干,脉细数,舌质红苔少者,又为阴虚血热之象,宜佐以清热养阴之品,使肾气盛则能载胎,热去而不致伤胎,用寿胎丸加味施治。方投菟丝子、桑寄生、川断、黄芩各 10 g,阿胶、黄芪、墨旱莲各 15 g,白芍 12 g,生地炭 30 g,炙甘草 6 g,服药 2 剂而血止,唯感腰及小腹隐疼不适,7 剂后腰腹疼痛明显减轻,但恶心呕吐纳差等症犹存,脉细滑,苔淡白,于原方去黄芪,加姜半夏、竹茹和胃降逆,经治 26 天,病愈出院,超声波检查,可见羊水平段 25 mm 和胎心反射,于 1980 年 6 月分娩一女婴。

【按语】 此为湖北著名妇科专家毛美蓉教授治案。毛美蓉教授认为,本病的发生,主要责之于肾,肾乃冲任之本,胎之所系。如《女科经纶》引《女科集略》云:"女之肾脏系于胎,是母之真气,子所赖也。"是以肾气盛,则胎有所载,血有所荫,如当三七、四七之年,正值肾气壮实,筋骨坚强之时,即令素察肾气不足,或因房室伤肾而致胎漏、胎动不安,一经补肾固冲,则胎可安;屡坠胎者,乃素本肾虚,又复胎坠,冲任受损,肾气益虚,是以治之较难。此案即属"肾虚"乃其致病之本,又何有阴虚血热,脾肾虚损之异? 此与患者身体素质有关。若素体肾精不足,孕后血聚养胎,阴血益感不足,阴虚则内热,肾为先天之本,又赖后天脾气之充养,若素体肾虚,复因脾虚,化源不足,且冲脉隶属于阳明,脾与胃为表里,则胎失所载,血失所养,故以肾虚是其根本。正因为此,临证抓住肾虚实质,辨证确切,灵活掌握了寿胎丸的加减运用,收效满意。

【文献出处】 寿胎丸加减治疗胎漏胎动不安滑胎一百一十八例,毛美蓉、黄莉萍、周晓爱,湖北中医杂志,1982 年第 6 期。

习惯性流产案

曾某某,女,28岁,会计,1969年12月25日初诊。自述婚后4年,每年流产1次,均无明显病因,现流产1个月余,时见腰部、少腹胀痛,嗜睡,口干不欲饮,心悸多汗,白带绵绵,月经量少色暗,大便不爽,形体肥胖,眼眶暗黑,面部晦暗,胁下紫纹明显,舌淡,脉沉滑。证属痰湿壅盛,充盈肢体,气机阻滞,痰聚血病,痰瘀胶结胞宫。治以调理肝脾,化痰消脂为法。处方:茯苓、路路通各15 g,土鳖虫、法半夏、柴胡各10 g,郁金、焦白术、旋覆花(布包)各12 g,海藻、败酱草、白芥子各20 g,紫石英(先煎)50 g,桂枝、炙甘草各6 g。宗上法服药5个月,每月14剂,月经量增多,色红,4～6天净,颜面色泽红润,余恙若失,乃嘱停药,不避孕。于1971年3月怀孕,妊娠期间未见明显不适,后足月生一女婴。

【按语】 此类流产,大凡由于痰湿阻遏血脉,痰脂聚留胞宫,但尚未完全壅塞胞宫,故能受孕,然当孕胎继续发育(一般怀孕3个月左右时),则无可容之地,故届期滑胎流产。此类患者多连续流产,经妇科检查,无其他流产原因。患者多有形体肥胖,面部、眼眶晦暗,胁下及大腿有紫纹,经行量少色暗等临床特征。治宜疏肝理脾,化痰消脂。药用茯苓、焦白术、法半夏、柴胡、郁金、旋覆花、路路通、败酱草、白芥子、土鳖虫、海藻、炙甘草等。

【文献出处】 痰瘀同治法治疗妇科疑难杂症,潘涓民,新中医,1988年第4期。

羊水过多案

曹某,女,31岁,教师。婚后已3次受孕,前2次均因羊水过多,胎死腹中以致流产。此次怀妊3个月余,小腹增大异常,下肢浮肿冰凉,胸膈满闷,呼吸短促,痰涎壅盛,神疲倦怠,腰坠痛,溺短少,舌淡苔白,脉沉而濡,超声检查提示为羊水过多症。此肾阳衰微,痰水蓄聚胞宫之症。法宜温补肾阳,化痰利水。方投熟地 20 g,菟丝子 20 g,山茱萸 15 g,枸杞 15 g,杜仲 15 g,当归 12 g,肉桂 10 g,附片 10 g,茯苓 30 g,泽泻 20 g,鹿角胶(烊化)15 g。方中肉桂、附片、菟丝子、杜仲温补肾阳,阳气振复而温化痰湿;茯苓、泽泻以利水;"阳得阴助而生化无穷",故用熟地、山茱萸、枸杞、当归补肾之精血,痰乃人身之津液变化而成,精血得生,痰湿自少,此所谓"见痰休治痰"也;鹿角胶乃血肉有情之品,尤善温养阳气,促胎儿发育。全方温肾化痰,阴中求阳,用于肾阳虚衰之羊水过多症,必获佳效。服上方 8 剂,小便增多,下肢浮肿已消,自觉胸膈满闷减轻,痰涎减少,此乃阳气振复,痰湿化散之必然现象。二诊时,加茯苓皮 30 g,进一步加强利水化痰之力。服药 15 剂,精神振作,诸症已基本痊愈。半年后来告,足月顺产一男婴,体甚胖。

【按语】 肾为先天之本,主生殖,主调节水液而司开合。羊水过多症,中医称"子满",多因肾阳虚衰,肾之开合失司,水湿停聚胞宫,聚而为痰。"痰即水也,其本在肾",胞中蓄水,此之谓也。若治不早图,其胎必殒。法宜温补肾阳,化痰利水。

【文献出处】 妇科病从痰治七法说约,王宗铁,中医药学报,1986 年第 2 期。

滑　胎　案

黄某某,女,30 岁,营业员。患者结婚已 3 年,婚后怀孕 2 次,均先后流产,第 1 次怀孕后 70 天,因负重不慎而滑胎,第 2 次怀孕后 50 天,无故而滑胎,就诊时月经逾期 5 日未至,家人促其速服中药保胎,乃来我院求章老治疗。诊其脉沉细,舌黯淡,形体外观尚健,平时月经来潮准时,此次月经逾期 5 日未潮,可能是妊娠之象,但因体虚,脉象尚未表现滑象,辨证气虚血弱,胎气不固,治当补血安胎。处方:熟地 15 g,当归 10 g,白芍 10 g,黄芪 15 g,荆芥 6 g,党参 10 g,白术 10 g,黄芩 8 g,杜仲 10 g,川断 10 g,桑寄生 10 g,菟丝子 10 g,3 剂。二诊:服前方后,月经未至,无其他不适,嘱其注意休息,按原方再进 5 剂。三诊:自觉体力增加,脉已有滑象,检查 HCG 试验,呈阳性反应,确诊早期妊娠,嘱坚持服药,注意休息,勿负重远行,继续补血安胎。处方:杜仲 10 g,川断 10 g,桑寄生 10 g,菟丝子 10 g,黄芩 10 g,白术 10 g,黄芪 15 g,白芍 10 g,熟地 15 g,当归 10 g,荆芥 9 g,枸杞 10 g,5 剂。四诊:前方加减连服 40 余剂,孕期已过 4 个月,自觉安然无恙,要求暂停服药,同意停药观察,并嘱注意休息,以后每月复诊,由于孕妇多食少动,体重逐步增加,至十足月剖宫产一男婴,母子平安。

【按语】 此为武汉市中医医院著名中医章真如教授治案。连滑两胎,胎元失固,若再孕必再滑,章老按古方安胎饮,所以载丸,原法补血安胎,实际胎本于肾,赖血以养,全方以补肾为主,气血获补,胎孕自安矣。

【文献出处】 章真如老中医妇科医案四则,章汉明,黑龙江中医药,1988 年第 6 期。

◎产后病医案

产后发热案

吴某某,26岁,工人,1986年7月8日初诊。主诉:产后高热、身痛、烦闷5天。患者于产后12天时因不慎当风,晚间即恶寒发烧,头身尽痛,烦闷,口干,咽中不适,后经服用盐酸吗啉胍片、强力银翘片及中药银翘散加味等治疗3天,病不见减,且发作有时,恶寒发热每于午后为甚,体温波动于38.1~39.8℃之间,口苦,咽干,眩晕,纳差,烦闷,恶心欲呕,心中烦热,急躁易怒,舌红,苔薄黄,脉弦数。初投小柴胡汤1剂,药后体温稍降,眩晕减轻,但余症仍存,不欲饮食,懒于言语,乏力倦怠。此与《伤寒论》"伤寒六七日,发热微恶寒,支节烦疼,微呕,心下支结,外证未去者,柴胡桂枝汤主之"之原文甚为合拍,遂投以柴胡桂枝汤原方以治之。处方:柴胡、黄芩、大枣、半夏、党参各12 g,桂枝、白芍、生姜各10 g,炙甘草8 g。日一剂,连进2剂后,诸症大减,守方更进2剂,症悉除,唯纳谷欠佳,后以香砂六君子汤加减调治5天,其病告愈。

【按语】 柴胡桂枝汤方乃仲景专为伤寒之太少两感证而设,桂枝汤与小柴胡汤原方之用量各取其半,合剂而成。以桂枝汤和营卫,解肌发表,则发热恶寒,支节烦疼自除;以小柴胡汤和解表里,则恶心欲呕,心下支结,口苦、咽干、目眩等症自愈。本案乃产后正气亏虚,腠理疏泄,虚邪乘虚而入,客于太阳与少阳二经,以致营弱卫强,枢机不利,而发为本病。余以柴胡桂枝汤太少同治,两感同清,并助正气渐复,故其病自愈。

【文献出处】 《伤寒论》方妇科运用三则,胡兆满,新中医,1990年第4期。

产后血晕案

闻某某,女,28岁,已婚,工人,入院日期:1985年9月2日。主诉:产后闭经1年半,缘于1983年9月足月妊娠生产时胎盘滞留,出血约1000 mL。当时曾有血压骤降,四肢厥冷,冷汗淋漓,神志昏迷,经输血输液后缓解。产后7天无乳汁,颜面萎黄,毛发枯槁,体倦,乏力,头晕,嗜睡,畏寒,出冷汗。此后腋毛,阴毛渐次脱落,语声低微,性欲减退,纳差,在外院确诊为席汉综合征,经治无效,故来我科住院观察。形体消瘦,面容憔悴,皮肤干燥,舌质淡,苔薄白,脉沉细无力,尺脉微弱。胸透示肺部正常,心电图示低电压,T波轻度改变,甲状腺功能减退,基础代谢率20%,尿17酮2 mg/24 h,尿17羟2.03 mg/24 h,甲状腺素(T_4)6.4 mg,三碘甲状腺原氨酸(T_3)95.5 mg,甲状腺吸I^{131}率2 h 5.3%,24 h 14.8%,均低于正常范围,心率60次/min,轻度贫血,血红蛋白9.5 g/L,红细胞$3.15×10^{12}$/L,白细胞$3.8×10^9$/L。妇科检查:外阴已婚已产型,阴毛全脱,阴道通畅,入口稍狭窄,阴道黏膜干涩,分泌物少,子宫萎缩近枣大小,质地软,活动度可,无压痛,附件、输卵管和卵巢未扪及异常。证属产后气血两虚,肾气亏损。自拟补肾填精汤加减:紫河车20 g,当归、鹿角霜各15 g,菟丝子、熟地、枸杞各12 g,仙茅、淫羊藿、山药、月季花、陈皮各10 g,炙甘草6 g。

服4剂后自觉畏寒减轻,四肢稍转温,食纳尚可,夜寐安,精神好,但患者服药后感头晕,咽喉及鼻腔干燥,口微渴,大便结,舌质淡,苔薄白,中间微黄,脉沉弦滑。为免劫阴伤津之弊,于原方中暂去仙茅、淫羊藿、鹿角霜,益以白芍、麦冬各12 g,人参、益母草各10 g,滋养肝肾,调理冲任。上方服15剂后,患者食纳增加,体力基本恢复,能参加轻微劳动,阴道有色白而质黏稠分泌物少许,静息体温呈低温单相,舌质淡红,苔薄白,脉沉细,两尺较前有力,唯觉小腹隐痛不温,四肢亦凉,重整新方,以增强养精血、暖胞宫之效力。重整方如下:紫河车20 g,当归、太子参、菟丝子、熟地、山药各15 g,覆盆子、枸杞、鹿角霜各12 g,仙茅、淫羊藿各10 g,肉桂4.5 g,炙甘草6 g。服10剂后上述诸症好转,精神振,夜寐酣,静息体温上升至 36.5℃ 呈双相。1985 年 10 月 15 日月经来潮,量中等,色红,无血块,舌质淡红,苔白薄,脉细缓,行经 6 天即净,无其他不适。之后阴毛、腋毛不再脱落,性欲较前增强,心情舒畅,阴道白色分泌物增加,食欲睡眠如常,二便调。自述腰空痛,下肢凉,又服上方 6 剂,基本痊愈,因母病危提前出院。

同年 11 月 30 日来院复查,阴毛、腋毛已长齐,毛发乌黑润泽,阴道通畅,黏膜润滑,宫颈光滑,子宫比正常稍小,尿 17 羟 14 mg/24 h,尿 17 酮 8.5 mg/24 h,基础代谢率 25%,宫颈黏液检查可见不典型结晶,肝功能正常,乙型肝炎表面抗原阴性,心电图示窦性心律,电轴正常。

【按语】 此为湖北中医药大学胡传宝医师治案。席汉综合征类似中医产后血晕证,病机与血脱气耗有关。久病伤肾,肾失封藏之职,故见腰膝酸软,体倦乏力,性欲低下;阴血不足,肾精干涸,致血海不能满盈,则有经闭难行。根据"虚者补之,损者益之,劳者温之"的治疗原则,自制补肾填精方以温肾健脾调冲任为治,疗效尚佳,辛温燥热之桂、附及助阳之仙茅、淫羊藿用之不宜过早,当在大补阴血基础上投用,方无耗津竭精之虞。静息体温在 36℃,接近双相,而黄体功能又不足时,重用紫河车、肉桂、人参,可收养血补精,温暖下焦,增强体质,促卵巢乳腺发育之功,奏效更捷。

【文献出处】 中医药治疗席汉氏综合征一得,胡传宝,湖北中医杂志,1986年第 6 期。

产后下痢案

陈某,女,21 岁。小产后患赤痢,身热,腹痛异常,舌津干枯,饮食不进,羸弱已极,几难措手。刘老诊断为产后血虚津亏,复感湿热毒邪,滞于肠中,更耗津液,脾胃大伤,欲成噤口之势。取法《金匮要略》"产后下利虚极,白头翁加甘草阿胶汤主之"之说,用清热生津、柔肝润肠之剂:白芍、银花、连翘、当归、川楝子、白头翁、炙甘草、松子仁、柏子仁、火麻仁、玉竹。药后舌津已回,后宗上方去润下品,加木瓜、沙参、广木香、佛手、焦山楂之类出入调理而愈。

【按语】 此为湖北名老中医刘武荣教授治案。刘老始终不用黄连、黄柏、秦皮，因其体弱津伤，不堪苦寒化燥；初起不用阿胶，因其腹痛异常，不堪滋腻之滞肠；但却重用白芍，打破前人产后忌用之例。由此可见，"大匠诲人能与人以规矩，不能使人巧"之说不诬，足见刘老谨守病机，临危不乱，继承之中不乏创新。

【文献出处】 刘武荣妇科临证经验浅谈，王荫三，湖北中医杂志，1995 年第 4 期。

产后恶露不绝案

苏某某，女，26 岁，已婚，1988 年 8 月 3 日初诊。患者于今年 7 月 15 日行人工流产术后，阴道出血，时多时少，至今 19 天不净。服生化汤、四逆散加味 6 剂未效。诊时阴道出血较多，小腹微痛，腰酸，口渴，舌红，苔黄腻，脉弦软滑。妇科检查：可见血液由子宫内流出，子宫后位，大小正常，轻触痛，双侧附件无异常。B 超提示：宫腔积血。刘老辨为冲任损伤，复感时邪，湿热入血之恶露不绝。治宜清热利湿止血，用黄芩滑石汤加减。处方：黄芩、猪苓、茯苓皮、苍术、黄柏、牛膝各 9 g，滑石 30 g，白蔻仁、通草各 6 g，贯众炭 15 g。3 剂，水煎服，日一剂，分 2 次服。8 月 6 日复诊：昨日血止，今日仅感小腹隐痛，舌红，苔黄厚腻转薄，脉弦软。遂以清热利湿、疏肝活血之剂调治旬余，月经来潮，量中等，5 天净。净后行妇科检查和 B 超复查，子宫及双侧附件未见异常。

【按语】 本案经妇科和 B 超检查后发现，患者除宫腔积血外，其他未见异常，且服过生化汤、四逆汤等养血活血、疏肝清热之剂未效。刘老认为患者因人工流产术后，胞络受损，复感夏季时令邪气，湿热内蕴，下扰血室，致出血不止。宗叶天士"渗湿于热下，不与热相搏"的理论，使湿去热孤，则病易解。用黄芩滑石汤合三妙丸加减，取其苦辛化气、苦寒清热、淡渗利湿之效。方中牛膝一味，可治产后瘀积腹痛，且引诸药下行，清利血中湿热，再加贯众炭以凉血止血。药后气机宣畅，湿除热清，血室得宁，恶露自止。

【文献出处】　刘云鹏用温病方法治疗妇科疾病的经验,冯宗文,新中医,1994 年第 4 期。

产后腹痛案

赵某,女,27 岁,1985 年 1 月 9 日初诊,患者 1 周前因难产采用剖腹产后,当晚即出现小腹疼痛,经用消炎止痛药物治疗,疼痛未见缓解。昨天因与家人生气,突感小腹疼痛剧烈,痛不可忍,诊见面容憔悴,小腹疼痛拒按,胸胁胀闷,恶露少下而不畅,口干,少寐,大便 4 日未解,舌苔白,舌质青紫,脉沉细涩。证为产后瘀血内阻胞宫而引发腹痛,拟用下瘀血汤为主方,急下其瘀血。处方如下:大黄(酒制)15 g,桃仁、当归、土鳖虫各 10 g,桂枝 8 g,1 剂,煎服时兑白酒 3滴,服后痛稍减,连进 2 剂后下黑块血半痰盂,腹痛随之而解。复诊时脉虚多汗,用四物汤合桂枝汤以善后调治而痊愈。

【按语】　此为湖北省宜昌市名老中医梅大钊医师治案。本例为产后瘀血内结,阻滞胞宫引起腹痛,故疏《金匮要略》下瘀血汤化裁以破血逐瘀,温经散寒止痛。方中大黄、土鳖虫逐瘀破结,使瘀血下行;桃仁活血化瘀;梅老认为产后多血虚,瘀血不去,新血不生,用当归补血养血,化瘀生新;桂枝辛甘而温,能温通经脉而行瘀滞,瘀去则血自归经;白酒既可温散,又取其引药入血分,以上药仅 5 味,配伍精当,共奏气畅血行之效,经脉通则痛自止。

【文献出处】　梅大钊运用经方治疗妇科病经验介绍,梅和平、梅雯明,陕西中医,2009 年第 9 期。

产后神志失常案

患者某,女,30 岁,2003 年 10 月 14 日初诊。剖宫产后半个月,彻夜失眠,时而哭笑、头部麻木、惊恐,恶露未尽,夹小血块。右下腹痛,便干溲黄,脉细弦,舌紫暗,苔薄黄。既往无精神病史,西医曾用镇静药物无效。辨证为血瘀胞宫,郁热上扰心神,治以逐瘀宁神,以桃核承气汤合生化汤加减:当归 10 g,桃仁 10 g,桂枝 8 g,制大黄 10 g,枳实 10 g,川芎 10 g,炮姜 6 g,黄连 6 g,炙甘草 6 g,珍珠母(先煎)15 g。进 3 剂后神志向佳,已不哭泣,夜寐转宁,7 剂后,精神已转正常,恶露净。10 月 28 日来诊时,各种症状明显减轻,守法去炮姜、桃仁,佐滋养肝肾之药调理。

【按语】 此为武汉市中医医院妇科名家徐升阳教授治案。中医有产后狂言谵语、产后乍见鬼神、产后癫狂等病名,均是指神志失常的一组疾病,在现代医学中属于产后精神病范畴,中医认为产后血虚,心神失养及产后瘀血攻心是本病的病机。本案则是由胞宫瘀血挟热上扰心神所致。《伤寒论》106 条有言:"太阳病不解,热结膀胱,其人如狂,血自下,下者愈……宜桃核承气汤。""其人如狂"就是指精神错乱的症状,因心主血,血中瘀热可直扰心神而致精神错乱。本案产后半月恶露未净,夹有血块,伴腹痛,是胞中瘀血未尽,胞宫位于小腹,位置属于太阳膀胱范畴,故用桃核承气汤合生化汤加减,清化产后之瘀热而收效。

【文献出处】 徐升阳用经方加减治疗产后病 4 例,徐琳,世界中医药,2010 年第 4 期。

产后荨麻疹案

患者某,女,27 岁,2008 年 3 月 11 日初诊。于 2 月 1 日行剖宫术分娩,术后周身起疹,入夜融合成片,瘙痒难忍,投外擦剂无效,疹发时身燥热,微恶风。来诊时见腋下、大腿内侧、膝部有散在荨麻疹,脉细数,苔薄微黄。辨证为产后血虚气弱,营卫不和,风热外邪淫于肌腠,治以扶气养血,调和营卫,清热消风。以桂枝汤合消风散(《医宗金鉴》)加减:赤芍、白芍各 15 g,桂枝 8 g,大枣 6 枚,炙甘草 6 g,荆芥 10 g,防风 10 g,丹皮 10 g,生地 15 g,僵蚕 10 g,蝉蜕 8 g,全当归 10 g,生黄芪 15 g,丹参 15 g,地肤子 10 g,金银花 15 g。服至 4 剂后痒解,疹渐消,入夜不加重,不燥热,不恶风,此乃营卫渐调,风热清而未尽之象。7 剂后,因乳汁不足,去金银花、僵蚕,加知母 4 g。3 月 25 日来诊时一身荨麻疹全消,纳食、二便、睡眠都恢复正常,乳汁略增,后继以补气养血之品调理。

【按语】 此为武汉市中医医院妇科名家徐升阳教授治案。荨麻疹的病理是风热淫于肌肤,可由营卫不和及外感风热或感寒而引起,体内血虚化热生风或血瘀化热、恋邪生风,也都能引起荨麻疹。本案因产时耗气伤血,致营卫虚弱,风热恋于肌肤,故取桂枝汤合消风散加减而收效。

【文献出处】 徐升阳用经方加减治疗产后病4例,徐琳,世界中医药,2010年第4期。

产后汗大出案

患者某,女,26岁,2008年12月30日初诊。3年前初产产后大汗出,此后每到冬季或平时轻微劳动则汗出,曾服中西药治疗无效。今年12月23日二产,产后汗出又作,进食、哺乳时大汗淋漓,怕风,夜间汗出亦多,乳汁不足,脉细无力,舌黯淡。辨证为表虚卫阳不固,血虚营阴不足,治以养血和营,扶气固卫。投桂枝汤合玉屏风散加减:白芍15g,桂枝8g,大枣8g,炙甘草5g,生黄芪20g,太子参20g,白术12g,防风12g,山茱萸15g,煅牡蛎15g,酸枣仁15g,阿胶(烊化)15g,生姜3片。进10剂汗由减而止,停药1周汗又作,于2009年1月16日复诊时,汗出口干,上方加麦冬、五味子,先后进14剂,汗显减,夜间偶尔胸前有汗,2月2日三诊,汗出基本控制,自觉纳增,体质、精神都向佳,乳汁也略增,后以八珍汤加味调理。

【按语】 此为武汉市中医医院妇科名家徐升阳教授治案。查阅该患者来诊前病历,前医或投玉屏风散加浮小麦,或用当归六黄汤加减,收效不甚理想。徐师认为,产后大汗出,多因伤血耗气,卫阳不固或阴血骤失,阳气浮散,挟液外泄所致,也有因内热迫液外泄。患者3年前产后汗出,以后入冬劳后多汗,显系阳虚气弱,此次产后进一步耗伤气血,气虚卫弱而汗又作,辨证病位在肌肤腠理,并非阴虚内热之汗;又因产时气血耗伤而致营阴不足,体现营卫失调,所以不单是外卫不固之汗。故取桂枝汤与玉屏风散合用,使养血和营与扶气固卫并举,其中,桂枝汤中重用白芍以补血和营,玉屏风散中重用黄芪以增强扶气固卫之力。

【文献出处】 徐升阳用经方加减治疗产后病 4 例,徐琳,世界中医药,2010年第 4 期。

产后痹症案

患者某,女,38 岁,2008 年 12 月 30 日初诊。16 年前产后大出血,时值冬令,产褥期关节冷痛,此后每入冬天旧病复发。平素易感冒。现感头昏头重,一身冷痛,四肢沉重,肩、肘、背、腰、膝均冷,胸前痞塞,虚汗出,怕风,腹胀便溏,纳食尚可,脉沉细,舌黯淡,苔中根部微黄厚。辨证为脾、肾、心阳虚,寒湿内滞,治以温肾暖脾,佐祛寒湿,兼以扶气固卫。以附子汤合玉屏风散加减:附子 15 g,茯苓 15 g,太子参 15 g,白芍 15 g,生黄芪 15 g,白术 12 g,防风 10 g,姜黄 12 g,金毛狗脊 15 g,秦艽 12 g,薤白 10 g,姜半夏 10 g,肉豆蔻 10 g,枳壳 10 g,广木香 8 g,炙甘草 5 g。进 7 剂后,身寒身痛显减,至 10 剂后一身冷痛尽消,沉重感亦消,心胸豁然。2009 年 1 月 28 日复诊时,自感腹胀、便溏,动则微汗出,脉细,舌淡苔薄,辨证为阳气渐复,寒湿渐化,但脾失健运,气虚失固,去金毛狗脊、肉豆蔻、薤白,加山茱萸、牡蛎以助敛汗,进 7 剂后,汗出减少,身无不适,便调,原方加减调理。

【按语】 此为武汉市中医医院妇科名家徐升阳教授治案。中医有产后遍身疼痛一病,应属于痹症。产后痹症常是风寒乘虚而入所致,继而体虚恋邪。分析本案,则是由于产后大出血所致气血双亏,寒湿内侵,伏于经络、筋骨而成痹,未及时治疗,寒邪久伏伤阳,肾、脾、心阳气俱虚,故痹痛遇寒而发。《伤寒论》第 305 条:"少阴病,身体痛,手足寒,骨节痛,脉沉者,附子汤主之。"第 304条:"少阴病……口中和,其背恶寒者……附子汤主之。"经文与本案十分吻合,但本案尚有卫阳不足之汗证,湿聚身重、便溏之脾虚湿困,心阳不宣之胸痹,故以附子汤合玉屏风散加通心阳、祛湿利气之品而收效。

【文献出处】 徐升阳用经方加减治疗产后病 4 例,徐琳,世界中医药,2010年第 4 期。

产后斑疹案

张某,妊娠足月,恶寒发热,产后体温高达 41℃以上,神昏耳聋,苔黄舌绛,口苦脉数,胸背遍发斑疹,溺赤便阻,汗出心烦,恶露不行。按温病辨治,拟白薇散合白虎汤加活血药,气营两治。投生石膏、连翘、玄参、知母、板蓝根、丹皮、泽兰、白薇、红花、当归尾、茺蔚子等药六剂,斑热俱退后予育阴潜阳、甘平辛凉法治之而愈。

【按语】 此为湖北著名医家张梦侬先生治案。"产前宜凉,产后宜温"被视之为大规,但张老则认为该清即清,甚至不惜重剂。

【文献出处】 张梦侬治疗产后急症经验浅析,王荫三,湖北中医杂志,1989年第 1 期。

产后舌强案

陈某,产后瘀热内蕴,医以温补,病日加剧,舌强外伸,口涎自出,饮食语言皆废,便阻不通,脉弦数,舌绛苔白。张老首用清热化痰、消瘀通络、滋液柔肝法,六剂病减,后因烦躁少寐,日涎仍多而用生石膏八钱、知母三钱、沙参五钱,加麦冬、竹茹、石菖蒲、丹参等而竟其功。

【按语】 此为湖北著名医家张梦侬先生治案。产妇有"百节空虚""瘀血留滞"的生理特点,故历代医家治疗产后疾病均不离"逐瘀"和"大补气血"两大法则。张老不囿于此,认为论病则皆属产后,论治则悉本辨证论治之原则。

【文献出处】 张梦侬治疗产后急症经验浅析,王荫三,湖北中医杂志,1989年第 1 期。

产后癃闭案

饶某某,女,25岁,工人,1983年2月7日初诊。该产妇于1982年11月23日经会阴侧切加胎吸娩出一女婴后,小便不通已有2周,西医曾用新斯的明收缩膀胱而尿不出,不得已而行导尿术,但取出导尿管后仍不能自主排尿。患者自感小腹坠胀难忍,头昏、腰酸、纳差,面色少华,气短懒言,舌淡苔白,脉沉细弱。此乃气血亏虚,命门衰损,气化失司所致,治用温肾健脾法:黑附片10 g,桂枝10 g,熟地15 g,山茱萸10 g,山药10 g,丹皮6 g,茯苓15 g,泽泻10 g,黄芪30 g,党参30 g,乌药6 g,车前子10 g,白扁豆15 g。外用食盐炒热,拌以葱茎数根热敷神阙。产妇内服上方1剂,热敷神阙2次之后,于当晚即自解小便4次,小腹坠胀亦除。

【按语】《石室秘录》云:"产妇气血大虚,则肾气亦虚,肾气虚则膀胱之气亦虚,故不化水。"产后癃闭由此而生矣,此案遣药之法颇合斯言所指。其外敷之意如下:盐炒者,咸入肾而温之;葱茎者,中空而利也;神阙乃神气通行之门户,敷之可培元固本,开窍复苏。内服外敷而得道,故有桴鼓之效。

【文献出处】 妇科治验3例,周容华,黑龙江中医药,1993年第4期。

◎妇人杂病案

子宫发育不良不孕案

栾某,女,26 岁,干部,1983 年 9 月 26 日初诊。结婚 3 年未孕,初潮 17 岁,月经经常推后 10～15 天,以夏季尤甚。月经量少,有小血块,无腹痛,每经前 1 天头面浮肿、头昏、纳差,平时白带正常,二便可,舌淡,苔薄白,脉沉细两尺弱。妇科检查:子宫核桃大小,附件正常。末次月经 1983 年 8 月 15 日。方用:熟地、龟甲各 20 g,枸杞、菟丝子、鹿角霜、白术、党参各 15 g,川椒 4.5 g,白芍 12 g,当归、淫羊藿、香附各 10 g,紫河车 30 g。以上方加减出入治疗 2 个月余,于 1983 年 12 月 12 日复诊:述已停经 48 天,并伴恶心、乏力等早孕反应,查晨尿 HCG 阳性。1984 年 7 月顺产一男婴。

【按语】 黄老认为,子宫发育不良不孕者,多是先天发育欠佳,肾气不足所致,妇女所重在血,血能构精受胎而成孕。欲治其病,唯于阴分调之,使无亏欠乃可成胎。但水为造化之源,火为万物之先,阳为发育之首,要使生发之机畅达活跃,非少火以生气不足为动。《黄帝内经》有曰:"形不足者,温之以气。"黄老拟温润添精之法,取八珍汤气血同补之意,加枸杞、菟丝子、川椒、香附、鹿角霜、紫河车、淫羊藿、龟甲等,养精血,温阳气,肝、脾、肾三脏同治。如性欲减退,认为乃生理功能低下,加仙茅温补命门填精;如大便干结则加肉苁蓉温阳通便。对于温肾阳之巴戟天、肉苁蓉、鹿角霜、艾叶等温不燥血、温而能润之品,每多酌情选用。

【文献出处】 黄绳武妇科经验集,梅乾茵,人民卫生出版社,2004 年 4 月出版。

子宫内膜异位性不孕案

杨某,女,32岁,2002年3月初诊。结婚6年,患者婚前曾有痛经史,婚后同居未避孕,但一直未孕,其夫精子质量正常。患者经期腹痛,经量少,血色暗红,常感头晕,疲乏,腰膝酸软,面部色素沉着,舌淡苔薄,脉沉细。妇科检查:外阴阴道无异常,子宫后位,骨氏韧带有多个结节,触痛明显;子宫大小正常,活动度差;双侧附件增厚。B超示:盆腔附件区域模糊不清。查血抗子宫内膜抗体(EMAb)阳性,BBT单相。西医诊断:子宫内膜异位症,原发性不孕。中医诊断:不孕,癥瘕,痛经(肾虚血瘀型)。治疗:按月经周期自拟方,经后用干地黄15 g,当归12 g,赤芍、白芍各10 g,泽兰10 g,丹参20 g,延胡索10 g,三棱10 g,莪术10 g,茺蔚子10 g,丹皮10 g,香附10 g,炙甘草6 g。10剂,日一剂,水煎服。经前用当归12 g,川芎10 g,赤芍、白芍各10 g,三棱10 g,莪术10 g,夏枯草20 g,钩藤10 g,生蒲黄、炒蒲黄各10 g,香附10 g,卷柏10 g,刘寄奴10 g,白术10 g,荔枝核10 g,炙甘草6 g。10剂,日一剂,水煎服,至月经来潮。调经数月后,BBT双相,痛经明显减轻。8个月后停经40天,B超检查,提示早孕。后产一健康男婴。

【按语】 此为湖北著名妇科专家姜惠中教授治案。子宫内膜异位症属祖国医学"不孕""痛经""癥瘕"等范畴。姜师认为,此症乃瘀血结于下腹,瘀阻冲任、胞宫、胞络。冲任之本在肾,胞络系于肾。肾阳不足,温煦无力,则血行停滞,凝结胞宫,进而血行受阻,血不归经,形成离经之血,即可形成子宫内膜异位;肾气虚则冲任不顾,离经之血流注经脉、脏腑,从而出现月经失调、不孕,积聚而久则成癥。本病以肾虚为本,血瘀为标,属于本虚标实之证,当以补肾活血化瘀法治之。治疗上分经前、经后时期不同用药,顺应了女性月经周期的特点,疗效甚好。

【文献出处】 姜惠中医案三则,谢靳,湖北中医杂志,2006年第9期。

宫颈癌广泛转移案

肖某某,女,60岁,黄梅县人,1976年1月5日初诊。患者1975年10月因阴道不规则出血近半年,经某医院确诊为宫颈癌Ⅲ度。行放疗一个疗程后,妇科检查:阴道壁稍粘连,左前壁黏膜充血,宫旁左侧增厚呈片状、无弹性,宫旁右侧呈纤维状、弹性好,未见结节。1976年5月,阴道再次出血,经复查,发现宫旁左侧有2~3个硬结,触则出血,诊断为宫颈癌复发。不宜再行放疗,遂来我院医治。来诊时小腹胀痛,阴道出血量多,精神不振,少气懒言,纳差,面色不华,脉细弱,舌质淡红,苔薄白。证属邪毒内结,气血两虚。拟用解毒散结,补气养血法治疗。内服方:白花舌蛇草30 g,山慈菇15 g,白蔹休15 g,龙葵30 g,莪术12 g,黄芪30 g,党参15 g,白术15 g,山药15 g,云茯苓15 g,酸枣仁12 g,广木香6 g,龙眼肉15 g,生地、熟地各12 g。煎服,日一剂。外洗方:蛇床子30 g,苦参15 g,地肤子15 g,半枝莲30 g,二花藤30 g,黄柏12 g,苍术12 g。煎水洗患处,日一剂。二诊:经上方治疗3个月后,患者精神好转,阴道已不出血,小腹痛消失,可做一般家务事,患者自以为病愈而停药半年。1977年6月因咳嗽发烧,痰中带血,脚痛,在某医院拍胸片,胸片报告:右上纵隔及肺门处见结节状阴影,考虑为肺内转移灶。行右锁骨上肿块活检,发现大量恶性细胞。遂诊为宫颈癌肺内转移,伴锁骨上淋巴结转移,又来我院要求服中药治疗。来诊时,患者咳嗽气喘,口干喜饮,大便十燥,面色不华,右锁骨上有乒乓球大肿块,溃破且分泌物多,舌苔薄黄,脉细数。拟用清热解毒兼益气宣肺法治疗。处方:半枝莲30 g,蒲公英30 g,紫花地丁15 g,山慈菇15 g,天花粉15 g,桔梗12 g,杏仁12 g,陈皮12 g,全瓜蒌30 g,薤白12 g,黄芪30 g,白术12 g,云茯苓15 g,炙甘草10 g。三诊:服上方半年后,咳嗽气喘已好转,但锁骨上淋巴结仍溃烂有分泌物,疼痛难忍。守二诊方加升麻15 g,白蔹休15 g,白术量增大为30 g。四诊:服三诊方1年后,患者精神转佳,食纳正常,锁骨上淋巴结溃烂面已缩小为黄豆大。1979年4月做胸片复查,胸片报告,两肺纹理增粗,未见到明显转移灶。宫颈刮片检查报告,只见细胞核增大,无复发现象。1982 年 1 月走访患者现状,一般情况良好,能做家务事。

【按语】 此为湖北中医药大学附属医院许菊秀医师治疗医案。本案西医诊断为宫颈癌广泛转移,中医辨证为邪毒内结,气血两虚,本《黄帝内经》祛邪扶正之旨,用解毒散结之白花蛇舌草、山慈菇、白蔹休、龙葵、莪术;补气益血之黄芪、党参、白术、山药、龙眼肉、二地等,祛邪兼扶正,治疗 3 个月而获显效。后虽因停药肿瘤细胞转移到肺,但继仿前法,并增以宣肺祛痰之品,仍能收效。

【文献出处】 宫颈癌广泛转移治验,许菊秀,湖北中医杂志,1983 年第 1 期。

癥 瘕 案

杨某某,女,34 岁,已婚,1981 年 9 月 12 日初诊。1 年前发觉左下腹有鸭蛋大肿物,按之硬,发木而痛,经妇科检查诊为结核性盆腔炎。经用抗菌素及电疗效果不显,求治于余。刻诊:小腹坠痛发凉,白带量少黏稠,有腥味,伴面色既白,四肢酸懒,纳差形寒,舌淡苔白,边有齿痕,脉沉细缓。辨证:血虚寒凝,痰阻胞宫,留滞作癥。治宜补肾养血化瘀,温阳散寒通滞。处方:鹿角胶(烊冲)12 g,熟地 30 g,肉桂(冲)6 g,炮姜 6 g,白芥子 9 g,麻黄 3 g,小茴香 9 g,延胡索 9 g,香附 9 g,炙甘草 6 g。5 剂。服药后小腹痛减,已无下坠感,有脓样白带,精神稍佳。嘱续服上方,共服 50 余剂,复查左下腹肿块消失。随访 1 年,无任何不适。

【按语】 此为湖北省襄阳市中医医院杨光医师治案。阳和汤见于清代王洪绪《外科证治全生集》,其方由熟地、鹿角胶、白芥子、肉桂、炮姜、麻黄、炙甘草七味药物组成,能温阳补血,散寒通滞,专为治阴疽及阴寒证而设。根据异病同治的原则,以阳和汤为基础,随症加减,应用于妇科因气血不足,阳虚寒凝所致之证,每能应手取效。但辨证上必须具备面色暗淡无华,精神倦怠,气短懒言,畏寒喜暖,手足欠温,口不渴,小便清长,小腹冷痛而喜温喜按,或轻按即痛,重按反舒,月经稀发或后期,量少、色暗或有块,带下清稀色白,舌淡苔白而润,脉象沉、细、弱、迟等虚寒证候。如属阴虚阳亢者,则不宜使用此方。

【文献出处】 阳和汤在妇科临床的应用,杨光,中医杂志,1984 年第 10 期。

乳房胀痛案

邓某某,女,35 岁,干部,已婚,1983 年 1 月 5 日初诊。主诉:乳房胀痛半年余。半年前,自觉乳房有硬块,每于月经前半个月出现双乳胀痛,行经后消失,月经尚对月,量少不畅,疑为乳腺癌而精神紧张。生 2 胎,末产于 4 年前,末次月经为 1982 年 12 月 21 日,脉弦细,苔薄黄。诊断为:经前紧张症。因患者母亲于 3 年前死于乳腺癌,故患者平时精神紧张,害怕患乳腺癌。乳房为肝经所过之处,乳胀一症常与肝经关系密切,患者长期精神抑郁,肝之疏泄功能失常,肝经气机阻滞,故而出现经前乳胀。治当疏肝理气,活血通络,方用逍遥散加减。处方:当归 12 g,赤芍 12 g,柴胡 6 g,郁金 12 g,香附 9 g,青皮 9 g,王不留行 12 g,橘核 9 g,丝瓜络 9 g,合欢皮 12 g,炙甘草 6 g。服上方 15 剂后,观察 2 次月经来潮,经前乳房胀痛消失,经量增多。

【按语】 郭师认为,妇女以血为本,以血为用,而经、带、胎、产又多耗伤血液,以致妇女常处于血不足的状态。肝血不足又常加重肝郁,此外由于妇女经、带、胎、产的生理特点,情志往往易于激动,而使肝气郁结,故妇女在临床上常以郁证居多。古人云,"妇女善怀多郁",通过多年来的临床实践,发现某些妇科病患者,只要具有乳房、小腹胀痛,胸肋胀满,精神抑郁等症状,按中医学理论,其病机均可归纳为肝气郁结。采用逍遥散加减治疗,能促进肝的疏泄功能,调畅气机,从而起到疏肝解郁的作用。

【文献出处】 逍遥散在妇科病中的应用,郭家珍,湖北医学院学报,1983 年第 4 期。

妇人头痛案

殷某,女,52 岁,工人,入院日期 1979 年 5 月 14 日。主诉:剧烈头痛 9 小时,伴呕吐,意识不清 7 小时。患者于 1979 年 5 月 13 日晚上开始突然头痛,持续 1～2 小时,即见呕吐,呕吐物为清水及少量食物残渣,继而四肢冷,牙关紧闭,意识不清,测血压 200/120 mmHg。送入我院急诊室就诊,头痛剧烈,呕吐咖啡色液体约 500 mL,在急诊室行腰穿术,抽出血性脑脊液,诊断为脑血管意外,蛛网膜下腔出血而收入病房。体检:T 37 ℃,P 80 次/min,R 16 次/min,血压 180/100 mmHg。急性重病容,神志清楚,反应迟钝,瞳孔等圆等大,光反射存在,咽充血,颈项强直。神经反射:腹壁反射,腱反射存在。克氏征(＋),布氏征(＋),巴氏征(－)。治疗经过:入院后,开始用西药治疗,主要为止血,抗感染和临时使用脱水剂,呕吐渐停,但头痛、项强等症未明显改善。17 日起用中药治疗。18 日开始体温升高,在 38～39 ℃之间,头痛剧烈,烦躁不安,面色潮红,颈项强痛,饮食少,大便结,舌红,无苔,脉数。21 日请洪子云教授诊治患者,综其脉症,诊为肝肾阴虚,肝阳上亢,肝风内动,兼以热入营血,法当平肝清热息风,凉血止血养阴。处方如下:金银花 30 g,忍冬藤 30 g,菊花 12 g,葛根 30 g,羚羊角粉 3 g,生地 15 g,玄参 15 g,丹皮 10 g,郁金 12 g,石决明 30 g,白茅根 30 g,全蝎 10 g,钩藤 12 g,生甘草 6 g。服药 3 剂,发热退净,头痛减轻,烦躁已除,睡眠亦好,进食三两,舌仍红,脉滑数,再以前法,调整处方而进。方投金银花 30 g,菊花 12 g,葛根 30 g,生地 15 g,丹皮 10 g,党参 15 g,郁金 10 g,石决明 30 g,钩藤 12 g,生甘草 6 g,白芍 10 g,延胡索 10 g,川芎 6 g,柏子仁 12 g,酸枣仁 12 g。服药 4 剂,头痛大减,颈项强亦已缓解,睡眠安好,饮食增至每日半斤左右,大便已行,舌红,脉弦数,继续服上方 1 周,头痛已止,饮食增至每日一斤,诸症悉减,唯颈项稍强,舌红薄苔,脉弦数,再以上方去延胡索、生甘草,加麦冬、沙参滋养阴液,以善其后,患者于 1979 年 6 月 4 日痊愈出院。

【按语】 此为湖北名医洪子云教授治案。结合案中所述病情来看,病人以脑血管意外、蛛网膜下腔出血而收入病房,刻下体温升高,头痛剧烈,烦躁不安、面色潮红,颈项强痛,此为肝阳上亢、热茹营血之征象。热结胃腑,故见饮食少、大便结,舌红无苔,脉数提示阴虚有热。洪子云教授采用平肝清热息风,凉血止血养阴的治法。方中用羚羊角粉、全蝎、钩藤、石决明、金银花、菊花清热平肝息风;用生地、玄参、丹皮、白茅根、生甘草养阴凉血止血,用葛根、忍冬藤、郁金清热解郁通络。方证相合,故服药后发热退、头痛减、烦躁除。

【文献出处】 荆楚历代名医学术菁华,李成年、王彦春、杨云松,中国中医药出版社,2018 年 9 月出版。

颈 瘿 案

马某,女,29 岁,1982 年 3 月 9 日初诊。半年前患者以脖子增粗,心慌,急躁易怒,容易出汗等症到医院就诊,确诊为甲状腺功能亢进症,经西药治疗无明显效果。来诊时诉头昏,心慌,易饥,易怒,畏寒,畏热,汗多,肢软,消瘦,月经后期,量少,结喉两旁有弥漫性肿块、硬度一般,两睛稍突出,舌质红,脉细数。处方:昆布、海藻、玄参、夏枯草、生牡蛎、黄药子各 15 g,浙贝、川郁金、丹参、炒酸枣仁、柏子仁、墨旱莲、女贞子各 10 g,连服 1 个月。药后诸症明显好转,甲状腺碘 131 吸收率 60%,基础代谢率＋30%。上方续服 1 个月,结喉肿块缩小过半,眼球已不突出,自觉症状消失,甲状腺碘 131 吸收率 50%,基础代谢率基本正常。上方加橘核、荔枝核为丸,守服 2 个月。

【按语】 此为湖北名医洪子云教授治案。瘿分为气瘿、肉瘿、石瘿三类,主要指现代医学的单纯性甲状腺肿以及甲状腺功能亢进症等,均以颈部结喉两侧漫肿或结块、皮色不变(即甲状腺肿大)为特征。瘿之肿块由痰气凝结而成,故均可治以软坚散结之法,主以软坚散结汤。其中甲状腺功能亢进症较为复杂,除痰气郁结、颈部肿大外,尚多阴虚火旺、心神不宁之证。早在 1961 年,洪子云教授曾以中医药治疗甲亢,其治法主要以清热化痰、软坚散结为大法,对全身症状明显者,适当配伍滋阴降火、疏肝解郁、养心宁神之品,一般服药 1～2 周即可出现疗效,2～3个月症状可全部消失,最后改服瘰疬丸(即软坚散结汤加柴胡、香附、橘核、荔枝核、川楝子、黄药子)以巩固疗效。其中黄药子为瘿病专用药。

【文献出处】 荆楚历代名医学术菁华,李成年、王彦春、杨云松,中国中医药出版社,2018年9月出版。

乳 癖 案

张某,女,36岁,工人,1982年5月5日初诊。患者素有月经前乳房胀痛史,3个月前无意中发现左侧乳房有鸡卵大肿块,质硬难移,皮色不变,自觉胀痛。经期尚准,但经行不畅,色紫有块。舌正常,脉弦细。曾服中药逍遥散加减近2个月未愈。经武汉某医院确诊为乳腺囊性增生。处方:制香附、川郁金、青皮、浙贝各10 g,皂角刺、夏枯草、玄参、生牡蛎、昆布、海藻、丹参、半枝莲各15 g,20剂。药后乳房肿块缩小,可移动,乳房胀痛明显减轻,上方去半枝莲,加当归10 g,续服1个月。

【按语】 此为湖北名医洪子云教授治案。乳癖是妇女乳房内部出现硬结肿块的病症,一般肿块质硬不痛,推之可移,皮核不相亲,肤色不变。此病多见于生育期妇女,多由思虑伤脾,郁怒伤肝,以致气滞痰凝而成。其在现代医学中一般指乳腺增生和乳腺良性肿瘤等病。洪子云教授根据此病以乳房硬结肿块为主症,常以自拟软坚散结汤为主方,适当配合疏肝解郁、理气健脾之法进行治疗。

【文献出处】 荆楚历代名医学术菁华,李成年、王彦春、杨云松,中国中医药出版社,2018年9月出版。

宫颈糜烂案

杨某某,女,25岁,工人,1986年初诊。患者白带增多2年余,色淡黄,呈黏液状,有腥味,略臭,伴腰酸小腹坠胀,每于月经前、便后及性生活后病情加重。

化验:滴虫(—),霉菌(—),宫颈刮片未见癌细胞。妇科检查:外阴充血,阴道有较少白兼黄色黏液;宫颈肥大,充血,颗粒满布,其溃烂面超过宫颈外口半径 1/2,擦及渗血;子宫稍大,前位,活动度可,质中;附件无异常。月经周期基本正常。曾经某医院用呋喃西林粉和鱼肝油进行宫颈上药,均效果不显。舌质红,苔薄黄,脉弦细。投以外用洗剂红藤、苦参各 30 g,蒲公英 20 g,鱼腥草、地榆各 15 g,黄柏 10 g。冀取清热解毒,活血化瘀,去腐生肌之功效。复诊时,见宫颈尚有少许渗出液,擦之宫颈表面尚有红白相兼黏液。故予上方去鱼腥草、苦参、地榆,加石榴皮、乌梅各 30 g 以收敛生肌,生地、仙鹤草各 15 g 以清热凉血止血。用药 10 剂后,宫颈表面光滑,并长出淡红色外膜覆盖宫颈外口,至今未复发。

【按语】　此为湖北中医药大学胡传宝医师治案。宫颈糜烂是子宫颈炎最常见的病变,在已婚及多产妇女中发病率最高。中医无此病名,临证多属湿热型带下病,表现为白带多而呈黏液状,伴腰酸腹胀等。使用该法可减少因宫颈上药而运用阴道窥镜造成的刺激,避免引起子宫内膜炎和子宫内膜异位症。本疗法方法简便,无须特殊设备,患者可以自行阴道浸润治疗,且该药对宫颈组织无刺激性,患者乐于接受。本法属外治法,主要借助药物煎液对局部组织渗透及热蒸汽熏蒸以促进血液循环等的方式,达到消炎、清热、祛腐、止血的治疗作用。

【文献出处】　阴道浸润法治疗宫颈糜烂 42 例,胡传宝,湖北中医杂志,1990 年第 3 期。

输卵管阻塞案

韩某某,女,33 岁,1983 年 6 月 28 日初诊。结婚 4 年未生育,常感两侧少腹痛,腰酸痛,每月经潮量少,色暗红,腹痛甚,乳房胀,畏冷,舌黯淡,苔薄白,脉沉细。妇科检查:外阴已婚型,宫颈光滑,宫体后位,活动、大小正常,两侧附件增粗,有压痛。基础体温双相,双侧输卵管阻塞。诊断:月经过少、痛经、不孕症。证属气滞血瘀,治拟活血化瘀、温经通络。处方:桂枝、赤芍、桃仁、丹皮、乌药各 10 g,刘寄奴、香附各 12 g,丹参、茯苓、当归各 15 g。经期时按上方去丹皮,酌加艾叶、法半夏、吴茱萸、生蒲黄服用。按此法连续服药 3 个月余后怀孕,于 1984 年 7 月 19 日分娩一婴。

【按语】 此为湖北中医药大学附属医院中医妇科黄莉萍教授治案。输卵管阻塞,乃属不孕症范畴。按中医学审证求因的理论,热毒内侵,阻滞经络;或情志不畅,肝气郁结;或肥胖之体,痰湿内生,均可导致气机不畅,胞脉受阻,故临床上出现"不通则痛"的症状。选用治疗癥瘕有效的方剂桂枝茯苓丸,将此方灵活加减应用于临床,治疗输卵管阻塞、输卵管积水、附件包块、盆腔脓肿、急性子宫内膜炎等均获显效。临床诊断治疗输卵管阻塞时,必须将辨病与辨证相结合,亦当根据临床检查所得的客观指标,灵活选择用药,若出现两侧少腹挛痛、畏冷之血瘀证,则投桂枝茯苓丸加温阳化瘀之品;若出现两侧少腹胀痛、乳胀之肝郁证,则加疏肝解郁、理气通络之品;若出现两侧少腹刺痛,带下色黄之瘀热相攻证,则原方去桂枝加清热解毒利湿通络之品;若出现痰湿壅阻胞脉者,则加燥湿化痰之品。

【文献出处】 内服外敷法治疗输卵管阻塞 51 例,黄莉萍,新中医,1986 年第 5 期。

脏　躁　案

袁某某,女,53 岁,1983 年 11 月 12 日初诊。自去年开始出现郁闷,焦虑,沉默不语,悲伤欲哭,甚至不愿外出见人;颜面潮红,心慌,坐卧不安,失眠,有时接连几个晚上不能入睡;伴头昏耳鸣胸闷,上身麻木,肢软无力,烦躁汗出,汗后畏冷,口麻无味,纳谷不香,时作呃逆,口干不欲饮,大便干,小便黄;已绝经 4 个多月,舌质淡,苔薄,脉细。曾孕 9 胎,生产 4 胎,流产 5 胎。证属肝肾不足,热扰心神。治宜补肝肾阴虚不足,泻心火亢盛有余。处方:小麦 30 g,大枣 4 枚,生甘草 6 g,百合 24 g,生地 20 g,柏子仁 10 g,五味子 6 g,麦冬 15 g,石决明

30 g,丹参15 g,琥珀4.5 g,夜交藤30 g,丹皮10 g。服上方5剂,症状改善不明显,服10剂后,郁闷、悲伤、烦躁情绪减轻,服15剂后诸症均有所减轻,嘱其再服10余剂以巩固疗效。

【按语】 情志异常多与心肝肾有关,肝主情志,心主神明,肾藏志。患者以郁闷、沉默不语、悲伤欲哭、不愿见人为其特征,《灵枢·本神》曰:"肝藏血,血舍魂,肝气虚则恐,实则怒……心主脉,脉舍神,心气虚则悲,实则笑不休。"可见证以脏虚为主,且见颜面潮红、坐卧不安、心烦不寐等火动之象。患者多产房劳,五脏失其濡养,五志之火内动,尤以心肝火旺为主。肝旺则头昏耳鸣,颜面潮红;心火盛则心烦不得寐,气郁则悲抑,气余则亢奋。今患者脏阴虚,肝气郁,郁而化火伤阴,且上扰及心,下累及肾,殃及中土。五脏虽各有阴精,但又流归于肾,《黄帝内经》曰:"肾者主水,受五脏六腑之精而藏之。"故治宜补肝肾阴虚不足,泻心肝火盛有余。

【文献出处】 黄绳武妇科经验集,梅乾茵,人民卫生出版社,2004年4月出版。

梦 交 案

熊某某,女,32岁,1984年11月15日初诊。近3个月来屡发梦交,伴上半身烘热,汗多,口干心烦,咽痛等。自1982年10月结婚以来,分别于1983年3月及11月,孕30余天及40余天时自然流产。1984年9月停经3个月余,阴道先有少许咖啡色分泌物,后出血超过月经量,即行刮宫术。术中出血偏多,此后便出现入睡多梦,甚则梦交,少则一周1次,多则一周2~3次,每次梦交后,头昏、腰痛明显,脱发多,小便黄,大便干。刮宫术后,1984年10月7日月经来潮,经量中等,无不适。自结婚后,因无子家庭不和,心中不快。舌略红,苔薄欠润,脉细。此属肝肾不足,心火偏旺。治宜滋肾养肝,交通心肾。处方:熟地20 g,山药15 g,枸杞12 g,白芍5 g,川断12 g,丹皮10 g,百合24 g,龟甲胶15 g,麦冬15 g,五味子4.5 g,莲子心4.5 g,丹参12 g。二诊:1984年12月27日。服上方 20 余剂，梦交仅出现 1 次。末次月经 1984 年 11 月 22 日，量少，用纸大半刀，口不干，睡眠好，但仍感心烦。舌淡红，苔薄，脉细。上方去龟甲胶，加龟甲 15 g。以后数月再未出现梦交，月经亦正常。嘱患者过 1 年后再孕，继服药调理善后。

【按语】 女子入睡后在梦中与男子交合称为梦交。患者结婚 3 年，屡孕屡堕，自今年 9 月份流产清宫术后，即出现梦交，伴心烦，上半身汗出，口干咽痛，头昏，脱发，腰痛等症。堕胎刮宫，必损冲任，又加梦交频频，耗伤精血；婚后无子，家庭不和，心中诸事烦扰，心阴必耗，心阳独旺，神伤散越，难以敛聚；此乃精败于下，神伤于上。《金匮要略心典》云："劳伤心气，火浮不敛，则为心肾不交，阳浮于上，精孤于下………精虚心相内浮，扰精而出，则成梦交者是也。"梦交一症虽由脏虚所致，结合本患者尤重在心肾。古人有坎上离下为既济，坎为肾而在上者，此言肾当上济以镇心也；离为心而在下者，此言心当下济以暖肾也。精之藏制虽在肾，而精之主宰则在心，肾虚则腰痛、头昏、脱发、咽痛，心火旺则心烦、多梦、上半身汗出，心肾不交则梦交频频。症由心血肾精俱虚，以致阴不敛阳，阳不固阴，神不守舍所致。治宜以心肾为主，兼治五脏。方中重用熟地配枸杞，厚味滋养肾精，黄老认为治此等之症，养得一份精气，便减得一份病象；莲子心既能清心火，又不似黄连苦寒伐心气；五味子味酸，收降浮越之阳以敛心神；麦冬养心阴，配龟甲胶沉潜之品以制亢阳；山药养脾胃之阴；白芍养肝血，柔肝藏魂；百合养肺润燥，又能清心安神定志；配川断治肾虚腰痛。观全方之意，厚味养精，介类潜阳，融泻火、养阴、固涩于一方，重在滋不足之真阴，潜有余之浮阳，即"壮水之主，以制阳光"之意。

【文献出处】 黄绳武妇科经验集，梅乾茵，人民卫生出版社，2004 年 4 月出版。

虚热失眠案

张某，女，48 岁。2 年来失眠健忘，彻夜难寐。曾服镇静剂、谷维素等，收效甚少,用天王补心丹、朱砂安神丸亦不见效。症见烦热,心慌,头晕,腰酸,舌尖红,脉细数。此心、肝、肾阴血不足,虚热内扰,神明不安。治当滋养肝肾,佐清内热,以三子养阴汤加减。方投女贞子12 g,枸杞12 g,菊花12 g,酸枣仁12 g,沙苑子12 g,川黄连8 g,生地25 g,白芍12 g,柏子仁12 g。二诊:上方进5剂,睡眠即有好转,近因劳累,失眠又发,且纳差神疲,舌红,脉细弦。仍宗上方加减。方投枸杞12 g,女贞子12 g,菊花10 g,白芍12 g,沙苑子12 g,柏子仁12 g,黄连5 g,生地15 g,酸枣仁12 g,麦芽、谷芽各10 g,仍服5剂。三诊:药后夜寐转安,食纳略增,继宗原法调理。

【按语】 黄老认为失眠病证治,当分清寒热虚实,而临床以虚热证为多见。盖心属火,肾属水,水升火降则阴阳平衡,神安而能寐,若肾水不足,则心火独亢,神动而失眠,此乃虚热失眠证的基本病理。因之,治疗上黄老主张清心滋肾并举。古人治疗虚热证失眠,立方颇多,如天王补心丹、朱砂安神丸、柏子养心丸、酸枣仁汤、黄连阿胶汤等。考诸方义,清热有轻重之不同,但多侧重于养心安神而已,虽有一定疗效,但往往不易巩固。本案症见烦热失眠,是心火上扰;头晕腰酸,是肾虚肝旺。由于肾阴不足,不仅见心火上炎,且兼肝木失养。故以女贞子、枸杞、沙苑子三子合生地、白芍滋肾养肝,黄连、菊花清心肝之热,酸枣仁、柏子仁养心安神,本案心、肝、肾同治,标本兼顾,所以服药不久而顽疾能除。

【文献出处】 黄寿人医案五则,黄寿人经验继承整理小组,湖北中医杂志,1980年第5期。

妇人眩晕案

杜某某,女,30岁。素有眩晕,近因劳累过度复发,头晕目眩不能起床,心慌,失眠,胸闷,动则恶心呕吐,苔薄,脉沉涩。证属气血两虚,肝肾不足。治以补养气血,佐滋肝肾。方投黄芪15 g,党参15 g,茯神12 g,炙甘草6 g,当归10 g,川芎6 g,熟地10 g,白芍12 g,桑椹15 g,首乌10 g,磁石24 g。虽用前方,患者苦于进药,饮则呕吐,更方自拟龙地汤治之。改为龙眼肉120 g,大熟地120 g,

陈皮 15 g,白糖 120 g,加水 5 倍共煮汁,每日隔水蒸一次,频频代茶。服药一料后,眩晕逐渐消除,能起床活动,唯劳累则头昏,睡眠欠佳,脉细,继以原方熬膏调理为治。龙眼肉 240 g,大熟地 240 g,陈皮 30 g,加白糖一斤收膏,日服两次,每次 2 汤匙。服上方后,患者工作虽繁忙,头昏并未再发,睡眠亦好,继用原方一料调理。

【按语】 黄老根据临床实践,认为眩晕病系属虚证,尤以肝肾不足,气血亏损为多见,而痰浊中阻次之。治疗上用补为多,常以滋养肝肾,调补气血为主。若兼标实之证,则以清肝降火,息风化痰为先。本案眩晕心慌初取补益气血,滋养肝肾之法治之,证与治虽已合拍,但患者胃气虚弱,药入则吐,因此黄老医师更用自拟龙地汤。龙眼肉甘温,于补气之中,又更有补血之力,能补心养血,益脾长智;熟地滋肾填精养血,使心肾得补,气血亦充,则故眩晕得解;盖滋腻之品易滞脾胃,方中加用少许陈皮调气和中,白糖调味而补中,并频频当茶饮,斯补而不腻,无壅滞脾胃之弊。凡属心脾两虚,肝肾不足之病证,黄老医师亦常选用此方。

【文献出处】 黄寿人医案五则,黄寿人经验继承整理小组,湖北中医杂志,1980 年第 5 期。

不 孕 案

王某某,女,28 岁,1975 年 8 月 15 日初诊。患者 14 岁月经初潮,此后一直月经不调,婚后 4 年多未孕。面色㿠白,身形肥胖,头晕胸闷,心悸气短,四肢乏力,食欲一般,常吐清涎,末次行经后已 4 个月未潮,舌苔白腻,脉滑缓。此为痰湿内阻,气机不利,致经闭,脂肪蓄积,阻塞胞宫,故不孕。治以燥湿化痰,理气活血。处方:炒苍术 18 g,香附 12 g。因药仅 2 味,患者疑轻剂难效,乃喻以"兵不在多而在精",只要方药对证,但服无虑,服 7 剂。二诊,服后胸闷减轻,纳增,月经复潮,2 日即净,量少色暗夹血块,舌苔薄白,脉滑而有力。仍用上方加当归、益母草、牛膝各 12 g,川芎、桃仁各 9 g,红花 6 g。嘱每届经前服 5 剂,连续 2

个月经周期。另服香砂六君子丸,每晚 10 g,连服 1 个月。2 个月后怀孕,后顺产一男婴。

【按语】 凡素体痰湿内盛,阻滞胞宫,男女之精不能相合而不孕,此类不孕症除可见形体肥胖外,多伴有面色㿠白,头晕心悸等痰湿之症。治宜健脾燥湿化痰,可选用启宫丸或苍附导痰丸加减。

【文献出处】 试论痰病学说在妇科的临床运用,江淑安,新中医,1988 年第 6 期。

乳 痈 案

张某,女,54 岁,工人,2005 年 7 月 10 日初诊。诉 2 个月前无明显诱因出现双侧乳房包块,大小约 3 cm×5 cm,质中等,边界清楚,右侧乳头分泌黄绿色浑浊液体,口干口臭,腹胀,纳差,大便干结,小便黄,舌质红,苔黄腻,脉弦数。B超检查示双侧乳房乳腺增生,乳腺内镜检查示乳腺导管炎。中医诊断:乳痈。西医诊断:乳腺增生、乳腺导管炎。乳房归肝脾二经,证属风热之毒循经内侵,久蕴不散,郁而化热则成痈,治宜清热解毒,软坚散结止痛。处方:蒲公英 15 g,夏枯草 15 g,赤芍、白芍各 10 g,炒枳壳 10 g,炒麦芽 15 g,丹参 10 g,连翘 15 g,延胡索 10 g,川楝子 10 g,炒瓜蒌皮 10 g,忍冬藤 15 g,海藻 10 g,白茅根 15 g,车前子 10 g,3 剂,日一剂,水煎服。药后疼痛减轻,乳头分泌物减少,双乳包块减小,舌红,苔薄黄腻,脉弦数。此时热毒已减轻,应加重软坚散结行气止痛之力。处方:玄参 10 g,浙贝 10 g,牡蛎 10 g,炒瓜蒌皮 10 g,丹参 15 g,麦芽 15 g,连翘 15 g,金银花 15 g,蒲公英 15 g,青皮、陈皮各 8 g,夏枯草 15 g,制香附 8 g,海藻 10 g,炒白芍 10 g,炒枳壳 10 g。此方加减服 20 余剂后,乳房包块及乳头分泌物好转,饮食可,二便调,舌红,苔薄黄,脉弦数。此时病情稳定,应辅以四君子汤益气扶正。处方:太子参 8 g,焦白术 10 g,茯苓 15 g,青皮、陈皮各 8 g,炒麦芽、炒谷芽各 10 g,丹参 15 g,连翘 15 g,金银花 15 g,蒲公英 15 g,夏枯草 15 g,海藻 10 g,白芍 10 g,炒枳壳 10 g。宗此方加减,又服 10 余剂,病获痊愈,随访未再复发。

【按语】 此为湖北著名伤寒学家李培生教授治案。《医宗金鉴》云,"乳房忽然红肿痛,往来寒热乳痈成",又云"乳痈初起消毒饮……脓成皂刺穿山甲,溃后益气养荣煎"。本案初诊为热毒内炽太阴、厥阴二经,故予蒲公英、夏枯草为君清热解毒;连翘疏散风热;白茅根、车前子使热毒从小便解;赤白芍、丹参、海藻、忍冬藤、延胡索、川楝子活血软坚散结止痛;炒枳壳、麦芽和胃理脾,培土之源。另须注意,若热毒较轻,包块结聚较重者,应加重软坚行气止痛之玄参、浙贝、牡蛎;若热毒已微,包块已消散,病情稳定者,应加益气扶正之四君子汤,共奏扶正祛邪之功。

【文献出处】 李培生教授医案 2 则,李静、邱明义,国医论坛,2006 年第 3 期。

瘿 瘤 案

肖某,女,1991 年 1 月 19 日初诊。左颈部长一核桃大瘿瘤,医劝其手术摘除,患者惧之,特求治于中医。瘿瘤按之坚硬,推之不移,且伴头昏心悸,气短,右上腹胀痛,眠差,大便秘结,脉弦细数,苔少舌质红,既往有高血压和肝硬化病史。证属肝郁化火,痰结气阻,血运不畅。法当疏肝解郁,软坚散结,消瘿解毒。处方:软柴胡、炒枳实、制香附、橘核络、夏枯草、海蛤粉、浙贝、穿山甲、川郁金、玄参、海藻、昆布各 10 g,赤芍、白芍、生牡蛎、丹参、白花蛇舌草各 15 g。上方加减出入,迭进百余剂后,瘿瘤消而诸症失。追访年余,未见复发。

【按语】 此为湖北著名伤寒学家李培生教授治案。足厥阴肝之经脉起于足,上行绕阴器,走胸胁,至颈之两侧,上行与督脉会于颠顶。若肝郁化火,灼津酿痰,痰瘀凝聚,结于少腹则成癥瘕,结于乳房则成乳癖,结于颈部则成瘿瘤。李老治此类病证,多从疏肝解郁,理气散结,软坚化癥,佐以解毒入手。仿四逆散法,制解郁化癥汤(柴胡、香附、郁金、枳壳、芍药、玄参、牡蛎、夏枯草、海藻、昆布、白花蛇舌草、海蛤粉、浙贝、穿山甲、丹参、橘核、橘络),多起沉疴顽疾,功能调气血、化痰瘀、软坚散结。本方可治疗甲状腺功能亢进症、甲状腺瘤、乳腺增生、淋巴结核、子宫肌瘤、肝硬化、脾大等病,只要辨证准确,多获良效。

【文献出处】 李培生教授用四逆散法治疗疑难杂症的经验,王俊槐,国医论坛,1993年第4期。

癥 瘕 案

唐某某,女,27岁,已婚,1984年10月初诊。患者结婚3载,未曾生育,近年来性情烦躁易怒,胸胁满闷,两侧少腹时而胀痛不适,临经加剧,月经后期,量少夹血块。平素带下甚多,色黄质稠有腥臭味。妇科检查示:慢性盆腔炎,左侧输卵管包块,右侧附件增厚。屡用抗生素及中药调治无效。神情困乏,便干溲赤,舌暗红,苔薄黄,脉弦数。证属肝郁气结,热瘀内阻胞脉。治宜疏肝散结化瘀,佐以清化湿热。方用丹栀逍遥散合抵当汤化裁:柴胡6g,白芍12g,白术10g,栀子、丹皮、郁金、制香附、当归尾各15g,桃仁、莪术、三棱各10g,川大黄7g,土鳖虫4g,败酱草、红藤各20g。日一剂,水煎服。药服15剂,胸胁满闷,小腹胀痛悉减,烦躁转减,腑气已通。前方去大黄、土鳖虫,继进5剂,月经提前来潮,恶血得下,腹痛亦减,自感诸症明显减轻,改服八珍益母丸,调理善后。此后经水一直调和,次年顺产一女婴。

【按语】 本案属癥瘕范畴,月经失调,湿热下注。郁者疏之,湿热者清之,结者散之,方选柴胡、郁金疏解肝郁;制香附、当归尾、三棱、莪术泄肝理气,消瘀散结止痛;白芍滋阴养血;白术扶中健脾;取红藤、败酱草、丹皮、栀子,重在清热解毒,兼清伏火;桃仁治血结,破蓄血;川大黄下瘀血,开血闭,破癥瘕积聚;土鳖虫逐瘀血,破血积。药证中的,少腹肿块消,气血畅通,则经事调顺。

【文献出处】 李尧华妇科医案三则,黎志远,江苏中医,1989年第1期。

不 孕 案

何某某,女,33岁,营业员,1979年2月15日初诊。婚后9年未孕,月经已3年未至,常腹痛腹胀,舌淡,边有数十个小红点如针头大,苔薄白,脉沉涩。诊为不孕症,闭经。治当行气活血。方投乌陈汤加益母草:乌药、香附、当归、白芍、川芎各10 g,陈皮、炙甘草各6 g,益母草15 g。服上方9剂,月经来潮,其后受孕并生一女婴。

【按语】 此为湖北省黄石市名老中医刘寿春治案。刘老的学术渊源来自《灵枢》《素问》,对患有月经病而不能受孕者,先以乌陈汤调其经,经调方可有子。在临床上,对因月经不调、痛经、闭经而不能妊娠者,先行调经治疗,常获种子之效。

【文献出处】 刘寿春运用乌陈汤治疗妇科病经验介绍,傅成健,湖北中医杂志,1982年第5期。

肝风欲动案

赵某,女,39岁,妊娠足月,出现高血压,头晕而痛,全身浮肿,视物不清,尿血频频,胎动消失,入院引产下一死胎。产后昏睡懒言,口唇手指蠕动,进而小便点滴不下,面色苍白无华,唇舌淡而无津,脉象略带弦数。此乃肾阴亏损、肝风欲动之象,治宜滋肾柔肝以息内风。方用生地、玄参、麦冬、玉竹、女贞子、墨旱莲、龙眼、远志、紫菀、丹参、锁阳、枸杞。药后小便已通,舌面津回,脉息和缓。原方增损数日而愈。

【按语】 此为湖北名老中医刘武荣教授治案。此处肝风欲动之势已成,方中既无三甲、龙牡、石决明之类潜镇药,亦无天麻、羚羊角等平息内风药,而重在大剂滋补肾阴,壮水之主,切中病机。尤紫菀一味,用以入血而利小便,更为吾辈罕见。

【文献出处】　刘武荣妇科临证经验浅谈,王荫三,湖北中医杂志,1995 年第 4 期。

梅尼埃综合征案

谢某,女,27 岁,1990 年 12 月 8 日初诊。诉 1984 年 8 月某夜间突发眩晕,视物旋转,闭目则减,伴恶心呕吐,诊断为梅尼埃综合征。经西药治疗,时愈时发。现感眩晕时发时止,失眠多梦,腰酸乏力,时有耳闻蝉鸣,舌质红,苔薄白,脉沉细。宜滋肾养肝、和胃降逆,拟六味地黄汤合温胆汤加减:熟地、白术各15 g,枸杞、山茱萸、天麻、菊花、法半夏、竹茹、怀牛膝、茯苓、山药、泽泻各 10 g,钩藤(后下)24 g。服药 2 剂症状大减,7 剂告愈。

【按语】　此为湖北中医药大学附属医院吕继端教授治案。久病体虚,肾精亏耗,髓海不足,则眩晕耳鸣,腰酸乏力。《灵枢·海论》云:"髓海不足,则脑转耳鸣,胫酸眩冒"。故用六味地黄汤加减,以滋养肝肾,平息肝风;阴虚兼痰湿则胃失和降,用温胆汤加减,以和胃降逆,共达标本同治之效。

【文献出处】　吕继端运用六味地黄汤经验,张赤志、朱明方,湖北中医杂志,1992 年第 3 期。

神经衰弱案

李某,女,22 岁,1991 年 4 月 2 日初诊,诉顽固性失眠 1 年余,现失眠多梦,心情烦躁,夜寐盗汗,记忆力减退,头晕眼花,神疲乏力,腰酸腿软,舌质红,苔薄黄,脉细弦。证属肝肾阴虚,心液失敛,宜滋养肝肾,兼敛心液。拟六味地黄汤加减:熟地、山药、茯神各 15 g,山茱萸 10 g,丹皮、炙甘草各 6 g,合欢皮 20 g,连心麦冬 12 g,浮小麦 30 g,大枣 7 枚,黄连 3 g,煅龙骨、煅牡蛎(研细先煎)各 24 g。服药 7 剂而愈,嘱服六味地黄丸巩固疗效。

【按语】　此为湖北中医药大学附属医院吕继端教授治案。本病以失眠为主症,证属肝肾阴液耗伤,阴不上承,心火独亢,心神失宁所致。《景岳全书》言："有因肾水不足,真阴不升,而心阳独亢者,亦不得眠。"《类证治裁》亦载:"不寐者,病在阳不交阴也。"故用六味地黄汤滋补肝肾阴液,少佐黄连清泻心火,过则反耗阴液,甘麦大枣汤补虚养心,阴平阳秘,精神乃治。方药对症,久病不愈顽疾,1剂好转,7剂诸症消失。

【文献出处】 吕继端运用六味地黄汤经验,张赤志、朱明方,湖北中医杂志,1992年第3期。

子宫肌瘤案

侯某,女,42岁,工人,1990年4月28日初诊。主诉:发现子宫肌瘤半年余。患者于半年前在单位妇女普查时发现子宫增大,B超检查显示:子宫肌瘤(大小约8.5 cm×6.0 cm)。自述近几年来月经量增多,色淡无块,周期尚准,平素白带较多,色白质稀,伴头晕,体倦乏力,纳差等,精神不振,面色萎黄,舌质淡,边有齿痕,脉弦细。证属痰瘀互凝,日久耗伤正气,虚实兼杂之癥瘕病。拟化瘀消痰,软坚散结,兼扶正气为法。处方:夏枯草15 g,薏苡仁24 g,鳖甲30 g,生牡蛎30 g,浙贝10 g,丹参15 g,当归12 g,冬楂肉15 g,条参15 g,白术12 g,山药20 g。日一剂,水煎服。本方连服10余剂后,患者白带多、头晕、体倦乏力、纳差等一般症状大有起色。经期去活血祛瘀药,酌加益气止血之品,连服3个月后,B超复查子宫肌瘤大小为2.9 cm×1.9 cm,体力大增,月经恢复正常。

【按语】 此为湖北著名妇科专家毛美蓉教授治案。毛美蓉教授根据自己的临床观察和体会,并结合前人经验,独辟蹊径,提出子宫肌瘤乃痰瘀互凝之证。毛美蓉教授认为本病初起,缘于情志内伤,或经期产后余血未尽,风寒之邪外袭等因素,以致影响腹中气血流畅,而致气滞血瘀。中医理论认为津血同源,血滞则生瘀,津聚则成痰,血赖气行,津赖气布,血瘀气滞日久,则津液亦易输布失常,聚而成痰,演成痰瘀互凝之证。故以化瘀消痰,软坚散结为大法,以桔仁消癥汤为基本方治疗子宫肌瘤为毛美蓉教授长期临床经验之结晶。应用本法,可使大部分患者子宫肌瘤缩小，临床症状消失。本法不仅适用于子宫肌瘤患者，大凡癥瘕之疾，如卵巢囊肿、盆腔炎性包块等妇科杂症，用之亦可获良效。

【文献出处】 毛美蓉治疗子宫肌瘤经验简介，刘金星、宋旭明，陕西中医学院学报，1995年第1期。

狐 惑 病 案

余某，女，35岁，1988年3月5日初诊。患者半年前出现声音嘶哑，按肺痿论治乏效，不久又见阴道奇痒，阴道溃疡，初疑为梅毒，经皮肤科检查已排除，运用抗菌消炎西药治疗未见好转。阴道溃疡流黄水，局部疼痛，月经2个月未潮，咽喉疼痛，吞咽困难，口腔及咽腭弓有溃疡点，不思食，口苦，少寐，舌苔黄，质红，脉弦数。证属湿热内阻，虫毒内扰，中医诊断为狐惑病，治用清热解毒，安中化湿。处方：生甘草、炙甘草各10 g，党参15 g，黄芩、黄连、半夏各10 g，干姜、大枣各6 g，金银花30 g，5剂内服。外用苦参、蛇床子各30 g，煎水日洗外阴2次，并用雄黄细末卷入艾条内熏之。至5日后复诊，患者自诉病状减轻，口腔及阴道黏膜溃疡均见好转，后连用上方7剂，熏洗法同上调治，诸症尽失。

【按语】 此为湖北宜昌著名老中医梅大钊医师治案。本案狐惑病类似于现代医学白塞氏综合征，此病以口腔及外阴溃疡为特征，《金匮要略》中云，"狐惑之为病……蚀于喉为惑，蚀于阴为狐"，病机主要为湿热侵蚀上下，气血瘀滞，方用甘草泻心汤加味治疗。梅老认为，临床不必局限于症状，只要符合《金匮要略》中狐惑病特点，就可以投以甘草泻心汤，其疗效远远超过其他方药。方中黄芩、黄连苦寒，泄热解毒；金银花甘寒以清热解毒消肿；干姜、半夏辛温，化湿散结；党参、大枣、甘草甘温，健脾和胃，如此寒热互用、苦辛并进、补泻兼施，故效而彰。

【文献出处】 梅大钊运用经方治疗妇科病经验介绍，梅和平、梅雯明，陕西中医，2009年第9期。

席汉综合征案

曾某某,女,28岁,1977年9月18日初诊。闭经4个月,经某市医院诊断为席汉综合征,曾以激素药或健脾胃、补肝肾法治疗,收效甚微。患者愁眉不展,形体消瘦,头发眉毛稀疏,腋毛全脱,阴毛稀少,乳房平坦,脉弦细,舌稍红,苔薄黄。更询之,常口苦,喜叹息,目眩胁胀,纳差失眠,乏力体倦,结婚5年不孕,一心求嗣,近年来,夫妻欠睦,渐至情志抑郁。诊毕,窍思诸法无效,莫非情志内郁、精血暗耗肇致,遂用小柴胡汤疏肝理气、畅通枢纽。处方:白芍、柴胡各12g,太子参、石斛各15g,黄芩、生姜、炙甘草、桔梗各6g,法半夏3g,佛手10g,大枣5枚。服5剂后,精神渐振,口苦叹息大减,矢气较多,乃枢纽畅达,气机理顺,宜养血疏肝,佐以健脾。仿逍遥散化裁:当归、茯苓、焦白术、山药、太子参各15g,柴胡、炙甘草、生姜、桔梗各5g,白芍12g,黄芪20g。服9剂后,纳增神旺,目眩胁胀已止,宜调理肝脾,益肾填精。处方:柴胡、广木香各3g,当归、太子参、枸杞、淫羊藿各15g,黄芪、炒麦芽、肉苁蓉、墨旱莲各20g,龟、鹿、阿胶(均烊化兑服)各25g,桔梗6g,焦白术12g。于1978年5月告之,4个月来共服57剂,服至22剂时,月经来潮,近2月,月事按月而至,无不适感,自行停药。于1979年1月见其头发光泽,形体丰满,两乳隆起,已复巾帼风貌。

【按语】 此为湖北省安陆县名医潘沄民医师治案。本病属中医虚劳范畴,多由产后、失血、病后气血亏虚而致,大凡治则为滋补肝肾,益血填精。然本案实为七情内伤、精血暗耗而致,论其治法,大抵分三步:始选小柴胡汤畅通枢纽,理顺气机,意在疏肝解郁,豁开情怀;继借逍遥散加阿胶参芪,养血疏肝,调理气血,冀图月经通调,天癸备至;再以本病之常法,滋补肝肾,益血填精而告捷。

【文献出处】 妇科临证札记,潘沄民,四川中医,1987年第9期。

阴部自汗案

易某某,女,23 岁,1970 年 5 月 3 日初诊。自述阴部自汗半年,面色㿠白,体胖丰腴,乏力短气,纳差,便溏时作,身着毛裤,仍觉脐至膝部怯冷,阴部自汗冰凉,若汗甚则沾衣裹肤,甚为苦楚,带下清稀,月经后期,脉沉,舌淡。患者业医,告之中药清热利湿解毒、祛风固表等法均未治愈。辨为阳虚阴盛之证,非大辛大热纯阳之品,不可驱散阴寒,法当温经回阳。处方:乌附片 30 g,干姜、荔枝核各 15 g,高丽参、炙甘草各 10 g,柴胡、黄芩各 3 g。服 4 剂,寒已祛,毛裤已脱,阴汗减少,守上方加吴茱萸 10 g,黄芪 20 g,焦白术 12 g,金樱子 15 g,附片减至 15 g,干姜减至 10 g,去柴芩,连服 7 剂,汗止恙除,随访 1 年未犯。

【按语】 此为湖北省安陆县名医潘涢民医师治案。五月风和日暖之际,该患者竟身着毛裤,倍感怯冷,堪见阳虚至极、阴寒至盛,况阴部本为至阴之地,故断为四逆汤证。恃大辛大热之品,纯阳驱阴,少佐柴芩等配以干姜,是取小柴胡平衡阴阳之意,且此用柴芩寓有率大队纯阳之品,引阳入阴之意。

【文献出处】 妇科临证札记,潘涢民,四川中医,1987 年第 9 期。

阴部瘙痒案

周某某,女,26 岁,炊事员,1969 年 9 月 17 日初诊。阴部肌肤灼热瘙痒近半个月,呈阵发性加剧,奇痒时作,钻心难忍,不时搔抓,烦躁不安,甚为苦楚。患者形体壮实丰腴,伴有口干喜冷饮,面红,白睛布满赤缕,溲黄短少,阴道灼热,带少色黄,脉浮有力,舌红苔薄黄。尝以抗生素及中药凉血解毒、祛风利湿等法内服外洗,咸徒劳无效。遂细询之,自小产之后,外感发热,疹痒始发。乃藉症中之阳明脉证辨之,诊为阳明热甚,郁于肌肤,与血搏结,乘冲脉之虚,聚于冲任阴器,淫痒不止。拟清泄里热、祛风解毒法。药用石膏(先煎)100 g,沙参15 g,丹皮 12 g,蝉蜕 10 g,蛇床子 15 g,日一剂。另皮硝 100 g,用开水化后清洗阴部,一日 2 次。二诊:服药 3 剂,外洗 6 次,阴痒竟减过半,守方 5 剂。后访告愈。

【按语】 此为湖北省安陆县名医潘涢民医师治案。细细品味本案,实遵"冲脉隶于阳明""阳明主肌肉"之旨,断为阳明热甚,窜聚冲任阴器及肌肤,方中重用石膏以清泄阳明,主治其本。

【文献出处】 妇科审因论治选粹,潘涢民,上海中医药杂志,1989 年第 3 期。

尿 浊 案

阎某某,女,31 岁,以乳白色小便反复 5 年,加重半年入院。其乳白色小便 5 年,时轻时重,轻则如米泔水,重则尿后沉淀成块,如棉絮状,小便时小腹及阴户有下坠和轻度频急感。伴见面色萎黄,精神倦怠,纳差,舌质淡嫩而光,边有齿印,舌体胖大,无苔。尿常规检查结果见尿蛋白(+),红细胞(+++),脓细胞(++);乳糜尿试验阳性;两次查血丝虫(-)。西医诊断为乳糜尿,中医辨证为尿浊。入院初某医认为是湿热下注,用清利之剂 20 余天,未见效果且精神胃纳渐差。乃求治于钱老,遂以大补中气、填益肾精之法治之。药用黄芪、党参、白术、山药、炙甘草、补骨脂、山茱萸、菟丝子、熟地、益智仁、乌药、鹿角片为方,连服 8 剂,尿浊明显好转;再进 10 剂小便转清,余症全失。共服 20 余剂,尿常规及乳糜尿检查结果正常,痊愈出院。

【按语】 钱老根据其小便如脂,精神胃纳不好,尤其是舌上无苔而舌质胖嫩光润,判断是为长期尿浊以致脾肾气虚,水谷精微上不能奉心化赤以荣周身,下不能化生精气以滋肾,竟随小便自流。虽有轻度尿频尿急,乃气虚不摄之候,其舌上无苔而舌质胖嫩是为明证。

【文献出处】 钱远铭用舌诊指导辨证论治的经验,蔡渔琴,中医杂志,1993 年第 12 期。

痰饮阴吹案

陈某,女,44岁,工人。素患喘嗽之疾,近来前阴时有气体排出,喧喧有声,如转矢气,伴心下痞满,夜寐不安,不饥不食,恶水,大便溏而不爽,苔白腻,两脉濡细。此痰饮阻滞中焦,浊气逼走前阴所致。法宜行气化痰,温中健脾为治。方投法半夏10 g,枳实6 g,陈皮10 g,桂枝10 g,茯苓20 g,高良姜10 g,党参10 g,白术10 g,生姜五片。方中法半夏、枳实、陈皮行气以化痰,桂枝、高良姜温暖中宫,再与白术、党参、茯苓相伍,则升运脾阳,涤饮化痰之功更宏。上药组合成方,其功用除行气化痰之外,妙在调整脏腑之升降:陈皮、枳实、桂枝、高良姜、生姜辛香而升,法半夏、党参、白术、茯苓健脾和胃而降,脏腑升降有节,阴吹之症当可消除。服药6剂,阴吹止,服药12剂,诸症基本痊愈。一年后随访,病未复发。

【按语】 阴吹一症,病因多端,由痰饮所致之阴吹,临床常有所见,患病痰饮蓄聚,踞于中焦,浊邪相干,清气不能上升,反而下泄,以致阴吹如转矢气。法宜行气化痰,佐以温中涤饮为治。

【文献出处】 妇科病从痰治七法说约,王宗铁,中医药学报,1986年第2期。

倒 经 案

张某某,女,39岁,营业员。近四五年来,经常咯血,少则几口,多至盈盆,曾2次入院治疗,诊断为支气管扩张症,因病变部位广泛,不宜手术,且经西药保守治疗未效而辗转来诊。咯血多在月经来潮前后发作,晨起咯血10余口,血色鲜红,口干而不欲多饮,舌质红,苔薄白而干,脉息弦细。女子以肝为先天,治宜疏肝调经,活血止血。药用:生地30 g,川芎9 g,赤芍12 g,丹皮10 g,炒山栀、柴胡各9 g,阿胶(烊化)10 g,郁金12 g,丹参9 g,白茅根10 g,鸡血藤30 g,川牛膝

9 g,5 剂。5 日后复诊,云进上药 1 剂后咯血便止。熊老师认为,患者经期已过,此咯血停止系病之自然转归,不可居功自恃,嘱继进本方 15 剂,收效如何要看下月经期。患者 3 个月后复诊,云药后咯血 2 个月未作,此次经期仅咯血 2 口,为痰中夹血,血色鲜红。原方去白茅根,加当归 12 g,5 剂。嘱服药后复以本方 20 倍量为一料熬膏频服,患者欣然从命,迄今追访 1 年未发。

【按语】 此为湖北名医熊魁梧教授治案。本案属中医"倒经"范畴。患者平素性情忧郁,日久化热上冲,灼伤阳络,故仿丹栀逍遥散之意,以清热达肝。合生地、郁金、丹皮、丹参、赤芍、阿胶等活血散血,鸡血藤疏通络脉,诸药同用使郁者得伸,聚者得畅,血归于经而病告霍然。观此案例,患者已有肝阴不足之征,用柴胡是否有劫肝阴之弊? 熊老认为,前贤虽有"葛根竭胃汁,柴胡劫肝阴"之说,然读书不可死于句下,本案柴胡伍以大剂滋阴润燥之品,则各得其所,相得益彰而断无劫阴之虑。

【文献出处】 熊魁梧教授对内伤血热证运用"凉散法"经验,卜平,江苏中医杂志,1986 年第 11 期。

顽固呃逆案

王某某,女,53 岁,干部,1983 年 4 月 4 日初诊。患者素有慢性萎缩性胃炎及十二指肠球部溃疡病史,半年前在某医院拔牙后即感腹部胀痛,呃逆频作,其声高亢,不能自主,服中西药治疗 4 个月无效。检索他院中药处方,皆理气疏肝、重镇潜降之品。脘腹胀闷,有阻塞感,纳差,两脉微浮,口苦,舌质淡,苔黄白相间,脉细,投半夏泻心汤加味,以和胃降逆,寒热并调。药用法半夏 9 g,黄连 6 g,黄芩 9 g,干姜 6 g,党参 15 g,大枣 15 枚,炙甘草 6 g,陈皮 9 g,生山楂 15 g。药进 3 剂,呃逆骤减,原方增易周余,诸症霍然。

【按语】 此为湖北名医熊魁梧教授治案。半夏泻心汤出自《伤寒论》,原为寒热错杂之痞证所设。本案之顽固呃逆,病虽与痞证不一,但病机相同,故异病同治,投以本方。半夏辛温,散结和胃,降逆止呃;干姜大辛,温中散寒;黄芩、黄连苦寒泄热;党参、大枣、炙甘草益气和中;恐久病留瘀,加生山楂祛瘀活血。诸药同用,寒热并调,使肠胃得和,升降复常,所谓不降胃而胃气自顺,不止呃而呃逆自除也。

【文献出处】 熊魁梧经方治疑难杂症经验鳞爪,卜平,国医论坛,1988 年第 3 期。

热　淋　案

蒯某,女,51 岁,1980 年 9 月 18 日初诊,入院时中医诊断为热淋,西医诊断为急性泌尿系统感染,体温 39.0℃。在杨老指导下,经中药辨证治疗,体温渐降,原症均有所减。然 3 日后突然出现精神失常,哭笑俱作,少腹疼痛,胸闷呕恶,口苦厌食等症。诸医不明其所以然,请杨老诊视,询其此次发热期间,适逢月经来潮,而在热未尽退之际,月经骤停,遂出现精神异常等症。结合他症,诊断为热入血室,辨证为经期邪热内陷血室,热与血结,血热上扰。即投小柴胡汤加失笑散(前方去人参,因与后方中五灵脂相畏)化裁,以清解内陷之热,消散血室之结。服药 3 剂,果获奇效,精神、体温均转正常。

【按语】 此为湖北中医药大学著名医家杨百茀教授治案。先生认为,疑难杂病,证候多端,虚实夹杂,在组方时要抓住病机,进行多层次、多角度、多环节的综合治理,或寓通于补,或寓补于通,既有通与补的偏重不同,又有通补并进之法,攻不伤正,伐不损气,补而不滞,滋而不腻,使药物之间发挥协调,以达到扶正祛邪、通畅元真之目的。

【文献出处】 杨百茀处方用药特点,郑晓瑛,中医杂志,1994 年第 1 期。

多　尿　案

敖某,女,65 岁,1992 年 2 月 28 日初诊。近 10 年来夜间尿频,每夜起夜 5 次左右,排尿时无胀痛急迫感,尿色清而量多。经反复检查,未见器质性病变,曾服补肾诸药,未获寸效。伴眩晕耳鸣,自汗盗汗,口干不欲饮,遇冬较常人畏寒,值夏比常人恶热,患子宫脱垂5年;精神不振,面色㿠白,舌质淡红,苔薄白,脉沉细。证属阴阳失调,血虚生风。法当调和阴阳,养血祛风。方以桂枝加葛根汤加味:钩藤、葛根、白芍各15 g,炙甘草、生姜各6 g,大枣5枚,当归、桂枝、天麻、僵蚕各10 g。水煎服,日一剂。服完12剂,夜间多尿即除,眩晕耳鸣等诸症亦告痊愈。

【按语】 此为湖北中医药大学著名医家杨百茀教授治案。桂枝加葛根汤是张仲景为太阳中风兼太阳经气不舒证而设的。方中桂枝汤解肌祛风,调和营卫;葛根升津舒经,且助解表。今杨师以该方治疗多尿,其意不在和营卫,而在调阴阳。患者年逾七七,身体日衰,斯时多尿,脉证相参,乃阳虚不固,阴虚失守,阴阳不和之故。而"桂枝汤外证得之,能解肌去邪气,内证得之,能补虚调阴阳"(《金匮要略心典》)。因此,主以桂枝汤调和阴阳,辅以葛根升提津液,阴阳平调,津液升发,则多尿自止;当归、天麻、钩藤、僵蚕皆为佐药,与白芍共奏养血祛风之效,以除眩晕兼症。诸药配伍,主次兼颖,切中病机,效如桴鼓。

【文献出处】 杨百茀经方新用两则,戴天木,国医论坛,1993年第1期。

滴虫性阴道炎

王某,女,38岁,农民,1987年11月5日初诊,月汛超前而至,带下如注,色黄,味腥臭黏稠,阴道内外瘙痒难忍,入寐更甚,少腹胀满,口苦乏味,全身无力日渐严重,脉弦滑,舌质红,苔黄腻。妇科检查诊断:滴虫性阴道炎。内服药不详,外用阴道清洗诸法无明显效果。证属肝经湿热郁遏,流注下焦,冲任受损。治拟清热平肝,化湿涩带,方用龙胆泻肝汤加减:龙胆草9 g,淡黄芩9 g,北柴胡6 g,绵茵陈(另包后下)25 g,生栀子7 g,建泽泻10 g,丹皮10 g,苦参20 g,土茯苓20 g,木槿花30 g,地肤子15 g,芡实20 g,车前子15 g,木通5 g,薏苡仁20 g,焦苍术5 g,5剂。二诊:黄带明显减少,腥味瘙痒亦见好转,方药应手,仍守上方再投 5 剂。三诊:口苦、少腹胀满若失,守上方再投 5 剂。四诊:白带清稀,阴痒止,步履有力,精神渐佳。随访 1 年,体质健壮。

【按语】《傅青主女科》云:"妇人有带下而色青者,甚则绿如绿豆汁,稠粘不断,其气腥臭,所谓青带也。夫青带乃肝经之湿热。"本案乃湿热之邪直犯阴部,带下量多如注,黏稠而臭;口苦、少腹胀满等症皆是肝经湿热为患。方中龙胆草泻肝中实火,除下焦湿热;黄芩、栀子、茵陈之品苦寒泻火;泽泻、木通、薏苡仁引湿热从小便而出;配柴胡主升而疏达肝胆;佐以苦参、地肤子、土茯苓、木槿花之类清热化湿杀虫。诸药合用泻中有补,清中有养,肝火泻,湿热清,则诸症自解。

【文献出处】 余淦杰疏肝法治妇科病举隅,余翔,江西中医药,1995 年第 2 期。

乳 腺 癌 案

卢某某,女,66 岁,退休工人,1973 年 5 月 24 日初诊。发现左乳房上外侧肿块 1 年余,曾用中西药物治疗,效果不显,遂来就诊。自诉肿块逐渐增大,坚硬如磐石,推之不移,局部有一溃疡创面,时流恶臭黄水,经穿刺活检确诊为乳腺癌。溃疡周围边缘较高,中略凹陷,边缘不清,腋下淋巴结肿大,时牵引胸胁作痛。纳差,舌苔薄腻,舌质暗紫,脉弦滑。诊断:乳岩(乳腺癌)。证系痰凝气滞,络阻血瘀,结聚而成。治宜行气消瘀通络,软坚散结败毒。处方:制香附、浙贝、川郁金、炒橘核、煨莪术、野菊花各 10 g,忍冬藤、金银花、昆布、海藻、蒲公英、紫花地丁、连翘各 15 g,夏枯草 50 g。日一剂,水煎分 3 次服。另外加服小金丹,每次 1 丸,每日 2 次。禁食一切发疮动火之物。1973 年 9 月 28 日二诊:癌肿瘤缩小一半,腋下淋巴结消至白果大,痛减,饮食稍增,精神渐佳,守原方继服。1973 年 12 月 3 日三诊:癌肿消减三分之二,腋下未扪及肿大之淋巴结,余症消失。坚持原方内服,经 8 个多月治疗,肿块消失,临床告愈。

【按语】 此为湖北著名医家张梦侬先生治案。张师善用软坚、散结、败毒、消肿、破癥、消核及润燥生津、滋阴增液、调气活血之类药物数十种,按照辨证施治的原则治疗各种类型的肿瘤。常以沙参、玉竹、旋覆花、代赭石、昆布、海藻、三棱、莪术、炙鳖甲、夏枯草、白花蛇舌草、白茅根等药为基本方,根据病情,酌情增减。若伴气虚者,加人参、西洋参、黄芪、党参;脾虚湿盛者,加白茯苓、生薏苡仁、西砂仁;出血者,加炒蒲黄、仙鹤草、仙桃草、生地榆;热毒炽盛者,加金银花、蒲公英、紫花地丁、天葵子、野菊花;痰盛者,加姜半夏、紫菀;便秘者,加生大黄等。

【文献出处】 张梦侬治疗肿瘤经验举隅,王清华,中医杂志,1997 年第 10 期。

阴 疮 案

徐某,女,62 岁,退休干部,1990 年 1 月 2 日初诊。自诉 1970 年 5 月 8 日绝经后,下阴部突起红疹作痒,翌日肿痛,当即在某医院行抗感染治疗,经治肿痛消除,但阴部留有一黄豆大颗粒未散。曾在省级某医院检查,确诊为外阴白斑病。经中西药治疗十余年未效,病情日益加重。查阴部见右侧大阴唇部有一蚕豆大颗粒,色暗红,略显肿胀,表皮破损,皮屑反复脱落,奇痒阵作。常伴头晕,心烦,失眠多梦,舌质暗红,苔薄黄,脉弦细。证属肾虚精血不足,湿瘀蕴阻下焦所致。治以益肾清毒汤加减:淫羊藿、黄芪、丹参、菟丝子、白鲜皮各 15 g,生地 40 g,当归、黄柏、白蒺藜、青木香、乌梢蛇各 10 g,紫花地丁 30 g。日一剂,水煎服。连服 30 余剂后,痒痛基本消失,疮疤缩小为绿豆大。后偶因情绪波动或洗浴等刺激,瘙痒时有反复,继用前方加减即能控制。

【按语】 此为湖北恩施名医赵昌基治案。外阴白斑,属中医阴疮范畴,其病甚为顽固。根据家父用药之意,本病病机良由肾虚精血不足,气化失司,致使湿浊、瘀血蕴结下焦,久而化热、化燥、生风,故临床表现以奇痒、白斑为特征。其治当以益肾养阴,凉血化瘀为主,佐以利湿解毒。方中淫羊藿、菟丝子、生地益肾滋阴,当归、黄芪补气养血,丹参、黄柏、白鲜皮、白蒺藜化瘀清热、祛风除湿,紫花地丁、乌梢蛇、青木香解毒止痒消疮。全方配伍有序,用药针对性强,故收良效。

【文献出处】 赵昌基老中医治妇科杂症验案举隅,赵晓琴,国医论坛,1992年第4期。

阴 挺 案

向某,女,51岁,农民,1980年3月25日初诊。自诉阴挺时犯5年余,加重1年。患者曾生产5胎,均健在,由于胎产过多,兼之产后调养失宜,1975年发现凡遇劳动过度,则觉阴中如有物坠出,休息后可自愈。近1年来,常感阴中如物堵塞,稍劳即挺出阴户,并浊水淋漓。常伴头晕,气短,神疲乏力,腰酸腿软,小腹坠胀,面色少华,舌淡苔腻,脉沉细弱。妇科检查:Ⅱ度子宫脱垂。治以益气温肾汤加减:黄芪20g,党参、淫羊藿、菟丝子、鹿角霜、枳壳、益母草、车前草各15g,当归、白术、炙升麻、黄柏各10g,炙甘草6g。日一剂,水煎服。连服15剂后,阴挺即回缩,诸症亦减。后以香砂六君子丸与济生肾气丸交替服用,调理3个月余,精神倍增,身体渐壮。随访3年,阴挺未再复发。

【按语】 此为湖北恩施名医赵昌基治案。本病由胎产过多,兼之产后调养失宜,而致脾肾两亏。脾虚而中气下陷,肾虚则冲任不固而摄纳无权,故阴挺日益加重;脾虚生化之源,故见头昏气短,神疲乏力,脾运失司,湿浊下注而致浊水淋漓;肾藏精而系胞,肾虚则冲任不固,带脉失约,而致胞宫脱出,小腹坠胀;腰为肾之府,肾精不足,故腰膝酸软;面色少华,舌淡脉弱,均为脾肾两虚之症。方中党参、黄芪、白术、炙甘草健脾益气;淫羊藿、菟丝子、鹿角霜温肾固冲;佐以炙麻升清;枳壳、黄柏、益母草、车前草利湿降浊,使清阳得升,浊阴得降,脾肾健运,而阴挺自复。

【文献出处】 赵昌基老中医治妇科杂症验案举隅,赵晓琴,国医论坛,1992年第4期。

腰腹疼痛案

何某,女,42岁,1994年5月20日因下腹、腰骶疼痛8年,加重3月来诊。患者于8年前第2次人工流产术后,因未休息及调摄不慎,常感小腹坠痛,左少腹、腰骶疼痛,妇产科常以盆腔炎、附件炎、痛经等病治疗,卧床休息、服止痛药可缓解,劳累、经行时加重,有时经行腹痛剧烈,不能坚持工作,经净后缓解。本次因1994年2月第4次人工流产术后搬迁新居,劳累后下腹坠痛加剧,坐立不安,午后加重,同房时剧痛难忍。某医院开始诊为盆腔炎、宫颈炎,用大量抗生素、谷维素、止痛药治疗,效果不显。经B超多次检查提示:子宫均匀增大,卵巢、附件未见异常。历次妇科检查,均未发现盆腔有器质性病变。诊断为盆腔瘀血综合征,拟手术诊疗,患者惧怕手术,经介绍来我中医科就诊。患者呈痛苦面容,述小腹连及阴部疼痛作坠,腰骶酸痛,烦躁不安,乏力倦怠,不耐劳作,午后下肢微肿,纳差,大便2～3日1次,排便时小腹肛门胀痛,平时带下清稀无臭,舌黯淡少苔,脉沉弦。妇科检查:阴道前壁稍膨出,呈淡紫色;宫颈肥大,Ⅰ度下垂,色绛紫,摇按剧痛,后穹窿触痛明显;宫体后倾,质软,略大于正常,按压疼痛;右侧卵巢可扪及,质软,左侧未扪及明显包块,深压痛。13岁月经初潮,6～7天/33天,孕6产2人流4。中医诊断:腰腹疼痛(气虚血瘀型)。西医诊断:盆腔瘀血综合征。治当益气升提,活血化瘀。以自拟方合补中益气汤加减:黄芪30 g,党参20 g,生蒲黄8 g,柴胡、乌药、桃仁各12 g,白术、鹿角霜各15 g,穿山甲10 g。3剂,水煎服,日一剂,煎沸后加白酒1匙,温服。灌肠方:红藤、丹参各15 g,莪术、红花各12 g,鸡血藤20 g。浓煎,取汁150 mL,睡前温热后保留灌肠,每晚1次。3日后二诊:药后第2天大便通畅,诸痛骤减,身体顿感轻松,现感腹部、腰骶作胀不适,仍有疼痛。上方去桃仁,加香附、枳壳,嘱平时多做俯卧、侧卧和收腹提肛动作,以增强盆腔血液循环。患者于1994年6月6日月经来潮第1天三诊,无经前腰腹胀痛,今稍感少腹胀痛,可耐受。以自拟方合四物汤加益母草、牛膝通经活血,促瘀滞随经血而下。经净后以补中益气丸、玄灵胶囊调治 2 个月经周期,经期服活血养血调经之失笑四物汤,平时自用西洋参、阿胶、红糖炖服。随访 4 个月无复发,唯经期微感腰酸腹胀,可不服药坚持上班。

【按语】 此为荆楚名医周柏魁教授治案。盆腔瘀血综合征是由盆腔静脉瘀血所引起的妇女常见综合征。凡育龄期妇女有多孕、流产、妇产科手术史,又有慢性盆腔炎症状,而无盆腔炎感染病史及体征,且按盆腔炎治疗无效,但不妨碍受孕者为易发人群。临床症状多在久立、劳累、经前加重,卧床休息后减轻。妇科检查:外阴、阴道见静脉曲张,呈紫色,宫颈肥大、质软,呈紫色,摇按剧痛,后穹窿触痛,子宫后倾,按压移动痛,少腹或下腹压痛,但无片状增厚及具体包块。B 超检查无器质性病变。盆腔静脉造影可见子宫卵巢静脉增粗、弯曲,静脉显影消失时间延长,超过 40 s 仍有造影剂残留。本案患者以下腹痛、低位腰骶疼痛,阴部、肛门坠痛,性交疼痛为主症,根据痛则不通,辨为气血运行不畅,瘀滞胞脉、胞络而致。遵《黄帝内经》"疏其血气,令其条达"的原则,治以活血化瘀为主,临床据证分型,再加以益气、理气、温经之法。

【文献出处】 益气活血治疗盆腔瘀血综合征 24 例,周柏魁,湖北中医杂志,1996 年第 1 期。